Carl-Auer

Für

Insoo Kim Berg
Dar (Charles Darwin) de Shazer
John H. Weakland

drei der mir liebsten Menschen

Steve de Shazer

Worte waren ursprünglich Zauber

Von der Problemsprache zur Lösungssprache

Aus dem Amerikanischen
von Andreas Schindler

Fünfte Auflage, 2022

Mitglieder des wissenschaftlichen Beirats des Carl-Auer Verlags:

Prof. Dr. Rolf Arnold (Kaiserslautern)
Prof. Dr. Dirk Baecker (Witten/Herdecke)
Prof. Dr. Ulrich Clement (Heidelberg)
Prof. Dr. Jörg Fengler (Köln)
Dr. Barbara Heitger (Wien)
Prof. Dr. Johannes Herwig-Lempp (Merseburg)
Prof. Dr. Bruno Hildenbrand (Jena)
Prof. Dr. Karl L. Holtz (Heidelberg)
Prof. Dr. Heiko Kleve (Witten/Herdecke)
Dr. Roswita Königswieser (Wien)
Prof. Dr. Jürgen Kriz (Osnabrück)
Prof. Dr. Friedebert Kröger (Heidelberg)
Tom Levold (Köln)
Dr. Kurt Ludewig (Münster)
Dr. Burkhard Peter (München)
Prof. Dr. Bernhard Pörksen (Tübingen)
Prof. Dr. Kersten Reich (Köln)
Dr. Rüdiger Retzlaff (Heidelberg)

Prof. Dr. Wolf Ritscher (Esslingen)
Dr. Wilhelm Rotthaus (Bergheim bei Köln)
Prof. Dr. Arist von Schlippe (Witten/Herdecke)
Dr. Gunther Schmidt (Heidelberg)
Prof. Dr. Siegfried J. Schmidt (Münster)
Jakob R. Schneider (München)
Prof. Dr. Jochen Schweitzer (Heidelberg)
Prof. Dr. Fritz B. Simon (Berlin)
Dr. Therese Steiner (Embrach)
Prof. Dr. Dr. Helm Stierlin † (Heidelberg)
Karsten Trebesch (Berlin)
Bernhard Trenkle (Rottweil)
Prof. Dr. Sigrid Tschöpe-Scheffler (Köln)
Prof. Dr. Reinhard Voß (Koblenz)
Dr. Gunthard Weber (Wiesloch)
Prof. Dr. Rudolf Wimmer (Wien)
Prof. Dr. Michael Wirsching (Freiburg)
Prof. Dr. Jan V. Wirth (Meerbusch)

Reihengestaltung: Uwe Göbel
Satz: Drißner-Design u. DTP, Meßstetten
Printed in Germany
Druck und Bindung: CPI books GmbH, Leck

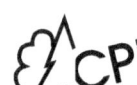

Fünfte Auflage, 2022
ISBN 978-3-89670-689-8
© 2009, 2022 Carl-Auer-Systeme Verlag
und Verlagsbuchhandlung GmbH, Heidelberg
Alle Rechte vorbehalten

Dieses Buch erschien unter dem Titel »Words Were Originally Magic«
bei W. W. Norton, New York/London 1994.
© Copyright 1994 by Steve de Shazer. All rights reserved
© Copyright der deutschen Übersetzung 1996 verlag modernes lernen, Dortmund
Bearbeitung: Jürgen Hargens, Meyn

Bibliografische Information der Deutschen Nationalbibliothek:
Die Deutsche Nationalbibliothek verzeichnet diese Publikation
in der Deutschen Nationalbibliografie; detaillierte bibliografische
Daten sind im Internet über http://dnb.d-nb.de abrufbar.

Informationen zu unserem gesamten Programm, unseren Autoren
und zum Verlag finden Sie unter: **https://www.carl-auer.de/**
Dort können Sie auch unseren Newsletter abonnieren.

Carl-Auer Verlag GmbH
Vangerowstraße 14 · 69115 Heidelberg
Tel. +49 6221 6438-0 · Fax +49 6221 6438-22
info@carl-auer.de

Inhalt

Danksagung 8
Einleitung 9

Teil I 17

Kapitel 1: »Nichts anderes ... als ein Austausch von Worten« . . . 18
Die eigene Sprache lernen 22

Kapitel 2: Sprache & Struktur, Struktur & Sprache 26
Eine Sprache bildet ein System 28
Eine magische Handlung 33
Textfokussiertes Lesen 37

Kapitel 3: Lacans [W]Hole 39
Das Wort ist Mord an der Sache 40

Kapitel 4: An die Oberfläche des Problems gelangen 45
Lesen 51
Textfokussiertes Lesen 52
Ver-lesen (»Misreading«) 55

Kapitel 5: Batesons »Epistemologie«:
Ein schwarzes Loch ([W]Hole)? 57

Kapitel 6: Freud hatte unrecht: Worte haben nichts
von ihrem Zauber verloren 65
Bakhtins Brücke 67
Verstehen/Missverstehen 72
Macht 74
Bateson 75
Foucault 76
Emerson 77

Teil II ... 81

Kapitel 7: Problemsprache – Lösungssprache ... 82
Problemsprache ... 83
Lösungssprache ... 84
Protokoll: Nathan Ackerman ... 84
Leserfokussiertes Lesen ... 84
Protokoll: James Gustafson ... 91
Protokoll: John H. Weakland ... 97

Kapitel 8: Zu den »Problemen« an der Oberfläche gelangen ... 109
Mit Zahlen eine Brücke bauen ... 109
Antworten/Fragen ... 113
In Köln ... 116

Kapitel 9: Zuhören oder: Ernstnehmen, was die Klientin sagt ... 128
Ihren eigenen Kopf machen ... 130
Der Tag nach dem Wunder oder: »Wo gehen wir hin?« ... 132
Ausnahmen konstruieren oder:
»Wann ist das schon mal vorgekommen?« ... 135
Eine Brücke zwischen dem zukünftigen
und dem früheren Erfolg konstruieren ... 145

Kapitel 10: »Was hat sich verbessert?« –
Nach dem Erstgespräch ... 153
Verbesserungen konstruieren ... 154
Eine »Erfolgsskala« erfinden oder:
Erfolg aus einer anderen Perspektive konstruieren ... 158
Eine »Sich-Kümmern-Skala« erfinden ... 169
Darüber nachdenken ... 171

Kapitel 11: Erfolgsgeschichten konstruieren: Konsultationen ... 174
In Bremen ... 176
In Leipzig ... 191

Kapitel 12: Gerade so auf fünf kommen ... 201
Zweite Sitzung ... 202
Was will die Klientin? ... 205
Ziele konstruieren ... 206

Einen kleinen ersten Schritt konstruieren 207
Eine Ausnahme konstruieren 207
Eine weitere Ausnahme konstruieren 210
Eine weitere Ausnahme 212
Den Faden wieder aufnehmen 214
Ein neuer Faden 215
Eine Skala des Tuns erfinden 219
Eine Skala der Zuversichtlichkeit erfinden 219
Konstruieren, was die Klientin tatsächlich tun kann 223
Das Rad neu erfinden:
Die Klientin erfindet ihre eigene Hausaufgabe 224
Details, Details 226

Kapitel 13: Oberflächen: Auf der Suche nach einer Lösung 230
Wer ist die Klientin? 231
Ausnahmen konstruieren 234
Den Tag nach dem Wunder konstruieren 238
Eine »Skala der Fortschritte« erfinden 245
Eine »Skala des Entspannungserfolges« erfinden 249
Eine »Skala des Tuns« erfinden 251

Kapitel 14: Warte mal, das wäre ja ein Wunder! 254
Eine Veränderung der Sichtweise 255
Kontext 258
250 000 Dollar sind genug 259
Den Morgen nach dem Wunder konstruieren 263
Ausnahmen konstruieren 267
Die Vorstellungen über den Tag nach dem Wunder erweitern ... 269
Eine »Erfolgsskala« erfinden 273
(Zufällig) Eine Überraschung für den Therapeuten
konstruieren 277
Eine »Mit-dem-Trinken-aufhören-wollen-Skala« erfinden 278
Eine »Zuversichtlichkeitsskala« erfinden 279

Kapitel 15: Epilog 284

Literatur 287
Über den Autor 294

Danksagung

Zuallererst möchte ich Insoo Kim Berg für ihre fortwährende Unterstützung danken. Ohne sie wäre dieses Buch nicht möglich gewesen. Tatsächlich wäre der therapeutische Ansatz, der in meinen Büchern beschrieben wird, ohne sie gar nicht möglich gewesen.

Ich möchte auch John H. Weakland danken für die vielen Gespräche, die wir im Laufe der Jahre geführt haben über Dinge, die uns beide interessierten. John hat auf so viele Weisen, dass ich sie hier gar nicht alle erwähnen kann, meine Arbeit von dem Augenblick an beeinflusst, als wir uns das erste Mal trafen.

Dann möchte ich Gale Miller und Ray Guerney dafür danken, dass sie erste Entwürfe des Manuskripts aufmerksam gelesen und über die Themen, mit denen ich mich hier auseinandersetze, diskutiert haben.

Leider sind es einfach zu viele Leute, denen ich zu danken habe. Ich möchte auch all den Personen danken, die mit mir in den vielen Workshops und Seminaren gearbeitet haben, an denen ich in den letzten Jahren beteiligt war. Ohne ihre Fragen und Anmerkungen wäre ich nie in der Lage gewesen, das herauszuarbeiten, worum es in diesem Buch gehen soll.

Und natürlich habe ich den vielen, vielen Klienten und Klientinnen, mit denen ich gesprochen und die ich durch den Spiegel beobachtet habe, für all das zu danken, was sie mir im Laufe der Jahre beigebracht haben.

Einleitung

> »Er beeinträchtigte seine Sicht dadurch, dass er das Objekt zu nahe hielt. Er würde so vielleicht einen oder zwei Punkte in ungewöhnlicher Klarheit sehen, aber, indem er das tat, notwendigerweise den Gegenstand als Ganzes aus dem Auge verlieren. Es gibt also so etwas wie eine übertriebene Tiefgründigkeit. Die Wahrheit liegt nicht immer auf dem Grund eines Brunnens.«
> C. Auguste Dupin (The Murders in the Rue Morgue)

Es war einmal ein gewisser Sigmund Freud, der lebte in Wien, der Stadt der Träume, der Hauptstadt des Reiches der Magie. Um die Jahrhundertwende war dort klar, dass nichts war, was es zu sein schien (Janik a. Toulmin 1973). Freud verbrachte seine Zeit damit, Menschen mit Problemen zuzuhören, die ihm von ihrem problembeladenen und Probleme machenden Leben erzählten. Er fand diese Geschichten ziemlich seltsam, manchmal rätselhaft und oft unerklärlich. Also hypnotisierte er diese Menschen und lauschte wiederum ihren problembeladenen Erzählungen über ihr Leben. Aber die Geschichten, die sie in Trance erzählten, waren sogar noch unergründlicher und mysteriöser. Er fragte sich: Welche von beiden ist wahr? Welche drücken die Wirklichkeit ihres Lebens aus? Die Menschen erzählten Freud auch von ihren Träumen – Geschichten, die ziemlich unstrukturiert und bedeutungslos schienen. Aber da er in einem magischen Königreich lebte, wusste er, dass das Bizarre und das Absonderliche nicht umsonst grotesk und exotisch waren: Sie waren Masken, die die Wirklichkeit verbargen.

Freud lauschte also drei Typen von Geschichten: (a) Geschichten von Menschen, die bei vollem Bewusstsein waren, (b) Geschichten von Menschen in Trance und (c) Geschichten über Träume bzw. Geschichten über Geschichten, die sich zutrugen, während der Erzähler schlief.

Und er fragte sich: Was war wirklich wahr?

Also strukturierte er, was er hörte. Und da er nicht in der Lage gewesen war zu entscheiden, welche der drei Arten von Geschichten der Wahrheit entsprachen, suchte er dahinter und darunter, um die Wahrheit zu finden. Und er wurde angetrieben von der Intuition, den ungleichen Phänomenen, die er studierte, würden die Naturgesetze

Einleitung

zugrundeliegen. Modern, wissenschaftlich und objektiv, wie er war, entschied er, dass er nur mit der Annahme von so etwas wie Trieben oder Instinkten in der Person selbst erklären konnte, warum jemand tat, was er tat.

Und als er dann seine Analyse gemacht hatte, als er die Wahrheit entdeckt hatte, war Freud in der Lage, die Geschichten, die die Menschen ihm erzählten, zu kategorisieren und zu erklären. Dann begann er, anderen Menschen seine Geschichten zu erzählen, die von der tieferen Wahrheit der Geschichten handelten, die ihm erzählt worden waren. Und da er Arzt war, baute er seine Geschichten auf dem wissenschaftlichen, positivistischen Modell seiner Tage auf, mit Krankheiten, Kategorien, Ursachen, Mechanismen, Kräften, Verschiebungen, Verdrängungen und Widerständen – eben um zu erklären, »warum« all diese problematischen Probleme entstanden. Wie Don Jackson aufgezeigt hat, gibt es eine gewisse wissenschaftlich-metaphorische Ähnlichkeit zwischen Freuds Über-Ich und Clerk-Maxwells Dämon (Jackson 1967).

Und die Welt war verzaubert. Dies waren schließlich Wiener Geschichten, Zaubergeschichten, in denen nichts war, was es zu sein schien.

Glücklicherweise verhalf diese Art des Geschichtenerzählens manchmal einigen Menschen dazu, neue und weniger problembeladene Geschichten zu erzählen. Und so ergab es sich, dass andere Ärzte, modern und objektiv, wie sie waren, fanden, dass sie die Geschichten der problembeladenen Menschen, mit denen sie arbeiteten, wiedererzählen konnten, indem sie dafür Schemata benutzten, die Sigmund Freud entwickelt hatte. So wurde ein wissenschaftliches, analytisches Paradigma – ein geschichtenerzählendes Gewerbe – geboren.

Modern, wie man war, glaubte jedermann an die Wissenschaft, glaubte an die Wahrheit dieser Geschichten. Es gab kaum oder gar keinen Zweifel, dass diese problembeladenen Geschichten die Produkte bedrückter Geister, bekümmerter Seelen und problembeladener Psychen waren, deren Realitätsprinzip fehlerhaft arbeitete.

Mit der Zeit fanden es viele andere Therapeuten, ob Wissenschaftler oder nicht, lohnend, die Schemata dieser Wiener Geschichten wiederzuerzählen. Das Gewerbe der Geschichtenerzähler verbreitete sich durch ganz Europa und über die Meere.

In Palo Alto, einer dem magischen Wien in jeder Hinsicht fernen Stadt, lebte Don D. Jackson, ein Arzt und Wissenschaftler, der eine Reihe neuer Schemata entwickelte, um die Geschichten, die er wiedererzählte, erzählen zu können. Da er im Zeitalter des Zusammenseins lebte, erzählten die problembeladenen Menschen, die Don Jackson ihre Problemgeschichten erzählten, von ihren Familien. Sie erzählten Geschichten jenseits der Analyse, Geschichten, die aus dem verfügbaren Repertoire der Freudschen Charaktere und Schemata herausfielen. Da er ein Arzt war, der sich mit einer Forschergruppe herumtrieb (Gregory Bateson, John Weakland und Jay Haley), erzählte Jackson Geschichten wieder, die auf dem wissenschaftlichen Modell seiner Tage fußten, mit Systemen, Homöostase, Redundanz, Durchdrehen, Kategorien, Kommunikation, Beziehungen, Symmetrie und Asymmetrie, zirkulärer Verursachung, Mechanismen, Klassen und Mitgliedern, Doppelbindungen und Widerständen.

Wie wir alle wissen, bedeutet etwas zu glauben, es zu sehen. Daher benutzten Jackson, Bateson, Weakland und Haley als Forscher und Wissenschaftler nicht nur das erkenntnishungrige Wissenschaftsmodell ihrer Tage als Prototyp für die Schemata der Geschichten, die sie wiedererzählten, sondern auch die modernste verfügbare Technologie. Sie schlugen Löcher in Wände und bauten Einwegscheiben ein, sie machten Tonband- und Filmaufnahmen der Problemfamilien, während diese ihre erschütternden Geschichten erzählten. Jetzt mussten sie nicht mehr an den Worten des Therapeuten hängen, der die Geschichte wiedererzählte. Sie konnten zuhören und Zeugen sein, wie sie erzählt wurde, und sie konnten sie wiedererzählen, ein jeglicher auf seine eigene wissenschaftliche Art.

Und es begab sich, dass andere, ebenso moderne und wissenschaftliche Therapeuten fanden, dass sie die Geschichten der problembeladenen Menschen, mit denen sie arbeiteten, wiedererzählen konnten, indem sie die neuen, in Palo Alto entwickelten Schemata benutzten. Damit war ein neues wissenschaftliches Paradigma geboren – ein neues, konkurrierendes Gewerbe von Geschichtenerzählern. Die Form dieser neuen Geschichten erinnert den Zuhörer an Einsteins Relativitätstheorie: Ereignis »x« wird von den verschiedenen Beobachtern unterschiedlich gesehen, z. B. betrachtet der Vater es auf eine Art, die Mutter auf eine andere und die Tochter auf eine dritte.

Auf ebenso eindeutig wissenschaftliche und moderne Weise wurde von einem anderen Arzt, einem Wissenschaftskollegen, einem gewissen Salvador Minuchin, ein weiteres Loch in eine weitere Wand in einer anderen Stadt geschlagen. Genau wie Jackson hörte er Geschichten, die er nicht verstand, besorgniserregende und beunruhigende Geschichten, die ihm von Familien erzählt wurden, Geschichten, die keine Wiener Geschichten waren. Er erfand ein weiteres Sortiment hoch, wenn nicht sogar übermäßig verwickelter Schemata. Deren Struktur unterschied sich dermaßen von der, die in Kalifornien bevorzugt wurde, dass Jay Haley Palo Alto und die Kurzgeschichten von Weakland & Co. verließ und quer durch das Land floh, um sich dort dem Gewerbe dieser rivalisierenden Geschichtenerzähler anzuschließen, wo er besser in die Hierarchie passte. (Der Unterschied zwischen Jacksons und Minuchins Geschichten ist ähnlich dem Unterschied zwischen der »Wellentheorie« und der »Teilchentheorie«, verschiedenen Schemata, die die Geschichten der Physiker lange Zeit entzweiten.)

Andere Wissenschaftler erzählten diese Familiengeschichten nach und trugen deren Schemata über die Meere. So wurden sie in Italien vernommen, wo Mara Selvini Palazzoli, eine ebenso moderne wie objektive Ärztin, machiavellistische Geschichten wiedererzählte, die ihr italienische Familien erzählt hatten, egal, wie schmutzig diese Geschichten auch waren.

Natürlich durfte die alte Wissenschaft nicht in Vergessenheit geraten. Und so erzählten Nathan Ackerman und einige andere unerbittlich moderne Wissenschaftler diese Familiengeschichten, indem sie Freudsche Charaktere und Schemata benutzten. Und natürlich gab es Leute wie Murray Bowen und einige andere Geschichtenwiedererzähler, die die Wahrheiten der alten Wissenschaft bestechend und die alten Geschichten und Schemata so enthüllend und kraftvoll fanden, dass sie die Familiengeschichten, die ihre Problemfamilien ihnen erzählten, im Wiener Genre wiedergaben. Sie verliehen den Geschichten dabei ganz wundervolle und unheimliche Drehungen und Wendungen – die ungeteilte Masse des Familien-Ichs beispielsweise; Jitterbugs, die so tun, als wären sie ein Walzer.

Aus einem anderen fernen Land, aus der Wüste, kam eine weitere Stimme, ein weiterer Arzt, der Geschichten erzählte über die Geschichten, die Menschen mit Problemen ihm erzählten. Deren Schemata unterschieden sich so sehr von denen der orthodoxen Geschichten, dass die Wissenschaftler sagten, dies seien Geschichten eines Zauberers, eines Schamanen – und damit unwissenschaftlich. Ebenso wie Jacksons und Minuchins Geschichten gingen die von Milton H. Ericksonweit über die Analyse hinaus. Auch sie schufen ein neues Genre. Diese Geschichten waren zutiefst unwissenschaftlich: Nicht nur Typen, Kategorien, Ursachen, Mechanismen, Kräfte, Verschiebungen, Verdrängungen und Widerstände waren verschwunden oder wegdefiniert, sondern auch die neue wissenschaftliche Sprache von Systemen, Homöostase, Redundanz, Durchdrehen, Kategorien, Kommunikation, Beziehungen, Symmetrie und Asymmetrie, zirkulärer Verursachung, Mechanismen, Klassen und Mitgliedern, Doppelbindungen und Widerständen fehlte. Ericksons Geschichten hatten eine andere Form, sie erinnerten uns an die Geschichte von Heisenberg, die besagt, dass der Beobachter und seine Werkzeuge bestimmen, ob er Geschichten über »Wellen« oder »Teilchen« erzählt. Ein weiteres konkurrierendes Gewerbe von Geschichtenerzählern war geboren.

Die Mehrzahl der Geschichten, die von den verschiedenen Therapeuten wiedererzählt wurden, schienen in den Stil einer Sherlock-Holmes-Geschichte zu fallen. Beim Sherlock-Holmes-Stil benötigt der Therapeut – heißt er nun Freud oder Ackerman oder Jackson oder Erickson – Spezialwissen über ähnliche Ereignisse oder Muster. Er braucht Logik, Beobachtungskompetenzen sowie die Fähigkeit, beharrlich nach der Wahrheit zu suchen und die richtige Spur vom Holzweg zu unterscheiden. In vieler Hinsicht war Holmes der Prototyp des modernen Wissenschaftlers. Er sammelte alle Indizien, alle Anhaltspunkte, interpretierte diese dann mit Hilfe seiner Logik und fand schlussfolgernd »die Wahrheit«, die niemand sonst fand. Dieser Sherlock-Holmes-Stil funktioniert aber nur, wenn der Therapeut die vielen Holzwege vermieden und sich auf die Anhaltspunkte konzentriert hat, die er mit dem Klienten gemeinsam entdeckt hat. Das ist nicht immer einfach: Es bleibt immer möglich, wie Inspektor Lestrade zu handeln und falschen Fährten nachzujagen.

Kürzlich hat es eine schockierende Stilveränderung gegeben. Sherlock Holmes ist aus den wiedererzählten Geschichten verschwunden und durch Doctor Who ersetzt worden. Im Doctor-Who-Stil funktioniert Therapie aufgrund systemischer Magie. Doctor Who arbeitet mit verschiedenen Partnern, unter anderem einem Roboterhund namens K-9, während er quer durch Zeit und Galaxien reist. Der gute Doktor stolpert oft ebenso zufällig über Probleme wie über Lösungen. Oft funktioniert seine Zeitmaschine nicht richtig, und er landet zur falschen Zeit am falschen Ort, wo er zufällig, aber zielsicher in Situationen gerät, die eine Lösung erfordern. Doctor Who und sein Team fabrizieren Missverständnisse, sie missverstehen genauso viel, wie sie missverstanden werden. Doctor Who löst diese Probleme, indem er sowohl Logik als auch Glück, sowohl Planung als auch Zufall nutzt und nebenbei die modernste verfügbare Technologie. Freunde, Feinde, Maschinen und sein Team können beteiligt sein; aber was sie auch tun, es scheint im Grunde zufällig zu sein und zufällige Effekte zu haben. Doctor Whos Team ist meistens hinter ihm her, um ihn davon abzuhalten, etwas zu tun, denn wenn er eingreift, ist der Ausgang offen. Seine Interventionen verschlimmern die Dinge ebenso oft, wie sie sie verbessern.

Im Doctor-Who-Stil benötigt der Therapeut ein gutes Team mit einer Menge Spezialwissen darüber, wie Systeme auf die zufälligen oder ungeplanten Ereignisse reagieren, die immer wieder vorkommen. Klient, Therapeut und Team müssen, ebenso wie Doctor Who und sein Team, Vorteil aus diesen gegenseitigen Missverständnissen und den Zufällen des alltäglichen Lebens schlagen, dem Klienten helfen, zufällige Ereignisse in glückliches Schicksal zu verwandeln.

Wie ein Buddhist sagen würde, müssen wir uns vergegenwärtigen, dass Objektivität eine Illusion ist. Modern, wissenschaftlich, objektiv und positivistisch, wie diese Geschichtenwiedererzähler waren, sahen sie, aber sie beobachteten nicht (wie Sherlock Holmes einmal von Doctor Watson sagte). Alles, was sie sahen, war eine Problemfamilie, die ihre Problemgeschichte einem Therapeuten erzählte. Sie sahen zu genau hin, sahen zuviel und sahen doch nichts, während sie durch ihr Vergrößerungsglas blickten. Ihre Wissenschaft und ihre Objektivität stellte die Therapeuten in einen toten Winkel und hielt sie dort, hielt den Therapeuten und den Beobachter unabhängig von den Erzählern der Problemgeschichten, hielt den Wissenden getrennt von dem Gewussten.

Vor gar nicht langer Zeit, an einem fernen und in vieler Hinsicht von Wien, Palo Alto und Philadelphia verschiedenen Ort sahen wir durch das Vergrößerungsglas und waren schockiert davon, was wir erblickten. Zuerst war das unglaublich, nicht zu fassen. Wir waren verblüfft, dass wir so eine überraschende Entdeckung gemacht hatten, oder, besser gesagt, wir waren verblüfft, dass wir so etwas Erstaunliches erfunden hatten. Was wir beobachteten, war derartig einfach, offensichtlich und leicht zu erkennen, zumal es direkt an der Oberfläche lag und seit langem jedem Beobachter unmittelbar zugänglich gewesen war. Dennoch war es durch die Objektivität der modernen Wissenschaft versteckt geblieben: Wir sahen einen Therapeuten, der mit einem Klienten sprach.

Es wurde schnell klar, dass der Therapeut, der Wiedererzähler der Geschichte, nicht einfach ein Reporter war. Im Gegenteil, wir sahen, dass der Wiedererzähler Teil der Geschichte ist, die er wiedererzählt. Die Form der Geschichte des Wiedererzählers ist immer schon durch die Art des Erzählens des Erzählers geformt. Und es begab sich, dass eines Tages ein Klient fragte: »Was denken die?« (die Therapeuten hinter der Einwegscheibe). Wir sahen, dass auch die unsichtbaren Teammitglieder Teil der erzählten Geschichte waren. Wir waren keine unverbundenen und ablösbaren Beobachter. Auch wir spiegelten uns in der Scheibe. Und wieder war ein weiteres, konkurrierendes Gewerbe von Geschichtenerzählern geboren.

Bald wurde klar, dass Fragen aus einem Freud'schen Drehbuch zu Geschichten führten, die in das Freud'sche Schema passten. Fragen nach Jackson'schem Muster führten zu Geschichten über Familien. Wieder andere Fragen brachten Geschichten eines Zauberers hervor.

Das heißt, wenn ich vorgebe, Sherlock Holmes zu sein, dann werde ich eine Geschichte in wissenschaftlicher Weise wiedererzählen. Wenn ich vorgebe, Doctor Who zu sein, werde ich dieselbe Geschichte in systemischer Weise wiedererzählen. Man kann nie wissen, welche Geschichte wahr ist. Man kann nie wissen, was wirklich wirklich ist. Geschichten im Doctor-Who-Stil sind jenseits des Analysierbaren, jenseits des Verstehbaren, wie eine von Heisenberg gleichzeitig über Wellen und Teilchen erzählte Geschichte.

Die Geschichten, die diese Wiedererzähler erzählen, sind nicht mehr länger modern, nicht mehr länger wissenschaftlich. Es sind Geschichten über das Erzählen von Geschichten, über das Ausformen und Umformen von Geschichten. Ihr Ziel ist, dass Menschen mit Problemen ihre Geschichte verändern. Aus diesen Geschichten sind solche Dinge wie Typen, Kategorien, Ursachen, Mechanismen, Kräfte, Verschiebungen, Verdrängungen, Homöostase, Redundanz, Durchdrehen, Kommunikation, Beziehungen, Symmetrie und Asymmetrie, zirkuläre Verursachung, Klassen und Mitglieder, Doppelbindungen und Widerstände verschwunden.

Diese Geschichten sind nicht einfach das Produkt eines Individuums mit Problemen oder einer verrückt machenden Familie. Sie sind gleichzeitig das Produkt von Menschen mit Problemen und von einem

Therapeuten und von den jeweiligen Beobachtern. Geschichten von Therapien entstehen nicht aus etwas, das »in« den Menschen passiert oder vielleicht »zwischen« ihnen, nicht einmal aus etwas »in« und »zwischen« ihnen. Sie entstehen vielmehr aus all diesem plus etwas anderem, das zwischen ihnen und dem Therapeuten geschieht.

Wie Freud nur allzu gut wusste, ist Verstehen nicht so einfach, wie es aussieht.

Teil I

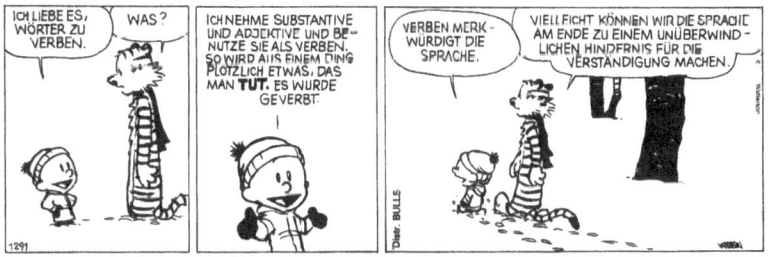

Calvin und Hobbes, von Bill Watterson; © Watterson/Distr. by UPS/ Distr. Bulls, 2008.

Kapitel 1

»Nichts anderes ... als ein Austausch von Worten«

> »Worte sind die Ärzte eines erkrankten Geistes.«
> Aischylos

Als ich begann, über Therapie als »Konversation« (de Shazer 1988) und als »nichts als ein Haufen Sprache« (de Shazer 1989) zu sprechen und zu schreiben, hatte ich vergessen oder vielleicht noch gar nicht gewusst, dass Freud in seinen Vorlesungen zur Einführung in die Psychoanalyse 1915 sagte:

> »In der analytischen Behandlung geht nichts anderes vor als ein Austausch von Worten ... Der Patient spricht ... Der Arzt hört zu ... Worte waren ursprünglich Zauber, und das Wort hat noch heute viel von seiner alten Zauberkraft bewahrt. Durch Worte kann ein Mensch den anderen selig machen oder zur Verzweiflung treiben ... Worte rufen Affekte hervor und sind das allgemeine Mittel zur Beeinflussung der Menschen untereinander. Wir werden also die Verwendung der Worte in der Psychotherapie nicht gering schätzen und werden zufrieden sein, wenn wir Zuhörer der Worte sein können, die *zwischen* dem Analytiker und seinem Patienten gewechselt werden« (Freud 1915–1917, Hervorhebung hinzugefügt).

Worte sind selbstverständlich Teil der Sprache. Genau wie Schweigen, Gestik, Mimik usw. Um den Zauber von Worten sehen zu können, müssen wir die Sprache betrachten, den Kontext, in dem Worte ihre Magie entfalten.

Therapie findet in Sprache statt und Sprechen ist es, was Therapeuten und Klienten in der Therapie üblicherweise tun. Therapie kann somit, wie Freud sagt, als ein »Austausch von Worten«, als eine Konversation, betrachtet werden. Allerdings ist dies eine etwas gefährliche Beschreibung, da Konversation eine normale und natürliche Aktivität ist, sobald sich zwei oder mehr Personen zur selben Zeit am selben Ort befinden. Wir nehmen automatisch an, wir wüssten, worüber wir reden, wenn wir das Wort »Konversation« gebrauchen. Es erscheint uns so einfach und offensichtlich, dass wir nicht einmal irgendetwas über Konversationen wissen müssen, um uns an ihnen beteiligen zu können. Die Annahme, wir wüssten, was ein solcher allgemeiner Begriff bedeutet, verleitet uns dazu, ihn »zu freizügig, das heißt, nicht als eines unserer Werkzeuge des Denkens, sondern anstelle des Denkens« zu gebrauchen (Weakland 1993a, S. 139).

Dieser Gebrauch führt zu einer wahrscheinlich unausweichlichen Verschiebung von »als« zum »ist«[1] und was vielleicht ein nützliches Konzept geworden war, wird zu einer Metapher mit zwei undefinierten Begriffen. Ein früheres Beispiel beinhaltete die Veränderung von der Sichtweise der Familie als System dahin, zu sagen, die Familie ist ein System[2]. Auf diese Weise entwickelt sich eine Betonung, wie »Therapie ist Konversation«, und mit gutem Grunde fangen wir an zu denken, »Therapie gleicht Konversation«. (Die Gleichung: Wenn Therapie Konversation ist, dann ist Konversation Therapie. Dies ist eine echte Metapher, die ein Substantiv durch ein anderes ersetzt und die Bedeutung transportiert.)

Durch die grammatische Struktur um das »ist« lassen wir uns fälschlicherweise und ungewollt dazu verleiten, zu denken, wir wüssten alles, was es darüber zu wissen gibt, wie man Therapie macht: vor allem besäßen wir die Kompetenzen, eine Konversation aufrechtzuerhalten und einen Dialog weiterzuführen. So verführen wir uns irrtümlicherweise zu denken, dass es die Konversation selbst sei, die die Therapie ist, dass nämlich das gemeinsame Gespräch der »heilende Faktor« sei. Genau wie vorher die »therapeutische Beziehung« ist »Therapie ist Konversation« ein Vergleich, der zu erklären scheint, worum es bei Therapie geht, und der doch vage und unspezifisch genug ist, um im Grunde nichts auszusagen, weil wir nicht innehalten und nachdenken, wenn wir glauben, wir wüssten, worüber wir reden. Die Idee, dass Therapie als Konversation gesehen werden kann, weist darauf hin und erinnert uns daran, dass dieses Unterfangen interaktionale Aspekte hat – etwas, was sehr leicht vernachlässigt wird.

Zusätzlich bilden die Ideen, die sich aus der Sichtweise von Therapie als Konversation, als zwei oder mehr Personen verbindende Aktivi-

---

[1] Was tatsächlich vorkommt, zumindest in Workshops und Ausbildungssitzungen.
[2] Das »ist« wird auf zwei verschiedene Arten gebraucht: (1) Die Rose ist rot, und (2) zwei mal zwei ist vier. Nur letzteres erlaubt, das »ist« durch »ist gleich« oder »gleicht« zu ersetzen. Offensichtlich ist das »ist« in den Aussagen »Die Familie ist ein System« und »Therapie ist Konversation« im Sinne einer Gleichheit oder Identität benutzt worden.

tät, entwickeln, ein Gegengewicht zu den traditionellen Bedeutungen von »Therapie« (von griechisch »*pflegen*«, »*heilen*«), wie Lexika sie wiedergeben. Diese leiten uns mit Sicherheit fehl mit der Vorstellung eines Therapeuten, der auf einen Patienten oder Klienten einwirkt.

Ein Beispiel:
therapeutisch: der Krankenbehandlung oder Heilung dienend; kurativ; mit der Entdeckung und Anwendung von Heilmitteln befasst. Der Teil der medizinischen Wissenschaft, der sich mit Behandlung und Heilung von Krankheiten beschäftigt.

Therapie als Konversation zu betrachten, scheint also einen nützlichen Widerspruch der Begriffe zu bewirken. Es rückt das Tun der Therapie ins Blickfeld und lässt uns den Begriff »Therapie« auf eine Weise benutzen, die die üblichen lexikalischen Definitionen von »Therapie« unterläuft und unterwandert, die der Begriff leider automatisch mit sich trägt. Beim Schreiben dieses und auch schon des vorherigen Buches (de Shazer 1991) habe ich das Wort »Therapie« durchweg nur mit dem größten Widerwillen und Zögern weiter benutzt. Obwohl es nicht ganz das richtige Wort ist, habe ich es gebraucht, da es das einzige verfügbare Wort ist, mit dem ich wenigstens anfangen konnte zu sagen, worüber ich spreche, was das ist, was meine Klienten und ich da tun. Leider sagt »Therapie« sowohl mehr als auch weniger aus als das, was ich ausdrücken will, wenn ich den Begriff benutze. Aber mir ist noch kein anderes Wort eingefallen oder zu Ohren gekommen, das seinen Platz einnehmen könnte[3]. In beiden Büchern hätte ich es durchweg so schreiben sollen: ~~Therapie~~. (Diese Art des Durchstreichens zeigt ein Wort an, das zwar gebraucht, aber nicht wirklich gemeint wird. Da das Wort unpassend ist, ist es ausgestrichen; da es aber benötigt wird, bleibt es lesbar.) ~~Therapie~~ trifft es besser, aber das ständige und wiederholte Durchstreichen wäre sowohl für mich, als Autor und als Leser, als auch für Sie als Leser lästig und ablenkend gewesen. Aber »Therapie«? Wie drücke ich das aus?

> »*Du möchtest die Wissenschaften mit Leichtigkeit lernen?*
> *Beginne damit, deine eigene Sprache zu lernen.*«
> Etienne Condillac (1947, S. 216 f.)[4]

---

3 Siehe Kapitel 7.
4 Etienne Condillacs Definition von »Wissenschaft« war im 18. Jahrhundert natürlich erheblich breiter als die heute übliche.

Jede Konversation ist voll von magischen Worten, und Worte, Schweigen, Gesten usw. sind Teile der Sprache. Die Idee, Therapie als Konversation zu betrachten, weist auf Condillacs Gedanken hin, dass wir unsere eigene Sprache lernen müssen, um etwas über Therapie zu lernen. Im Grunde müssen wir unsere eigene Sprache lernen, um etwas über Konversationen, Erzählungen, Geschichten und alle anderen menschlichen Unternehmungen zu lernen. Schließlich nutzen Konversationen, Erzählungen und Geschichten die Sprache als Werkzeug wie auch als Kontext.

Ich bin mir sicher, dass sowohl Condillacs als auch meine Leser glauben, sie würden ihre eigene(n) Sprache(n) kennen. Und natürlich möchte ich als Autor dasselbe glauben. Schließlich benutzen wir sie ständig, besonders, wenn wir sprechen, zuhören, lesen und schreiben. Die eigene Sprache zu gebrauchen, scheint etwas Einfaches und Unkompliziertes zu sein.

Bitte stellen Sie sich als ersten Teil eines Experiments vor, Sie würden ein altehrwürdiges 1914 von Sigmund Freud geschriebenes Buch lesen. Auf Seite vier stoßen Sie zum ersten Mal in diesem Buch auf das Wort »Depression«. (Freud hat auch das Wort »Melancholie« benutzt.) Können Sie mit irgendeiner Sicherheit behaupten, Sie wüssten genau, was Freud mit diesem Begriff gemeint hat? Obwohl wir »ja« sagen möchten, ist die realistische Antwort »wahrscheinlich nicht«. Als Freud dieses Wort niederschrieb, brachte er all seine Erfahrungen damit ein, einschließlich Jahren von praktischer Erfahrung und Stunden von Diskussionen mit verschiedenen Kollegen. Wenn Sie und ich dieses Wort lesen, bringen wir unsere sämtlichen Erfahrungen mit, einschließlich der riesigen Menge an Literatur und Forschung zum Thema »Depression«, die seit Freuds Tagen entstanden ist. Wahrscheinlich hat jeder von uns etwas von diesen Arbeiten gelesen, von denen Freud nichts wissen konnte. Sicherlich gibt es geringfügige Überschneidungen, die wir mit Freud teilen, aber diese sind wahrscheinlich nicht viel umfangreicher als ein gewöhnlicher Lexikoneintrag. Das Ergebnis ist, wir können nicht genau wissen, was Freud gemeint hat.

Als zweiten Teil des Experiments stellen Sie sich vor, Sie und ich wären Fliegen an der Wand, die zusehen, wie Freud sein Buch schreibt. Am Montagmittag hört er auf, nachdem er gerade das Wort »Depression« geschrieben hat. Den Rest des Tages verbringt er damit, verschiedene 7andere Dinge zu tun, die in keinem Zusammenhang dazu stehen.

Als er am Dienstagmittag an seine Arbeit zurückkehrt, liest er dort, wo er aufgehört hat, das Wort »Depression«. Kann sich Freud zu diesem Zeitpunkt, Dienstagmittag, irgendwie sicher sein, dass er mit dem Begriff »Depression« dasselbe meint wie am Montagmittag? Obwohl es intuitiv nicht so scheinen mag, ist die Antwort wiederum »wahrscheinlich nicht«. Es könnte schließlich sein, dass in der Zwischenzeit etwas passiert ist, das er unterdrückt oder verdrängt hat oder von dem er einfach nicht gedacht hat, dass es einen Einfluss auf seine Sichtweise der Depression hatte – hatte es aber.

Kann Freud weiterhin am Dienstagmittag mit irgendeiner Sicherheit voraussagen, ob er mit dem Wort »Depression« am Mittwochmittag dasselbe meinen wird, was er am Dienstagmittag meint? Wiederum ist die Antwort »wahrscheinlich nicht«, da er nicht wissen kann, was in den nächsten 24 Stunden alles passieren könnte, das sein Denken direkt oder indirekt verändert.

Obwohl dieses Experiment einige übermäßige Vereinfachungen enthalten mag, ist doch die Instabilität von Bedeutungen ein Teil der Funktionsweise von Sprache. (Dies ist einer der Hauptgründe, warum Autoren später noch einmal überarbeiten, was sie geschrieben haben.)

Die eigene Sprache lernen

> »Es kann keine Sprache geben ohne Sinn und Unsinn.«
> Raimond Gaita (1991, S. 105)

In den nachfolgenden Kapiteln werden wir »Sprache« sehr viel genauer unter die Lupe nehmen. Die folgenden Skizzen von vier großen Sichtweisen von Sprache sollen lediglich das Feld vorbereiten, um Ihnen, dem Leser, einige Hintergrundinformationen darüber zu geben, wohin die folgenden Kapitel führen werden.

1. Zunächst einmal nehmen wir in unserem Alltagsverständnis an, Sprache sei ein transparentes Medium, das bereits bestehende Sachverhalte ausdrückt.

Wenn wir z. B. den Begriff »Baum« oder »Fluss« oder »Eheproblem« oder »sexuelles Problem« oder »Depression« benutzen, ist bekannt, von vornherein und für alle Zeit festgelegt, was der Begriff bedeutet. Die Bedeutung von Worten ist klar und unzweideutig: Ein Wort bezieht sich direkt auf das Ding an sich. Das heißt oder impliziert zumindest, dass in der Sprache keine Veränderung vorkommt. Vielmehr wird angenommen, dass die Sprache lediglich Veränderungen reflektiert, die vor den Veränderungen in der Sprache auftreten. Dem Autor oder Sprecher wird die Fähigkeit zugeschrieben, die Wirklichkeit realistisch wahrzunehmen und das Wahrgenommene durch Sprache auszudrücken. Der Leser oder Zuhörer kann also genau wissen, was der Autor oder Sprecher meint. Es ist offensichtlich, dass bei Verwendung dieser Alltagssichtweise ein Eheproblem ein Eheproblem ist und eine Depression eine Depression. Schlicht und einfach. Jeder weiß genau, was wir meinen, wenn wir diese Worte benutzen. Es ist dann auch klar, dass individuelle Probleme offensichtlich etwas anderes sind als Eheprobleme. (Als Gegenbeispiel dazu haben wir kürzlich etwas Interessantes über unsere Arbeit aus einem Follow-up nach sechs Monaten gelernt: Wir sind erfolgreicher darin, die »ehelichen Ziele« unserer Klienten zu erreichen, wenn wir nur einen der Partner sehen (86 %), als wenn wir mit beiden arbeiten (81 %).)

Zu bestimmten Zeiten und für viele Zwecke ist diese Alltagssichtweise »gut genug«. Dennoch ist die Sache nicht so einfach, wie die obigen Experimente und das Gegenbeispiel bereits andeuten. Es gibt mindestens drei deutlich andere Sichtweisen darüber, wie Sprache funktioniert.

2. Im traditionellen westlichen Denken wird Sprache dagegen üblicherweise als etwas angesehen, das die Wirklichkeit auf eine bestimmte Weise repräsentiert. Dem liegt natürlich die Annahme zugrunde, dass es da draußen eine Realität gibt, die repräsentiert werden kann, dass es dort z. B. spezifische Dinge gibt, die »Eheprobleme« oder »Depressionen« genannt werden. Daher kann Sprache untersucht werden, indem man sich ansieht, wie gut sie diese Realität repräsentiert. Das führt natürlich zu der Idee, Sprache könne »die Wahrheit« repräsentieren, was wiederum unausweichlich zu den Grundgedanken der westlichen Wissenschaft führt. Genauer gesagt, führt das zu der Idee, eine Wissenschaft der Sprache und eine Wissenschaft der Bedeutung könnten dadurch entwickelt werden, dass man hinter und unter die Worte blickt – ein Ansatz, der gewöhnlich als »Strukturalismus« bezeichnet wird (Chomsky 1968, 1980; de Saussure 1966). Dieser Ansatz wurde explizit von Bandler und Grinder (1975a, b) benutzt, um die Hypno- und die Psychotherapie zu untersuchen. Obwohl ihre Bedeutungen beliebig sein mögen, können wir somit wissen, was die Begriffe »Eheproblem« oder »sexuelles Problem« oder »Depression« bedeuten, denn deren Bedeutungen sind durch Überlieferung festgelegt.

Sowohl im Alltagsverständnis als auch in der strukturalistischen Sichtweise werden individuelle und Eheprobleme als draußen, in der sogenannten realen Welt, existierend angesehen. Und auch den Unterschied zwischen diesen zwei Klassen von Problemen können wir kennen, weil dieser Unterschied in der sogenannten realen Welt existiert. Unter der weiteren Annahme, dass die Lösungen von den Problemen abhängen, das heißt, dass z. B. die Lösungen für Eheprobleme in der ehelichen Beziehung liegen und dass die Lösungen für individuelle Probleme im Individuum liegen, begrenzen und beschränken diese Sichtweisen Möglichkeiten. In diesem Rahmen würde es keinerlei Sinn machen, wenn ein Therapeut mit einer Frau alleine arbeiten würde, um ihre Ehe zu verbessern. Ebenso wenig Sinn würde es machen, mit einem Paar zu arbeiten, um die Depressionen des Ehemannes zu lösen. Das heißt, sowohl das Alltagsverständnis als auch die strukturalistische Sichtweise sagen uns, wo wir nach einer Lösung suchen sollen und wo *nicht*.

Zu bestimmten Zeiten und für viele Zwecke ist die strukturalistische Sichtweise ebenso wie das Alltagsverständnis »gut genug« und funktioniert. Allerdings ist die Sache nicht immer so einfach. Es gibt noch mindestens zwei deutlich andere Ansichten darüber, wie Sprache funktioniert, wenn die obigen Sichtweisen problematisch werden.

3. Von einem dritten Standpunkt aus würden die Buddhisten behaupten, dass die Sprache unseren Zugang zur Realität behindert (Coward 1990). Das heißt, auch sie gehen davon aus, dass es eine Realität da draußen gibt. Dieser Sichtweise entspringt die Idee der Meditation, die Denken und Sprache ausschalten soll, um so mit der Wirklichkeit in Kontakt kommen zu können. Die Ideen, die hinter der westlichen Wissenschaft (einer strukturalistischen Sichtweise) stehen, erscheinen in diesem Kontext natürlich unlogisch.

Vom buddhistischen Standpunkt aus gesehen, sind Worte/Konzepte wie »individuelle Probleme« oder »Eheprobleme« oder »Depression« Illusionen, die sich uns in den Weg stellen und uns davon abhalten, die »Realität« zu erkennen. Alles, was wir tun können, ist daher, ruhig zu werden und die Muster fließen zu lassen. Denn wenn man erst einmal anfängt, sich einzumischen, kann man nie mehr damit aufhören. Zu bestimmten Zeiten und für viele Zwecke funktioniert diese buddhistische Sichtweise und ist ebenso wie das Alltagsverständnis und die strukturalistische Sichtweise »gut genug«.

Für den Fall, dass diese drei Sichtweisen in Schwierigkeiten geraten, gibt es aber noch mindestens eine weitere, deutlich andere Position dazu, wie Sprache funktioniert.

4. Es gibt eine vierte Sichtweise, die gewöhnlich als »Poststrukturalismus«[5] (de Shazer 1991; de Shazer a. Berg 1992; Harland 1987) bezeichnet wird, eine Sichtweise, die einfach behauptet, *Sprache sei Realität.* »Depression«, »Eheprobleme« und »individuelle Probleme« sind danach einfach Konstruktionen derjenigen, die diese Begriffe benutzen. Die Bedeutung dieser Begriffe ist sowohl beliebig als auch instabil, das heißt, sie variiert je nachdem, wer den Begriff benutzt und an wen er in einem spezifischen Kontext gerichtet ist.

Diese Art zu denken legt uns nahe, uns darum zu kümmern, wie wir die Welt in unserer Sprache geordnet haben und wie unsere Sprache (die vor uns kommt) unsere Welt geordnet hat. Dies hat mich dazu gebracht, zu glauben, dass wir unsere Sprache studieren müssen, um überhaupt irgendetwas studieren zu können. Anstatt aber hinter und unter die Sprache zu blicken, die Klienten und Therapeuten gebrauchen, denke ich also, dass die Sprache, die sie benutzen, alles ist, womit wir uns beschäftigen müssen. Wie die obigen Experimente zeigen, können weder der Autor oder Sprecher noch der Leser oder Zuhörer mit irgendeiner Sicherheit wissen, was der andere *wirklich* gemeint hat, denn jeder von ihnen bringt in die Begegnung seine gesamte bisherige und einzigartige Erfahrung mit ein. Bedeutung wird erst durch Verhandlungen *innerhalb* eines spezifischen Kontextes erlangt. Das heißt, Botschaften werden nicht gesendet, sondern nur empfangen. Dies gilt sowohl für den Autor als auch für den Leser. Auch der Autor ist damit (wie Freud in den obigen Experimenten) nur einer der vielen Leser. Im Widerspruch zum Alltagsverständnis findet Veränderung nach dieser Sichtweise *innerhalb* der Sprache statt: Worüber wir sprechen und wie wir darüber sprechen, macht einen Unterschied, und es sind solche Unterschiede, die genutzt werden können, um einen Unterschied (für den Klienten) zu machen. Das Umdeuten (Reframing) eines »Eheproblems« in ein »individuelles Problem« oder eines »individuellen Problems« in ein »Eheproblem« macht sowohl einen Unterschied in der Art, wie wir über diese Dinge sprechen, als auch darin, wo wir nach Lösungen suchen.

---

5 Ein Begriff wie »astrukturalistisch« wäre wahrscheinlich treffender, aber wir sind bei dem Begriff »poststrukturalistisch« geblieben, da dieser darauf hinweist, dass diese Sichtweise nach dem Strukturalismus entwickelt wurde.

Kapitel 2

Sprache & Struktur, Struktur & Sprache

> »Ich rate nie. Raten ist eine entsetzliche Angewohnheit –
> es zerstört die Fähigkeit zu logischem Denken.«
> Sherlock Holmes (Arthur Conan Doyle, *Das Zeichen der Vier*)

> »Die Welt in all ihren Teilen ist ein Kryptogramm,
> das durch ... Dechiffrierung konstituiert oder rekonstituiert wird.«
> Jacques Derrida (1978, S. 76)

Die offensichtlichste und doch am häufigsten ignorierte Tatsache ist die, dass in Therapiesitzungen zwei oder mehr Menschen miteinander reden. Dies scheint eine ziemlich platte Beobachtung zu sein, ist es aber nicht, da Sprache weit davon entfernt ist, einfach zu sein, und da erst Sprache es ermöglicht, miteinander zu sprechen. Seit Jahrtausenden versuchen Philosophen, Theologen, Linguisten, Grammatiker usw. die Frage zu beantworten: »Wie funktioniert Sprache?« Die im 20. Jahrhundert vorherrschende Sichtweise ist das gewesen, was als »Strukturalismus« bezeichnet wird. Der Strukturalismus erscheint uns heute, als Ergebnis seiner Vorherrschaft, vernünftig, eindeutig und beinahe natürlich.

Die ganze Idee der Struktur hat eine sehr verführerische Anziehungskraft. Umberto Eco (1992) beschreibt den strukturalistischen Drang bzw. Zwang als Teil der Schriftauslegungen der Gnostiker aus dem 2. Jahrhundert. Deren Suche nach Wahrheit basierte auf der Idee, dass:

> »... jedes Wort ... eine Anspielung, eine Allegorie [ist]. Sie [die Worte] Sagen etwas anderes, als sie zu sagen scheinen. Jedes von ihnen enthält eine Botschaft, die keines von ihnen alleine je enthüllen kann ... redet von einer noch geheimen und tiefen Wahrheit (denn nur was unter der Oberfläche liegt, kann lange unbekannt bleiben). So wird die Wahrheit gleichgesetzt mit dem, was nicht oder in einer dunklen Weise gesagt wird und jenseits des äußeren Anscheins und des Buchstabens verstanden werden muss. Die Götter sprechen ... in hieroglyphischen und enigmatischen Botschaften« (Eco 1992, S. 30).

Eco fährt fort und schreibt, dass »die Wahrheit geheim ist und dass kein Hinterfragen der Symbole und Rätsel jemals die letzte Wahrheit enthüllen wird, sondern das Geheimnis einfach an einen anderen Ort verschiebt« (1992, S. 35); nämlich tiefer unter die Oberfläche und weiter nach hinten.

Krimis jeder Art haben, vorwiegend aus den gleichen Gründen, denselben Reiz. Wie jeder Krimileser zugeben wird, bereitet es ein außergewöhnliches Vergnügen zu versuchen, den Hinweisen zu folgen, dahinter und darunter zu graben und so herauszubekommen, was »wirklich passiert«. Der Versuch, den Autor zu überlisten und seinem Detektiv mit der Lösung zuvorzukommen, ist ein integraler Bestandteil des Lesens von Krimis.

Beim Lesen finde ich es sehr faszinierend, Sherlock Holmes dabei zuzusehen, wie er aus kleinen Fakten große Schlussfolgerungen zieht. Es kann genauso faszinierend sein zu sehen, wie Sigmund Freud, Jacques Lacan oder Ferdinand de Saussure im Wesentlichen das Gleiche tun: hinter und unter dem zu graben, was passiert, da (im strukturalistischen Kontext) das, was passiert, nicht alles ist, was passiert. Ungeachtet der Tatsache, dass Sherlock Holmes eine Romanfigur ist, teilen Freud und Lacan vieles mit ihm. (Arthur Conan Doyles Vorlage war Joseph Bell, ein bekannter Arzt und Diagnostiker aus Edinburgh.) Freud las die Sherlock-Holmes-Geschichten und verglich sich mindestens einmal mit Holmes: »Ich ließ es so aussehen, als ob die dürftigsten Hinweise mich, gleich einem Sherlock Holmes, befähigten, die Situation zu erraten« (Freud 1974, S. 234).

Jonathan Culler (1976) sieht einige der Ähnlichkeiten zwischen Saussure und Freud (und Holmes): »In jedem der Fälle lässt sich sagen, dass, obwohl vorgegeben wird, kausal zu analysieren, eher eine strukturelle als eine kausale Erklärung angeboten wird: Man versucht aufzuzeigen, warum eine bestimmte Handlung eine Bedeutung hat, indem man sie zu dem System der unterliegenden Funktionen, Normen und Kategorien, die sie ermöglichen, in Beziehung setzt« (S. 73 f.), d. h., man konfundiert Gründe und Ursachen. Freuds, Lacans, Holmes' und Saussures Trieb, auf der Suche nach einer Erklärung immer tiefer und tiefer zu graben, ist sehr anziehend und verführerisch. Während ich jeden Einzelnen von ihnen weiterlese, manchmal noch längst, nachdem ich eigentlich aufhören wollte, frage ich mich wieder und wieder, ob sie wohl jemals auf den Grund der Dinge gelangen werden. Ein Teil der Anziehungskraft entstammt der Idee von Struktur selbst, nämlich dass es einen Grund gibt, bis zu dem man gelangen kann, und dass alles erklärt werden kann, was auch immer passiert. Aber das macht noch nicht den ganzen Reiz aus.

Freud und Lacan schreiben darüber hinaus mit großem Stil und Charme. Dieses letzte Attribut teilen sie mit Jacques Derrida (der mit Sicherheit kein Strukturalist ist). Interessanterweise kann es dieselbe Art von Faszination auslösen, Freud, Lacan und Derrida zu lesen, wie wenn man einen Poeten wie Dylan Thomas liest, und zwar allein aufgrund ihres Umgangs mit Worten (der durchschimmert, wenn ein guter Übersetzer beteiligt ist). In diesem Kontext liest sich Ludwig Wittgenstein (der »späte« Wittgenstein ist kein Strukturalist) ziemlich anders als ein Poet wie Dylan Thomas, er ähnelt eher dem japanischen Haiku, dem I Ging oder sogar den rätselhaften und kryptischen Botschaften in Glückskeksen.

Eine Sprache bildet ein System

»Eine Sprache bildet ein System. Wenn sie in dieser Beziehung, wie wir sehen werden, nicht vollkommen beliebig ist, sondern dabei auch gewisse Begründungen herrschen, so ist auch das ein Punkt, wo sich zeigt, dass die Masse der Sprachgenossen nicht befähigt ist, sie umzugestalten, denn dieses System ist ein komplizierter Mechanismus; man kann es nur durch Nachdenken fassen; sogar diejenigen, welche es täglich gebrauchen, haben keine Ahnung davon. Man könnte sich eine solche Umgestaltung nur vorstellen bei Mitwirkung von Spezialisten, Grammatikern, Logikern usw.; aber die Erfahrung zeigt, dass bis jetzt Einmischungen dieser Art keinerlei Erfolg gehabt haben« (Ferdinand de Saussure 1911/1966, S. 73).[6]

Nach Saussure[7] (der allgemein als Begründer der »Strukturellen Linguistik« und oft auch als der des »Strukturalismus« als einer Art, Erklärungen zu entwickeln, betrachtet wird) ist »das sprachliche Zeichen eine zweiseitige psychologische Ganzheit« (1966, S. 66), die durch die folgende Zeichnung dargestellt werden kann:

---

6 Der »Cours de linguistique general« wurde ursprünglich 1922 in Paris von Payot publiziert.
7 Saussure begann mit dem Studium des Sanskrit und arbeitete dann sprach- und dialektvergleichend, bevor er diese allgemeinen Betrachtungen anstellte.

Die Kombination von Konzept und Lautbild oder Wort, wie z. B. »Baum«, wird *Zeichen* genannt, weil »es Träger der Vorstellung ›Baum‹ ist, so dass also diese Bezeichnung außer dem Gedanken an den sensorischen Teil den an das Ganze einschließt« (S. 67). Seine Begriffe »Bezeichnung« (bzw. »Bezeichnendes«) und »Bezeichnetes« haben nach Saussure »den Vorzug, den Gegensatz hervorzuheben, der sie voneinander trennt und von dem Ganzen, dessen Teile sie sind« (S. 67), während sie gleichzeitig ihre Beziehung zueinander und zum Begriff »Zeichen« anzeigen. Traditionell wurde die Beziehung zwischen Konzept und Lautbild als von vornherein und für alle Zeit (vielleicht durch einen göttlichen Gesetzgeber) *festgelegt* und *determiniert* angesehen. Allerdings weist Saussure interessanter- und bedeutsamerweise darauf hin, dass »das Band, welches das Bezeichnete mit der Bezeichnung verknüpft, ... *beliebig* [ist] ... So ist die Vorstellung ›Schwester‹ durch keinerlei innere Beziehung mit der Lautfolge ›Schwester‹ verbunden, die ihr als Bezeichnung dient; sie könnte ebenso wohl dargestellt sein durch irgendeine andere Lautfolge: Das beweisen die Verschiedenheiten unter den Sprachen und schon das Vorhandensein verschiedener Sprachen« (S. 67 f., Hervorhebungen hinzugefügt). Die bezeichnete »Schwester« trägt als Bezeichnung »sœur« in Frankreich und »sister« in England. Es besteht keinerlei Ursache, *Sœur* vor *Sister*, *Ochs* vor *Bœuf* usw. vorzuziehen.

Obwohl die Beziehung zwischen der Bezeichnung und dem Bezeichneten beliebig und bedeutungslos ist, schreibt Saussure: »Wenn die Bezeichnung hinsichtlich der Vorstellung, die sie vertritt [dem Bezeichneten], als frei gewählt erscheint, so ist sie dagegen in Beziehung auf die Sprachgemeinschaft, in der sie gebraucht wird, nicht frei, sondern *festgelegt*« (S. 71, Hervorhebungen hinzugefügt). »Gerade deshalb, weil das Zeichen beliebig ist, gibt es für dasselbe kein anderes Gesetz als das der Überlieferung, und weil es auf die Überlieferung begründet ist, kann es beliebig sein« (S. 74); und besonders wichtig: »Sprache existiert nie außerhalb dieser sozialen Gegebenheit« (S. 77).

29

Teil I

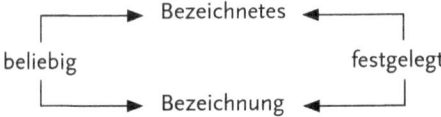

Das heißt, jedes Wort (Bezeichnung) ist in beliebiger Weise mit seiner Bedeutung (Bezeichnetes) verbunden, aber seine Bedeutung ist durch die Überlieferung festgelegt. Da es für Saussure »in der Sprache nur Unterschiede *ohne positive Begriffe*« gibt (S. 120), ist diese ein System, in dem jedes Wort (Bezeichnung) von jedem anderen Wort und jedes Konzept oder jede Bedeutung (Bezeichnetes) von jedem anderen unterschieden ist.

>*»Lieber den Traum interpretieren, als ihn träumen.«*
Altes koreanisches Sprichwort

Es ist einfach, die Verbindung zwischen Saussures Strukturalismus und der Arbeit seines Zeitgenossen Sigmund Freud[8] zu ziehen, die sich wie folgt darstellen lässt:

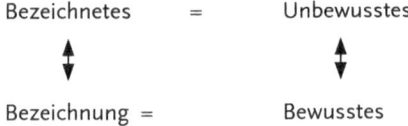

Das heißt, weder für Saussure noch für Freud ist Bedeutung notwendigerweise transparent oder offensichtlich, und daher ist es nötig, die darunterliegende Struktur (das Konzept, das Bezeichnete, das Unbewusste) zu betrachten.

Freud schreibt:

> »Das Unbewusste ist eine regelmäßige und unvermeidliche Phase in den Vorgängen, die unsere psychische Tätigkeit begründen; jeder psychische Akt beginnt als unbewusster und kann entweder so bleiben oder sich weiterentwickelnd zum Bewusstsein fortschreiten, je nachdem, ob er auf Widerstand trifft oder nicht ... Eine grobe, aber ziemlich ange-

---

8 Es gibt keinen Grund anzunehmen, dass Saussure Freuds Arbeit bekannt war oder umgekehrt. »Auch wenn ... Saussures Sohn Raymond unter Freud Psychoanalytiker geworden und Freud sich Saussures Arbeit bewusst gewesen sein sollte, ist doch die Semiologie Saussures bestenfalls post hoc Wissen, das Freud zur Zeit seiner Niederschriften nicht benutzte« (Grosz 1990, S. 93).

messene Analogie dieses supponierten Verhältnisses der bewussten Tätigkeit zur unbewussten bietet das Gebiet der gewöhnlichen Fotografie. Das erste Stadium der Fotografie ist das Negativ; jedes fotografische Bild muss den ›Negativprozess‹ durchmachen, und einige dieser Negative, die in der Prüfung gut bestanden haben, werden zu dem ›Positivprozess‹ zugelassen, der mit dem Bilde endigt« (1912, S. 264).

Das Unternehmen Psychoanalyse basiert (1) auf »der Traumdeutung, einem der vollkommensten Werke, das die junge Wissenschaft, die Psychoanalyse, bis heute hervorgebracht hat« (Freud 1912, S. 265), oder genauer, auf der Interpretation bewusster Berichte über Träume, die erstellt wurden, um an ihre unbewusste Bedeutung zu gelangen, und (2) auf der Interpretation der verschiedenen bewussten Produktionen, einschließlich der Symptome, deren unbewusste Bedeutungen ergründet werden sollen.

> **interpretieren**, 1. die Bedeutung von etwas erklären; verständlich machen, z. B. durch übersetzen; erklären. 2. ein eigenes Verständnis der Bedeutung von etwas haben oder zeigen; auslegen; deuten, z. B.: er interpretierte sein Schweigen als Zustimmung. 3. die Bedeutung von etwas darstellen, insbesondere seine eigene Auffassung von etwas darlegen, durch Darstellung, Kritik oder Herstellung eines Kunstwerks.

Bewusstheit beschreibt Freud (1938) so:

> »Nein, die Bewusstheit kann nicht das Wesen des Psychischen sein, sie ist nur eine Qualität desselben, und zwar eine inkonstante *Qualität*, die viel häufiger vermisst wird, als sie vorhanden ist. Das Psychische an sich, was immer seine Natur sein mag, ist unbewusst, wahrscheinlich von ähnlicher Art wie alle anderen Vorgänge in der Natur, von denen wir Kenntnis gewonnen haben« (S. 283).

Somit wird für Freud »unsere wissenschaftliche Arbeit darin bestehen, unbewusste Vorgänge in bewusste zu übersetzen, solcherart die Lücken in der bewussten Wahrnehmung auszufüllen« (S. 286). Das heißt, dass die Beziehung zwischen Unbewusstem und Bewusstem als so weit festgelegt betrachtet wird, dass das eine genauso gut in das andere übersetzt werden kann, wie sich das Deutsche ins Französische übersetzen lässt, oder dass das Unbewusste wenigstens wie ein Code dechiffriert werden kann.

Der Philosoph Ludwig Wittgenstein (1972), Freuds jüngerer Wiener Zeitgenosse, macht in seinen »Gesprächen über Freud« 1943 diese Bemerkungen über Träume und Interpretationen:

> »Es scheint an den Traumbildern etwas zu sein, das eine gewisse Ähnlichkeit mit den Zeichen einer Sprache hat. Wie es bei einer Reihe von Zeichen auf einem Papier oder im Sand sein könnte. Es gibt da vielleicht nichts, was wir als konventionelles Zeichen eines uns bekannten Alphabets erkennen, und doch haben wir vielleicht das überwältigende Gefühl, dass es sich um eine Art von Sprache handeln muss: dass diese Zeichen etwas bedeuten. Es gibt in Moskau eine fünftürmige Kathedrale. Jeder ihrer Türme zeigt eine andere Konfiguration von Kurven. Man hat den starken Eindruck, dass diese verschiedenen Gestalten und Anordnungen etwas bedeuten müssen.
>
> Wenn ein Traum gedeutet wird, könnte man vielleicht sagen: Er wird in einen Kontext gestellt, in dem er aufhört, rätselhaft zu sein« (S. 45 f.).

Die Dominanz der Interpretation in Freuds Psychoanalyse ließ Wittgenstein glauben, dass Freud, beeinflusst von der Idee der Dynamik aus dem 19. Jahrhundert,

> »eine einzige Erklärung finden wollte, die zeigen würde, was Träumen ist. Er wollte das *Wesen* des Träumens finden. Und er hätte den Gedanken weit von sich gewiesen, dass er zum Teil recht haben könne – aber nicht ganz. Wenn zum Teil unrecht hatte, würde das für ihn bedeutet haben, dass er ganz und gar unrecht hatte – dass er das Wesen des Träumens nicht wirklich gefunden hatte« (Wittgenstein 1972, S. 48).

Der französische Philosoph Jacques Derrida (1988) betrachtet diese Betonung der Interpretation – ebenso wie Freud selbst – als einen Zwang, der zu einer ziemlich störenden und tiefgreifenden Schwierigkeit führt:

> Er [Freud] wird nur soviel zugeben, dass das Einzige, was er mit dem abergläubischen Menschen gemeinsam hat, die Tendenz, der ›Zwang‹ des Interpretierens ist: ›Zufall nicht als Zufall werten, sondern ihn interpretieren.‹ Der hermeneutische Zwang – das ist es, was Aberglauben und ›normale‹ Psychoanalyse gemeinsam haben. Freud sagt das ausdrücklich. Er glaubt nicht mehr an den Zufall, als dies die Abergläubischen tun. Was das bedeutet, ist, dass sie beide an den Zufall glauben, sofern an den Zufall glauben heißt, dass man glaubt, dass aller Zufall

etwas bedeutet und dass es deshalb keinen Zufall gibt. Somit haben wir die Identität von Nicht-Zufall und Zufall sowie die von Unglück [malchance] und Glück [chance]« (S. 22).

Joseph Jastrow weist auf eine Besonderheit in Freuds Werk (in einem ursprünglich 1932 veröffentlichten Buch) hin, die eine Menge über die gleichzeitigen Probleme und Verlockungen eines jeden strukturalistischen Ansatzes aussagt: »Irren ist menschlich; geheimnisvolle Ursachen hinter dem Selbstverständlichen zu vermuten, scheint freudianisch« (1948, S. 154).

Eine magische Handlung

Im gegenwärtigen therapeutischen Diskurs stehen Bandler und Grinder (1975a, b) eindeutig als Erben der gesamten strukturalistischen Tradition da, die sich in verschiedenen Zwischenschritten seit Saussure und Freud entwickelt hat. Die Beziehung kann wie folgt dargestellt werden:

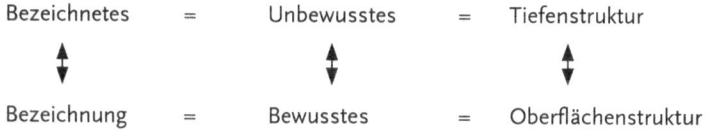

Wie Bandler und Grinder (in einer Reihe von klassischen Büchern, die zur Standardlektüre von Therapeuten gehören sollten) darlegen, ist das, was der Klient tatsächlich sagt (und was »Oberflächenstruktur« genannt wird), nicht notwendigerweise das, was er meint, oder wenigstens nicht alles, was er meint, denn »im Falle einer Oberflächenstruktur ist der Ursprung und die vollständigste Repräsentation die Tiefenstruktur« (Bandler a. Grinder 1975a, S. 44). Daraus folgt, dass der Therapeut, um zu dem zu gelangen, was der Klient wirklich meint, nämlich zu den in der Oberflächenstruktur fehlenden Teilen, »beschließen [kann], das fehlende Teil zu *interpretieren* oder zu *erraten*« (Bandler a. Grinder 1975, S. 42, Hervorhebungen hinzugefügt). Für sie ist »im Allgemeinen ... die Effektivität einer bestimmten Therapieform mit ihrer Fähigkeit, ›verdrängte‹ oder fehlende Teile des Modells des Klienten wiederzugewinnen, verbunden ... die Tatsache, dass eine sprachliche Tilgung erfolgt ist, zu identifizieren. Die Teile, die in der Oberflächenstruktur fehlen, stellen das Material dar, das durch

Teil I

Tilgungstransformationen entfernt worden ist« (Bandler a. Grinder 1975a, S. 43).

Eine solche Interpretation kann als Suche nach der Wahrheit betrachtet werden, die in der Oberflächenstruktur fehlt und in der Tiefenstruktur verborgen liegt und somit geheim gehalten wird. Die Bedeutung des vom Klienten Gesagten kann mit Gewissheit dadurch bestimmt werden, dass man sich die Tiefenstruktur ansieht. Bandler und Grinder beschreiben also ein geschlossenes strukturalistisches System, das sowohl dem von Freud als auch dem von Saussure sehr verwandt ist.

Allerdings gibt es nach Bandler und Grinder auch Situationen, in denen, »um eine relevante Bedeutung in der Oberflächenstruktur zu finden, ... Informationen von *außerhalb* der Bedeutung der Tiefenstruktur, die aus dem in der Oberflächenstruktur explizit Gesagten abgeleitet ist, hinzugewonnen werden müssen« (Bandler a. Grinder 1975b, S. 152, Hervorhebungen hinzugefügt). Dies kann wie folgt dargestellt werden:

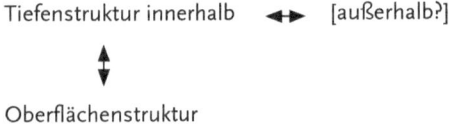

Sie bringen das folgende Beispiel:

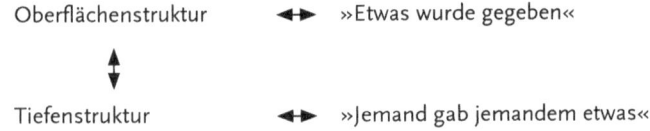

»Die Wörter *jemand* und *etwas* haben keinen referentiellen Bezug. Die Bedeutung, wer nun genau wem was gegeben hat, wird auch aus der Tiefenstruktur nicht klar. Wie kann unter diesen Umständen die Bedeutung geklärt werden?« (S. 153). Ihre Antwort besteht in einer Art von »neuen Tiefenstrukturen, die referentielle Bezüge (Nominalphrasen) enthalten, die natürlich irgendwo herkommen müssen ...« (S. 155), nur woher? Diese ganze Idee einer »neuen Tiefenstruktur« widerspricht ihrer eigenen strukturalistischen Logik, die Bedeutung als festgelegt und bestimmbar ansieht.

Wenn die Tiefenstruktur, die Quelle der Oberflächenstruktur, vollständig ist, wie kann in ihr etwas fehlen? Wo ist dieses »außerhalb«, zu dem man gehen muss, um die fehlenden Teile von etwas aufzufüllen, das bereits vollständig ist? In der ursprünglichen Logik von Oberflächenstruktur/Tiefenstruktur gibt es nur einen Ort, der sich »außerhalb« des »Inneren« der Tiefenstruktur befindet, nämlich die ursprüngliche Oberflächenstruktur selbst.

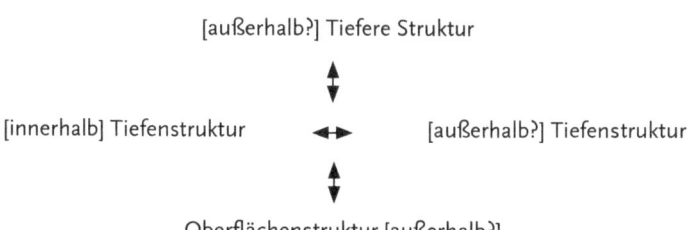

Ein solcher Widerspruch von zwei Begriffen – »innen«/»außen« – ist niemals eine einfache »Gegenüberstellung zweier Termini, sondern eine Hierarchie und die Ordnung einer Subordination« (Derrida 1982, S. 324). Was genau ist die strukturelle Beziehung zwischen der vollständigen Tiefenstruktur und dieser anderen, neuen Tiefenstruktur »außerhalb«, die auffüllen soll, was in dieser Vollständigkeit fehlt? Und was genau ist die strukturelle Beziehung zwischen der vollständigen Tiefenstruktur und der neuen, noch tieferen Struktur »außerhalb«, die auffüllen soll, was auch immer innerhalb der ursprünglich vollständigen Tiefenstruktur fehlt?

Um in der strikt strukturalistischen Logik dieses geschlossenen Systems zu bleiben, liegt der einzige Ort »außerhalb«, an dem man das suchen kann, was innerhalb der vollständigen, ursprünglichen Tiefenstruktur fehlt, wiederum in der ursprünglichen Oberflächenstruktur.

Allerdings ist diese ursprüngliche Oberflächenstruktur nach der strukturalistischen Logik bereits als solche defizitär und unvollständig. Gerade die Löcher in der Oberflächenstruktur waren es ja, die überhaupt erst zum Konzept der Tiefenstruktur geführt haben. Man kann anfangen, mit diesem Rätsel umzugehen, indem man einfach die Hierarchie »innerhalb/außerhalb« in »außerhalb/innerhalb« umdreht.

»Diese hierarchische Opposition kann auf den Kopf gestellt und der als vorhanden angenommene Begriff als etwas Fehlendes herausgestrichen werden, demgegenüber dann der andere Begriff definiert wird. Damit soll nicht etwa eine neue Hierarchie aufgestellt, sondern die alte aus dem Gleichgewicht gebracht und unterlaufen werden, indem man zeigt, dass es nicht um Dominanz geht, sondern um eine zweiseitige Beziehung zwischen Begriffen« Andrea Nye (1988, S. 187).

Will man Bedeutung strukturell bestimmen, entsteht natürlich ein gewisser Handlungsbedarf, wenn sich die Tiefenstruktur als unvollständig erweist. Es wird also »eine Reihe von Ableitungen erzeugt, die der Tiefenstruktur formal äquivalent sind« (Bandler a. Grinder 1975b, S. 155). Allerdings gibt es keine formal äquivalente Oberflächenstruktur, aus der sich diese formal äquivalente Tiefenstruktur »außerhalb« erzeugen ließe: Die einzig offene Möglichkeit ist zu raten (Bandler a. Grinder 1975b, S. 155). Dies erhellt die Gleichung zwischen »Interpretation« und »Raten«[9], die sie gezogen haben (s. o.):

raten, mutmaßen; sich eine Meinung (von etwas) bilden oder schätzen, ohne zu wissen; aufs Geratewohl urteilen. (Wenigstens Sherlock Holmes hätte zwischen jedem der folgenden Begriffe unterschieden: »Raten«, »Interpretation«, »Deduktion« und »Ziehen einer Schlussfolgerung auf empirischer Basis«.)

Wie kann die Beziehung zwischen diesem »Innerhalb« und »Außerhalb« anders als willkürlich, unbestimmbar, unentscheidbar und somit als *nicht festgelegt* betrachtet werden, nachdem einmal entdeckt worden ist, dass in der Tiefenstruktur Teile fehlen?

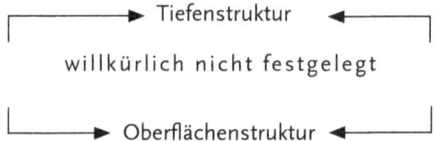

---

9   Jastrow stellt das so dar: »Ein Teil der Kunst, die Freud aufs Schild gehoben hat, besteht darin, die Traumarbeit zu entwirren, den Prozess aus dem Produkt zu erraten, der primitiven Vaterschaft und Abstammung der Traumbeziehung nachzuspüren« (1948, S. 47).

Textfokussiertes Lesen[10]

Diese auf den eigentlichen Text fokussierte Herangehensweise an die Texte von Bandler und Grinder soll ein Vorhaben beschreiben, das die »rigorose Analyse der ... Wertehierarchien verlangt und das dann diejenigen ›Konzepte‹ herausarbeitet, die die von diesen Werten vorgegebene Logik nicht umsetzen« (Bass 1988, S. 75). Gleichzeitig folgt sie einem textfokussierten Imperativ, »nichts ungeprüft zu glauben und die Aufmerksamkeit immer auf den Wortlaut des Textes zu richten« (Norris 1989, S. 165). Die resultierende Aushöhlung der Konzepte der Tiefen- und Oberflächenstruktur führt schnell dazu, dass die Unterscheidung zwischen »interpretieren« und »raten« verschwimmt. Man kann sich nie sicher sein, dass eine bestimmte Interpretation (bzw. das jeweils Geratene) endgültig ist; hinter ihr könnte ja noch ein weiteres Geheimnis verborgen sein. Der Drang, dahinter und darunter zu schauen, zu verstehen und erklären, die versteckte, geheime Bedeutung zu finden, führt deshalb zu endloser Wiederholung, weil wir niemals sicher sein können, ob es nicht notwendig und möglich wäre, nochmals eine Schicht tiefer zu graben (zu raten).

Diese Sichtweise des Strukturalismus bringt als ein Ergebnis mit sich, dass die Sicherheit, die in der Beziehung zwischen Tiefen- und Oberflächenstruktur eingebaut ist, gleichzeitig Unsicherheit mit einschließt, weil sich herausstellen könnte, dass die Tiefenstruktur, als vollständige Repräsentation der Bedeutung der Oberflächenstruktur, nicht vollständig genug ist.

Um es noch einmal, der strukturalistischen Logik folgend, zu wiederholen: Der Gegenstand der Analyse ist (a) die Tiefenstruktur, (b) die Oberflächenstruktur und (c) die Beziehung zwischen ihnen. In der Oberflächenstruktur fehlen Teile; diese fehlenden Teile müssen sich in der Tiefenstruktur finden, die die vollständige Repräsentation der Oberflächenstruktur ist. Jetzt stellt sich aber heraus, dass in der Tiefenstruktur Teile fehlen können! Das macht sie zu einer Art Ober-

---

10 »Textfokussiertes Lesen« läuft üblicherweise unter dem Begriff »Dekonstruktion«, den der französische Philosoph Jacques Derrida geprägt hat. Da der Begriff »Dekonstruktion« allerdings zuviel Missbrauch erfahren hat, trägt er mehr zur Verwirrung bei, als dass er nützt. Durch den Gebrauch des Begriffes »Konstruktivismus« im therapeutischen Diskurs wird der Gebrauch dieses Begriffes in diesem Kontext noch verwirrender. »Dekonstruktion« und »Konstruktivismus« sind Begriffe aus zwei unterschiedlichen Diskursen und ihr gemeinsamer Gebrauch kann die Dinge nur durcheinander bringen – wie ich das aus meinem eigenen, früheren Gebrauch gelernt habe (de Shazer 1988, 1991).

flächenstruktur, denn die fehlenden Teile müssen sich in etwas finden, das der Tiefenstruktur formal äquivalent ist.

Wir können, wo immer wir auch suchen, keinerlei Sicherheit erlangen, dass wir die fehlenden Teile finden können. Im Zentrum der Struktur befindet sich ein Loch: Sie ist offen, nicht geschlossen. Somit haben wir, gleich einem Echo von Derrida auf Freud (s. o.), die Identität von Unsicherheit/Sicherheit, Raten/Interpretieren, Zufall/Nicht-Zufall innerhalb der Struktur des strukturalistischen Unternehmens selbst.

Die strukturelle Hierarchie ist verloren gegangen. Dadurch, dass eine Bezeichnung bzw. Oberflächenstruktur nur noch zu einer anderen Bezeichnung führt, verflacht sie einfach, auch wenn sie vorher vielleicht noch einmal um den heißen Brei herum und durch eine Tiefenstruktur bzw. ein Bezeichnetes muss, das eigentlich nur eine weitere Bezeichnung ist.

Dies signalisiert einen grundlegenden Mangel im Kern der Sprache, einen Mangel, der das Fehlen eines festgelegten Verankerungspunktes markiert, das Fehlen eines festen Bedeutungskerns eines jeden Begriffes – ihr notwendigerweise offenes und mehrdeutiges Potential. Das Dahingleiten der Bezeichnung über das Bezeichnete wird nur in spezifischen Kontexten für Momente aufgehalten ... alle Begriffe können nur in Relation zur Sprache als Ganzes verstanden werden (Grosz 1990, S. 96).

Auf dieses Loch auf dem Grunde des Strukturalismus hat 1953 der französische Psychoanalytiker Jacques Lacan (1981) hingewiesen, auch wenn er wahrscheinlich nicht der Erste war.

Aus ziemlich gutem Grunde wird Zauberern beigebracht, ihre Tricks nicht zu erklären, denn wenn sie das täten, wäre der Zauber verschwunden. Der strukturalistische Zauber bzw. die Zauberstruktur von Bandler und Grinder funktioniert eigentlich zu gut; die Struktur verschwindet und alles, was wir übrig behalten, sind Freuds Zauberworte.

Kapitel 3

Lacans [W]Hole[11]

> »Es ist diese implizite Zirkularität und Autonomie der Sprache, die Lacan eine Art Fehler im System postulieren lässt, einen fundamentalen Mangel, ein Loch, in das sich, wie man sagen könnte, Bedeutung ergießt.«
> Anthony Wilden (1981, S. 217)

> »Welche Konsequenzen ergeben sich aus der Tatsache ..., dass ein Mögliches – dass eine mögliche Gefahr – immer möglich ist, gewissermaßen eine notwendige Möglichkeit ist? Und, ist einmal eine solche notwendige Möglichkeit des Misslingens zugegeben, ob diese noch ein Zufall [ist]?«
> Jacques Derrida (1982, S. 324)

Ein Loch im Boden zu finden, ist, gelinde gesagt, beunruhigend für das gesamte strukturalistische Unternehmen, da dieses ein logisch geschlossenes System erfordert. Strukturalisten müssen notwendigerweise jede Unterstellung zurückweisen, sie könnten teilweise, aber nicht ganz recht haben. Denn wenn sie teilweise falsch lägen, würde ihre eigene Logik diktieren, dass sie völlig unrecht hätten, dass sie das Wesen der Sprache nicht wirklich gefunden hätten. Aber wo kommt diese Bedeutung her, die sich, wie Wilden sagt, in das Loch im Strukturalismus ergießt; ein Loch, das Derrida eher als notwendige Möglichkeit betrachtet denn als Zufall? Wenn nun Bedeutung einmal in dieses Loch geschüttet wird, wo fließt sie hin? Einerseits würde es das strukturalistische Unternehmen retten, wenn die Bedeutung sich in diesem Loch sammeln könnte, das damit im Endeffekt selbst zu einer Art Boden würde. Falls sich aber die in das Loch geschüttete Bedeutung verflüchtigt oder verschwindet, stellt sich heraus, dass das Ganze ein Fass ohne Boden ist.

Da Lacan sehr bemüht ist, dieses Loch zu stopfen, schreibe ich den Namen für das, was Derrida als ein »essentielles« Loch betrachtet, wie folgt: »Lacans [W]Hole«. Dies ist ein Versuch, graphisch deutlich zu machen, dass das Loch in vielerlei Hinsicht gleichzeitig ein fundamentaler *Mangel* auf dem Grunde des Strukturalismus ist und

---

11 Anm. d. Übers.: Englisches Wortspiel aus: »Whole« – ganz, das Ganze; und: »Hole« – Loch.

doch auch die *ganze* Geschichte der Bedeutung. Nebenbei spielt der Gebrauch von [W]Hole darauf an, dass die beiden, in mancher Beziehung gegensätzlichen, Worte (»hole« und »whole«) im Englischen gleich ausgesprochen werden.

Wie kann nun Bedeutung festgelegt werden, wenn wegen Lacans [W]Hole die Tiefenstruktur, bzw. das Bezeichnete, niemals ausreicht, die Bedeutung der Bezeichnung bzw. der Oberflächenstruktur zu garantieren? Wie können wir vorgehen, um »die Lücken zu füllen«, die Freud sah? Und wie können wir jemals darauf vertrauen, die Bedeutung von etwas zu kennen, wenn Bedeutung sowohl *willkürlich* als auch *nicht festgelegt* und *unbeständig* ist? »Aber dieses Verfahren der freien Assoziation usw. ist merkwürdig, denn Freud zeigt nirgends, wie wir wissen, wann wir aufhören müssen – wo die richtige Lösung liegt« (Wittgenstein 1972, S. 42). Ist wiederholtes Raten oder endlose Interpretation die einzige, uns zur Verfügung stehende Möglichkeit?

Das Wort ist Mord an der Sache[12]

Die Bedeutung eines Wortes, eines jeden beliebigen Wortes, hängt von der Sprache ab. Jedes einzelne Wort unterscheidet sich von jedem anderen Wort, jedes Konzept ist von jedem anderen abgehoben. Ein Wort hängt immer von anderen Wörtern ab.

Darüber machte sich Merlau-Ponty (1951) Gedanken: »Wenn Sprache schließlich etwas bedeutet oder aussagt, dann nicht deshalb, weil jedes Zeichen eine dazugehörige Bedeutung mit sich trägt, sondern weil sie alle auf eine Bedeutung anspielen, die für immer im Ungewissen bleibt, wenn man sie eines nach dem anderen betrachtet« (zitiert nach Wilden 1981, S. 217). Worauf er hinweist, ist Lacans [W]Hole.

Wenn man versucht, ein Zeichen (Bezeichnung + Bezeichnetes) zu definieren, muss man nur *eines* definieren, z. B. definiert das Bezeichnete die Bezeichnung, definiert die Tiefenstruktur die Oberflächenstruktur. Allerdings hat sich die Tiefenstruktur bzw. das Bezeichnete als mangelhaft und ungenügend herausgestellt. Sie ist selbst nicht in der Lage, ihrer Aufgabe gerecht zu werden.

Die Bezeichnung kann sich nicht darauf verlassen, dass das Bezeichnete ihr Bedeutung verleiht, und die Bezeichnung funktioniert nicht als Repräsentant des Bezeichneten, und nach Jacques-Alain MILLER (1991) kann man:

---
12 »Le mot est le meurtre de la chose« nach Jacques Lacan (Miller 1991, S. 30).

»... nie nur eine einzelne Bezeichnung definieren. Man definiert immer zwei. Die Mindestzahl des Zeichens ist also eins, die Mindestzahl der Bezeichnung aber ist zwei. In diesem Sinne lässt sich der Unterschied zwischen Zeichen und Bezeichnung verstehen. Von einem Zeichen wird angenommen, dass es seine Bedeutung aus dem bezieht, worauf es referiert. Von einer Bezeichnung wird angenommen, dass sie ihre Bedeutung aus einer anderen Bezeichnung bezieht. Man braucht also zwei, ... die Mindestzahl an Bezeichnungen ... was sich als solches bei Lacan wiederfindet, genauso einfach« (S. 31).

Wenn ein Wort seine Bedeutung von einem anderen Wort bezieht, bezieht dieses zweite Wort seine Bedeutung sowohl von dem ersten als auch von einem dritten Wort usw. Dies führt zu einem endlosen Band bzw. einer Kette von Bezeichnungen. Wie können wir wissen, ob wir weit genug (oder zu weit) an dieser Kette entlanggegangen sind? Wo hört sie auf? Wie Elizabeth Grosz (1990) schreibt, wird nach Lacans Ansicht »dieses ›unbestimmte Dahingleiten von Bedeutung‹, das Bedeutung konstituiert, allerdings in den Operationen des Symptoms, des Traums und der Manifestationen des Unbewussten angehalten« (S. 95 f.).

Für Lacan »muss es im Spiel der Symbolik, weitgehend unbewusst in den Metaphern und Metonymien, die die Kette der Bezeichnungen bilden, eine Leitbezeichnung geben, eine Bezeichnung, die die Repräsentation bzw. die Präsenz selbst symbolisiert und dem Subjekt [dem Patienten in der Analyse] erlaubt, seinen Platz zu finden. So wird der Phallus, die Leitbezeichnung, zum Symbol des Verlangens« (Nye 1988, S. 139). Und so verhindert in Lacans Augen das Verlangen, das [W]Hole auf dem Grund der Sprache zu füllen, dass dieses [W]Hole zu einem Fass ohne Boden wird. »Für Lacan kann ein Ersetzen des Phallus ... nicht in Frage kommen ..., denn ohne diese Symbolisierungen gäbe es keine Sprache und damit überhaupt kein menschliches Leben« (Nye 1988, S. 140). In Henry Sullivans (1991) Worten heißt das, dass »keine Betrachtung menschlicher Sprache oder menschlichen Geistes Sinn machen kann, ohne auf Lacans Theorien des Verlangens zurückzugreifen, als ein Zeichen des Mangels, aus dem Repräsentation und Bedeutung erschaffen werden« (S. 37).

Lacan möchte dieses [W]Hole mit einer »universellen bzw. transzendentalen Bezeichnung« stopfen, dem »Phallussymbol«. Für Lacan hat

»das Phallussymbol kein Bezeichnetes, so dass diese Bezeichnung allein das Lernen von Unterschiedlichkeit symbolisiert, als ein Effekt, der eine Stofflichkeit in der Sprache postuliert, die das Wort *qua* Bedeutung von dem Wort als dem Sinn seiner Bedeutung (en) unterscheidet. Das heißt, Bedeutungen weisen immer auf andere Bedeutungen, auf fehlende Teile hin« (Ragland-Sullivan 1991a, S. 55).

Allerdings hat nach Derrida (1978) die strukturelle Auffassung der Sprache

»keinerlei Bedeutung mehr ... weil die Natur des Feldes – nämlich Sprache, und zwar eine begrenzte Sprache – Totalität ausschließt. Dieses Feld ist dann ein Feld des *Spiels*, das heißt, ein Feld von unbegrenzten Substitutionen, nur weil ... in ihm etwas fehlt: ein Zentrum, das das Spiel der Substitutionen festhält und erdet« (S. 289).

Aus strukturalistischer Perspektive sind Derridas Ideen bestenfalls nicht hinnehmbar, schlimmstenfalls ausgesprochener Unsinn.

Grosz (1990) meint, dass »drei Schlüsselbereiche in Lacans Werk – die ineinandergreifenden Domänen von Subjektivität, Sexualität und Sprache – weite Interessengebiete beschreiben, die er mit vielen französischen Feministinnen teilt. [Lacans Arbeiten haben] dazu beigetragen, die feministische Theorie von den Beschränkungen eines weitgehend metaphysischen und implizit maskulinen Konzepts der Subjektivität – dem Humanismus – zu befreien. Damit eröffnete er die Möglichkeit, Subjektivität mit anderen Begriffen zu verstehen als den vom patriarchalischen, gesunden Menschenverstand diktierten« (S. 148 f.).

Dennoch bleibt es merkwürdig, dass die französischen und auch einige andere Feministinnen Lacans Gedanken attraktiv finden, zumal für

»... Lacan Bedeutung und die symbolische Ordnung als Ganzes in Relation zu einer primären, transzendentalen Bezeichnung fixiert sind, die Lacan den *Phallus* nennt, die Bezeichnung des sexuellen Unterschiedes, die die patriarchalische Struktur der symbolischen Ordnung garantiert. Der Phallus symbolisiert Macht und Kontrolle in der symbolischen Ordnung durch die Kontrolle der Bedürfnisbefriedigung, der in der psychoanalytischen Theorie primären Quelle von Macht« (Weedon 1987, S. 53).

Das Ergebnis scheint für Frauen weitgehend das bereits früher von Freud diagnostizierte zu sein, sie bleiben im Nachteil. Im Grunde scheint es, dass »Lacans Lesart von Freud die unterlegene Situation der Frau nur noch sicherer festgeschrieben hat« (Nye 1988, S. 140).

Das heißt, Lacan betrachtet Lacans [W]Hole lediglich als Loch, als Fehler in der Struktur. Das [W]Hole, vom Phallus gestopft, wird häufig mehr wie ein Zufall als wie eine notwendige Bedingung für die Entwicklung von Bedeutung und Verstehen behandelt. Die Vorbedingung für so etwas wie »Phallus« oder »Verlangen« wie für alle anderen Worte und Konzepte ist aber Sprache. »Wenn einmal das einfache Prinzip Anwesenheit/Abwesenheit der phallischen Logik verlassen wird, kann das Feminine als eigenständiger Wert erscheinen, der, wie IRIGARAY[13] argumentiert, den Weg für einen wirklichen und nicht nur scheinbaren Geschlechtsunterschied öffnet, der den Wert beider Geschlechter anerkennt« (Nye 1988, S. 151). Wie Derrida (1982) es formuliert:

»Ist diese allgemeine Möglichkeit notgedrungen diejenige eines Misslingens oder einer Falle, in welche die Sprache *fallen* oder sich wie in einem Abgrund verlieren kann, der außerhalb ihrer selbst oder vor ihr liegt? ... *umgibt* [sie] die Sprache wie eine Art *Graben*, ein äußerer Ort des Verderbens, ... den er [der Sprechakt] vermeiden könnte ...? Oder ist diese Gefahr im Gegenteil seine innere und positive Möglichkeitsbedingung? Dieses Äußere sein Inneres? Die Kraft und das Gesetz seines Auftretens selbst?« (S. 325 f.)

Lacans [W]Hole hat uns schließlich dazu geführt, die Idee des Primats des Bezeichneten – der Bedeutung über das Wort – zurückzuweisen. Das sollte uns aber nicht zu dem Versuch verleiten, unser Sicherheitsbedürfnis dadurch zu befriedigen, dass wir der Bezeichnung das Primat einräumen – Wort über Bedeutung. So einfach ist es nicht. Allerdings meint Derrida, »dass Lacan genau das verbrochen haben könnte. Die Bezeichnungen sind bei Lacan die Symbole, die das Subjekt durch die Bedürfnisstruktur mit dem Unbewussten in Beziehung setzen« (Spivak 1976, S. LXIV). Für Derrida »sind Bezeichnung und Bezeichnetes austauschbar. Das Eine ist die Differenz des Anderen. Die Idee des Zeichens selbst ist nichts weiter als ein lesbares, aber unkenntliches, unvermeidliches Werkzeug« (S. LXV). Das heißt, dass

---
13 Irigaray 1985.

Missverständnisse kein Zufall zwischen den Benutzern einer Sprache sind. Vielmehr sind es erst Missverständnisse, die es ermöglichen, dass Bedeutung zustande kommt, dass etwas einen, wenn auch noch so flüchtigen Sinn bekommt.

Die Komponenten, die die semantische Grundlage einer jeden Sprache bilden, scheinen gegensätzlich zu sein[14]: männlich/weiblich, lebendig/unlebendig, Tier/Mensch, innerhalb/außerhalb. Daher auch Phallus/Nicht-Phallus und Verlangen/Nicht-Verlangen. »Wahrheit/Falschheit, verschleiert/unverschleiert, verborgen/enthüllt – alle werden Teil des Spiels der Bedeutung, in dem der Vorrang eines jeden Begriffes zurückgedrängt werden kann, um die Herrschaft des Gegenteils zu enthüllen« (Nye 1988, S. 189). Noch einmal: »Eine Opposition von ... Konzepten ... ist niemals eine einfache Gegenüberstellung zweier Termini, sondern eine Hierarchie und die Ordnung einer Subordination« (Derrida 1982, S. 329). Die Grenzen dieser hierarchischen Opposition haben wir gesehen. Das »innerhalb« der Tiefenstruktur schließt notwendigerweise das »außerhalb«, das ausgeschlossen werden muss, mit ein. Und damit verfällt die konzeptuelle Ordnung, der Strukturalismus, in nicht nachvollziehbarer Weise zu Unsinn: Lacans [W]Hole ist kein vermeidbarer Fehler, sondern vielmehr »die Kraft und das Gesetz seines Auftretens selbst« (Derrida 1982, S. 325).

---

14 Siehe z. B. Ferguson a. Moravisk 1978.

Kapitel 4
An die Oberfläche des Problems gelangen

> »Nach chinesischer Ansicht ist es besser, zu wenig zu haben als zu viel, und besser, etwas ungetan zu lassen, als es zu übertreiben, denn wenn man auch auf diese Weise nicht sehr weit kommt, so geht man doch bestimmt in der richtigen Richtung.«
> Fritjof Capra (1977, S. 95)

Als ich damit begann, mir anzusehen, wie Therapie gemacht wird, suchte ich nach deren Wesen, nach etwas, das ein festes und stabiles Zentrum oder eine Grundlage darstellte (die vielleicht von vornherein und für alle Zeit festgelegt war). Ich suchte nach einer Reihe »wissenschaftlicher« und »strukturalistischer« Grundannahmen[15]. Ich begann meine Suche damit, wieder und wieder die Arbeiten Milton H. Ericksons zu lesen (Haley 1967). Aus meiner strukturalistischen Perspektive jener Zeit (späte 1960er, frühe 1970er Jahre) musste das »Wesen«, das von Erickson persönlich in schriftliche Beschreibungen gefasst wurde, in der klinischen Arbeit selbst liegen. Das »Wesen« zu entdecken und herauszuarbeiten, um es korrekt interpretieren zu können, war hier Aufgabe des Lesers. Aus meiner Sicht drehte sich die Suche darum, die grundlegende, fundamentale Theorie zu finden, auf die Erickson seinen Ansatz aufbaute. Wenn man allerdings einmal anfängt, Ericksons zahlreiche Arbeiten zu lesen, wird einem schnell klar, dass das keine einfache Aufgabe ist.

Bei einem derartigen Unterfangen werden die zur Debatte stehenden Bedeutungen umso verwirrender, je komplexer der betrachtete Gegenstand wird.

Einfache Strukturen verknüpfen sich zu hochelaborierten, die ihrerseits wiederum die Tiefe der Interpretation vergrößern und so den »fundamentalen« Charakter der Theorie bestätigen. Ein solches Vorgehen bringt natürlich eher Komplexität als Einfachheit hervor, obwohl es oft gleichzeitig von einem Drang zur Reduktion dieser Komplexität auf einfache Grundsätze gekennzeichnet wird. Ericksons Arbeiten wa-

---
15 Eine frühere Version eines Teils des in diesem Kapitel Dargestellten ist in einem Beitrag für den Fifth International Congress on Ericksonian Approaches to Hypnosis and Psychotherapy 1992 erschienen (de Shazer 1992).

ren ein klares und klassisches Beispiel, eine wahre Goldmine für einen solchen Ansatz (vgl. in dieser Hinsicht die Arbeiten von Bandler und Grinder sowie die von Haley). Obwohl ich wusste, dass diese Annahmen nicht unbedingt als Literatur durchgingen, glaubte ich dennoch, sie hätten Bestand in der »wissenschaftlichen, objektiven« Welt. Aus dieser Sicht und in der üblichen »wissenschaftlichen« Weise gelesen, wurden Ericksons Arbeiten, um einen Begriff aus der Literaturkritik zu entlehnen, zu »verbalen Ikonen«, zu Trägern der Wahrheit und somit zu einer grundlegenden Theorie.

Als ich (in den späten 1960er und frühen 1970er Jahren) anfing, mit – oder besser von – meinen Klienten zu lernen, wie man Kurztherapie macht, war ich fasziniert von der Arbeit Milton Ericksons und insbesondere von der Art, wie Erickson und Jay Haley über diesen einmaligen Zugang zur klinischen Praxis schrieben. Es handelte sich dabei mit Sicherheit nicht um Standardpsychotherapie, so viel war mir klar. Jeder Fall war einzigartig und es schien keine verbindenden Themen oder Theorien zu geben. Das »Wesen« lag also im Verborgenen. Diese Arbeiten erschienen mir als Berichte über die Werke eines Schamanen oder Zauberers. Wie Haley es ausgedrückt hat, besteht ein »Teil des Problems bei der Untersuchung von Ericksons therapeutischer Technik darin, dass kein angemessener theoretischer Rahmen zu deren Beschreibung verfügbar ist ... Wenn man untersucht, was er eigentlich mit einem Klienten tut ... erscheinen die herkömmlichen Sichtweisen als nicht passend« (Haley 1967, S. 532, Hervorhebung hinzugefügt). Vielleicht lag ich falsch, aber ich las Haley so, dass er zumindest implizierte, dass keinerlei Theorie auch nur im Bereich des Möglichen lag.

Obwohl ich damals mit Haley darin übereinstimmte, dass keine adäquate Theorie vorlag, überzeugte mich das doch nicht davon, dass Erickson keine Theorie hatte. Zumal er selbst sagte: »Ich weiß, was ich tue, aber zu erklären, wie ich das mache, ist viel zu schwierig für mich« (Erickson 1975, S. VIII). Es ist völlig verständlich, dass Erickson es für zu schwierig hielt zu erklären, was er tat. Das scheint in der Natur derartigen Könnens zu liegen. Aber wenn Erickson wusste, was er zu tun hatte, wusste er auch, was er *nicht* tun durfte. Daher hätte es einem Beobachter möglich sein müssen, ein Regelwerk zu beschreiben, auch wenn Erickson selbst das nicht konnte.

Sowohl durch meine Neigungen als auch durch meine Ausbildung tendierte ich zu der Annahme, dass das Wesen aus Ericksons

Fallgeschichten abstrahiert und dann eine Theorie konstruiert werden könnte, die Regeln einschlösse. Diese Regeln wären so eindeutig, dass eine Therapeutin[16] in der Arbeit mit einem Klienten an einem bestimmten Punkt sagen könnte: »Jetzt kann ich fortfahren«, und sich dabei einigermaßen sicher sein könnte, Ericksons Regeln zu folgen. Sie würde also »wissen«, was zu tun wäre, und sie wäre in der Lage, das zu tun.

Sowohl in meiner Praxis als auch in Ericksons Berichten gab es immer wieder diese krummen, vermischten Fälle, die nirgends hineinpassten. Welchen Ansatz der Theoriebildung ich auch immer ausprobierte, ich fand mich ständig in der Gefahr wieder, gegen den Ratschlag von Sherlock Holmes zu verstoßen und die Daten (bzw. die berichteten Tatsachen) zu verdrehen, um sie der Theorie anzupassen, anstatt die Theorie den Daten anzupassen. (Natürlich ist das, was eine »Tatsache« oder ein »Datum« oder einen »Zufallstreffer« ausmacht, ein Produkt der Theorie. Wenn die Theorie sich verändert, kann das, was als »Zufallstreffer« galt, als »Datum« betrachtet werden.) Ich war mir sicher, dass eines Tages eine Theorie erdacht werden könnte, die diese eigenartigen Fälle mit umfasste, und ich beschloss, sie vorerst als Abweichungen oder Zufallstreffer beiseitezulassen. Ich war mir sicher, dass ein auf Regeln basierender Ansatz eines Tages funktionieren würde. Und mit Sicherheit hat sich dieser Ansatz als fruchtbar erwiesen. Meine Kolleginnen und ich konnten seitdem ein ziemlich elegantes und überzeugend einfaches[17] Modell konstruieren, indem wir diesen Ansatz zur Theoriekonstruktion und Modellbildung benutzten (de Shazer 1982, 1985, 1988).

Vor etwa 10 Jahren erkannten wir im Verlaufe unseres Projekts, dass *Ausnahmen* mindestens genauso wichtig, wenn nicht noch wichtiger als Regeln sind (de Shazer 1985). Auch wenn diese Ausnahmen Zufälle sind (und natürlich sind Zufälle immer möglich), *müssen* sie in der Theorie berücksichtigt werden. Es war nicht mehr länger möglich, die Fälle in diesem verdammten Haufen »Vermischtes« als Zufallstreffer zu betrachten: Diese Fälle mit ihrem scheinbar willkürlichen Therapeutenverhalten (Verhaltensweisen außerhalb der Regeln) *müssen* von der Theorie und in den Regeln berücksichtigt werden und

---

16 Die männliche und weibliche Form werden in zufälliger Reihenfolge benutzt, sofern nicht auf eine bestimmte Person Bezug genommen wird.
17 Anm. d. Hrsg.: »einfach« ist nicht zu verwechseln oder gleichzusetzen mit »leicht«, worauf de Shazer des Öfteren aufmerksam macht.

dürfen nicht als Beispiele für Ericksons eigenwillige Genialität außen vor gelassen werden. Mit anderen Worten, diese scheinbare Willkürlichkeit muss notwendigerweise von den Regeln einer Therapietheorie mit abgedeckt werden, die Ericksons Ansatz einschließt und zum Teil auf diesem basiert. Dieses ganze verfluchte Projekt erschien mir nunmehr hoffnungslos.

Ich begann mich zu fragen, ob ich nicht schon von Anfang an daneben lag. Vielleicht bestand das Geheimnis oder Rätsel darin, dass es nichts Verborgenes gab und dass das »Wesen« von Ericksons Ansatz in seiner Vielfalt und Verschiedenheit lag. Wenn dem so wäre, bliebe mir nichts anderes übrig, als die Dinge so hinzunehmen, wie sie waren. Das hätte bedeutet, dass meine Theorie von Ericksons Ansatz zwar viele Verästelungen, aber kein wie auch immer geartetes Zentrum hätte. Weiterhin hätte das bedeutet, dass keine Theorie, kein großer Entwurf existierte, sondern nur lokale, ziemlich eigenständige Aktivitäten, die vorwiegend situationsabhängig waren.

In dieser Situation entschied ich, dass mein einziger Ausweg darin lag, Wittgensteins (1958) Ratschlag zu folgen und auf alle Theorie zu verzichten: »All diese Unbestimmtheit, korrekt und unverfälscht, in Worte zu fassen« (S. 227). Und das ist, wozu ich mich entschied. Das führte mich dazu, den Strukturalismus als Ansatz zur Betrachtung der therapeutischen Tätigkeit zu verlassen. Allerdings ist »Die Schwierigkeit des Verzichtens auf jede Theorie: Man muss das und das, was so offenbar unvollständig erscheint, als etwas Vollständiges auffassen!« (Wittgenstein 1980, S. 723)

> »Wenn man das Unmögliche ausgeschlossen hat,
> muss das, was übrig bleibt, wie unwahrscheinlich
> es auch immer sein mag, die Wahrheit sein.«
> Sherlock Holmes (Arthur Conan Doyle, *Das Zeichen der Vier*)

Um Ericksons Fallbeispiele noch einmal so wie beim ersten Mal lesen zu können, musste ich mich einer Lesestrategie bedienen, die es mir ermöglichte, mich von meiner früheren, theoriegeleiteten (strukturalistischen) Lesart zu lösen. Ich musste irgendwie dem Wortlaut folgen, um mein Lesen an der Oberfläche zu halten, um jegliches Lesen zwischen den Zeilen zu vermeiden und um irgendwie den Drang zu überwinden, dahinter und darunter zu schauen. Das ist keine leichte Aufgabe. Der strukturalistische Drang kann überwältigend sein.

4. An die Oberfläche des Problems gelangen

Um mir bei diesem Wieder-Lesen selbst zu helfen, entschied ich mich, diese Fallbeispiele als Geschichten zu interpretieren – nicht als beispielhafte Lektionen, sondern einfach als Geschichten. Ich las sie also wie Prosa, was bedeutete, dass ich die Unterscheidung zwischen »Literatur« und »Wissenschaft« nicht mehr länger ernst nahm. Es war mir nicht mehr länger möglich, nach der Absicht des Autors zu suchen oder danach, was er wirklich meinen könnte, und dabei meine Rolle als Leser zu ignorieren. Das heißt, der Gegenstand der Untersuchung veränderte sich von (1) Erickson und seinen Arbeiten zu (2) Erickson, seinen Arbeiten und mir.

Ericksons Geschichten sind gute Geschichten mit Handlungen und Nebenhandlungen, Anfängen, Mittelstücken und Enden, mit starken Charakterisierungen und häufigen unerwarteten Drehungen und Wendungen. Erickson-der-Autor schreibt in einem sehr bestimmten Stil, und er beherrscht die Sprache. Er bietet alles, was der Leser verlangen kann. Als ich nun eine Geschichte nach der anderen las, begann ich, Erickson, den Therapeuten in diesen Geschichten, als eine von Erickson-dem-Autor entwickelte Figur zu sehen. Diese Figur nannte ich »Erickson-den-Schlauen«.

Als ich mit dieser Strategie weiterlas, begann ich, mich selbst und Haley und sogar Erickson-den-Autor in einer ähnlichen Beziehung zu diesen Geschichten zu sehen wie die »Sondereinheit Baker Street« zu den Abenteuern eines Sherlock Holmes[18]. Das heißt, ebenso wie die »Sondereinheit Baker Street« verleitet wurde zu glauben – oder wenigstens so zu tun, als ob sie glaubte –, dass Sherlock Holmes wirklich ein Mensch aus Fleisch und Blut war, der genauso existierte wie Sie und ich, wurden wir alle von Erickson-dem-Autor dazu verleitet, an die Realität von Erickson-dem-Schlauen zu glauben. Daraufhin begann ich, eine gewisse Ähnlichkeit zwischen Haleys Schreiben über Erickson-den-Schlauen und der Rolle des Doktor Watson in den Sherlock-Holmes-Geschichten zu sehen. Das heißt, ich fing an, Haley-den-Autor als Erfindung Ericksons-des-Autors zu sehen, die Erickson-der-Autor dazu benutzte, den schlauen Eindruck zu verstärken, den Erickson-der-Schlaue beim Leser hinterließ. Bemerkenswerterweise half Haleys

---

18 Ich habe mich oft gefragt, ob Erickson die Sherlock-Holmes-Geschichten, so wie ich, wieder und wieder verschlungen hat. Lange bevor ich Ericksons Herangehensweise an Probleme übertreffen wollte, wollte ich Sherlock Holmes' Ansatz übertreffen. Gibt es nun eine starke Ähnlichkeit zwischen dem Charakter Sherlock Holmes und der Figur »Erickson-dem-Schlauen« oder gibt es keine?

Sichtweise, genau wie die Watsons, den Leser in eine bestimmte Richtung zu führen, indem er offensichtlich die Dinge immer aus einer Richtung sah, die »falsch«[19] war, allerdings nicht so »falsch« wie die offizielle psychiatrische Sichtweise. Ein Teil dessen, was die Sherlock-Holmes-Geschichten zu etwas Besonderem macht, ist der Kontrast zwischen Doktor Watsons Perspektive auf Holmes und dessen Sicht der verschiedenen geschilderten Ereignisse, Holmes' eigener Perspektive und der offiziell polizeilichen. Aus diesem Blickwinkel betrachtet, wären die Geschichten ohne die Figur Erickson-der-Schlaue ziemlich langweilig. Alles daran trägt dazu bei, aus einer Geschichte eine gute Geschichte zu machen.

Dann dämmerte mir, dass in den Erickson-der-Schlaue-Geschichten ebenso wie in den Sherlock-Holmes-Geschichten alle anderen auftretenden Charaktere, insbesondere die Klientinnen, im Grunde unterentwickelt und allzu blass blieben. Diese anderen Charaktere wirken wie Inspektor Lestrade manchmal einfach holzschnitthaft, egal wie wichtig sie für die Geschichte selbst sind. Wir bekommen wenig oder gar keinen Eindruck von ihrem Beitrag zum therapeutischen Geschehen. Wie Sie und ich allerdings wissen, und wie Erickson und Haley wissen, benötigt man nicht nur eine Therapeutin, sondern auch einen Klienten für ein therapeutisches Unternehmen.

Als ich meine eigenen Fälle aus dieser Perspektive erneut las, fiel mir auf, was für intelligente Klientinnen ich hatte. Die meisten Ideen für »ungewöhnliche Interventionen« in dem Haufen »Vermischtes« kamen tatsächlich von den Klientinnen selbst! Glücklicher- und schlauerweise hörten wir gut zu, als sie uns erzählten, was zu tun sei. (Vergleiche Weaklands Hausaufgabe [Kapitel 7] mit Insoo Kim Bergs [Kapitel 12], bei der die Klientin Weaklands Aufgabe neu erfindet.)

Beim nochmaligen Lesen meiner eigenen Fallgeschichten mit den Figuren der Schlauen Klientinnen muss leider der Therapeutin-der-Geschichte unglaublich dumm erscheinen. Zweifellos können wir Therapeuten von de-Shazer-dem-Dummen[20] nicht so viel lernen wie von Erickson-dem-Schlauen. Vielleicht müssen wir uns alle die dialogische und konversationelle Natur der therapeutischen Aktivität vergegenwärtigen und all diese Geschichten noch einmal mit einem

---

19 Siehe Haley (1985) mit vielen, vielen Beispielen hierfür.
20 Ich hätte dies alles eigentlich schon viel früher bemerken müssen, zumal die zwei Haupteinflüsse auf meinen Gesprächsstil John Weaklands Figur »Weakland-der-Begriffsstutzige« und Insoo Kim Bergs Figur »Insoo-die-Ungläubige« waren.

interaktionalen Fokus lesen. Das würde uns auf die Idee bringen, dass kluge Therapie davon abhängt, Klienten und Therapeutinnen zu haben, die in kluger Weise klug zusammenarbeiten.

Lesen

> »Die heutige Literaturtheorie nimmt an, dass die Sinnhaftigkeit eines Textes weniger von Willen und Absichten eines schaffenden Autors abhängt als von den kreativen Fähigkeiten eines Lesers.«
> James Clifford (1988, S. 52)

Zumindest in mancher Hinsicht ähnelt die Situation, in der sich eine Person befindet, die einer anderen zuhört, der Situation, in der eine Person ein Buch liest. Gleichermaßen ähneln sich Schreiben und Sprechen, auch wenn wir dazu neigen, beim Sprechen weniger förmlich zu sein. Der augenfälligste Unterschied ist der, dass die Autorin nicht anwesend ist, wenn wir lesen, und dass der Leser nicht anwesend ist, wenn wir schreiben. Allerdings wird die Sache auch nicht einfach dadurch leichter, dass in einer Konversation die andere Person anwesend ist. Natürlich können Sie die andere Person fragen, was sie oder er mit dem Gesagten gemeint hat, aber das allein wird Ihre Frage vielleicht nicht beantworten. Die in den vorigen Kapiteln diskutierten Schwierigkeiten der Sprache bleiben bestehen.

Schreiben und Lesen sind miteinander verwoben. Es ist klar, dass jemand, während er etwas schreibt, gleichzeitig liest, was er geschrieben hat. Das hilft ihm, weiterzuschreiben oder damit aufzuhören. Das Schreiben/Lesen des Anfangs eines Fachbuches oder Artikels bestimmt nicht nur den Rahmen des Lesens/Schreibens der folgenden Abschnitte, sondern begrenzt und beschränkt auch beides. Das Schreiben/Lesen des Endes dient nicht nur dazu, die Stränge zusammenzuführen, sondern es begrenzt und beschränkt auch das Lesen und Schreiben dessen, was vorher kam.

Natürlich ist weder das »Schreiben« noch das »Lesen« ohne ganz eigene Rätsel, und natürlich hat beides ein eigenes, spezielles Forschungsgebiet. Es liegt jenseits der Möglichkeiten dieses Buches, sich ausgiebig mit dem »Schreiben« oder mit dem »Lesen« zu beschäftigen. Allerdings sind Lesen und Schreiben, so wie wir sie im Alltag verstehen, zu wichtig, um sie völlig zu ignorieren.

Ein Teil des Rätsels des Lesens/Schreibens macht aus, dass das, was der Autor sich denkt, keinerlei Priorität gegenüber der Bedeutung seiner Worte genießt. Im Gegenteil, der Schreibende entdeckt die Bedeutung seiner Worte erst im Akt des Schreibens. Es zeigt sich, dass Bedeutungen nicht zuverlässig gesendet werden können: Was empfangen wird, ist nicht notwendigerweise das, was gesendet wurde. Im familientherapeutischen Diskurs ist also, genauso wie in jedem anderen, diszipliniertes und klares Lesen ebenso wichtig wie klares und diszipliniertes Schreiben.

Textfokussiertes Lesen

Der hier benutzte Ansatz, Strukturalismus zu lesen (Kapitel 2 und 3) ähnelt einem Ansatz, der üblicherweise mit dem Begriff »Dekonstruktion« beschrieben wird. Der Gebrauch des Begriffes »Dekonstruktion« ist sehr problematisch und vielleicht sogar gefährlich, da er in der Philosophie, der (britischen und amerikanischen) Literaturkritik und selbst in der Familientherapie[21] sehr locker und sogar widersprüchlich gebraucht (bzw. missbraucht oder zumindest falsch gebraucht) worden ist. Ich habe den Begriff schon früher nur unter großem Zögern verwendet und mich daher jetzt entschieden, meinen eigenen Begriff »textfokussiertes Lesen«[22] zu benutzen, da dieser zu meinem eigenen Ansatz des Lesens und der Therapie passt.

Obwohl keine einheitliche Definition von »textfokussiertem Lesen« (bzw. von »Dekonstruktion«) existiert und eine solche auch weder möglich noch erstrebenswert wäre, gibt es doch eine gewisse Familienähnlichkeit der Ansätze des »textfokussierten Lesens« (Norris 1982, 1983). Elizabeth Grosz z. B. schreibt in ihrer feministischen Studie über Jacques Lacan, ihre Art zu lesen verlange »ein sehr vorsichtiges, geduldiges Lesen des Textes«, was häufig bedeute, den Text »in einer mit Anliegen und Logik des Textes sympathisierenden Sichtweise [zu betrachten] und ihn gleichzeitig unter dem Gesichtspunkt zu lesen, was ausgelassen und zurückgenommen wurde oder was unausgesprochen bleibt, obwohl es für das Funktionieren des Textes notwendig ist«. Also muss diese Methode, »einen Text sowohl von innerhalb als auch von außerhalb seiner Begriffe, von seinen Rändern her, zu lesen, ein ambivalenter Akt von Liebe und Respekt, aber auch

---

21 Siehe z. B. die diversen Verwendungen des Begriffes »Dekonstruktion« in »Therapeutic Conversations« (Gilligan a. Price 1993).
22 »Textfokussiertes Lesen« lässt sich als Oberbezeichnung für eine Klasse von Aktivitäten denken, von denen »Dekonstruktion« eine ist.

von Selbstbewusstsein und kritischer Distanzierung bleiben« (Grosz 1990, S. 190). Die zu analysierende Einheit besteht hier aus Autor und Leserin, die sich gemeinsam mit dem Text selbst als einem Text beschäftigen. Wenn wir den Rahmen dieser Aktivität auf die Welt der Therapie übertragen, besteht die zu analysierende Einheit aus Klient(en), Therapeutin und deren gemeinsamer Konversation über das Anliegen des Klienten. Diese Ansätze benutzen die innere Logik, das Anliegen und die Struktur einer Konstruktion (einschließlich dessen, was ausgelassen, zurückgenommen usw. wurde), um diese Konstruktion selbst zu öffnen und den Raum zu schaffen, in dem sich neue Bedeutungen entwickeln können[23]. Eine Sammlung traditioneller, chinesischer Rezepte könnte so z. B. aus der Sicht eines chinesischen Kochs textfokussiert gelesen werden.

»Textfokussiertes Lesen« wird durch »leserfokussiertes Lesen« kontrastiert, was eine Art des Lesens meint, die an einen Text *von außerhalb* seines Anliegens herangeht, und dies oft mit einer Logik, die nicht Bestandteil des betrachteten Textes ist[24]. »Leserfokussiertes Lesen« ist eine vollkommen nützliche, seit langem akzeptierte und hochgeachtete Aktivität. Dieselbe Sammlung traditioneller chinesischer Rezepte könnte leserfokussiert aus der Sicht einer Ernährungswissenschaftlerin gelesen werden. Dies würde ein völlig anderes Lesen bewirken und eine von der ersten, textfokussierten, sehr verschiedene Textkritik.

Textfokussiertes Lesen (und Dekonstruktion) ist nicht, wie seine Gegner und auch einige seiner Befürworterinnen (z. B. diverse britische und amerikanische Literaturkritiker) behaupten, »ein Diskurs ohne weiteren Nutzen für Kriterien der Referenz, der Validität und der Wahrheit«, im Gegenteil, seine Hauptvertreter »weisen mit Bestimmtheit die hermeneutische Schule des ›Anything Goes‹ zurück« (Norris 1992, S. 17). Tatsächlich ist das textfokussierte Lesen nach Jacques Derrida »nicht eine diskursive oder theoretische Angelegenheit, sondern eine praktisch-politische, und es wird immer *innerhalb* der Strukturen (etwas vorschnell und verkürzt) hervorgebracht, die als institutionell gelten« (Derrida 1987, S. 508, Hervorhebung hinzugefügt).

---

23 Meiner Ansicht nach spiegelt sich das darin wider, dass wir Worte und Logik der Klientinnen (anstatt unsere eigenen) gebrauchen und dabei jeden bemerkten Unterschied in einer Weise arbeiten lassen, in der dieser Unterschied die Möglichkeit der Entwicklung neuer Bedeutungen, Verhaltensweisen, Gefühle usw. eröffnet.
24 Entsprechend einer Heidegger'schen »Destruktion« (Gasché 1986, S. 111).

Ebenso ist es vom ethischen Standpunkt aus betrachtet ein grobes Missverständnis zu behaupten, textfokussiertes Lesen ignoriere oder suspendiere die Frage nach der interpretativen Verantwortlichkeit, nach der Notwendigkeit, Texte mit gebührendem Respekt für jene den anderen berücksichtigenden Maximen (des Wohlwollens, der Genauigkeit, der Aufmerksamkeit für das Detail usw.) zu lesen (bzw. Äußerungen auf diese Weise zu analysieren), die es davor bewahren, zu einem superraffinierten Spiel zu verkommen, zu einem Freibrief für jede Art von Extravaganz des Lesers (Norris 1992, S. 17).

Derrida, Erfinder oder zumindest doch »zentrale Figur« der »Dekonstruktion«, zögert zwar, eine einheitliche Definition seiner Arbeit anzubieten, meint aber dennoch, dass Dekonstruktion und textfokussiertes Lesen zum Teil eine Art des

> »Lesens [verlangen, die] immer auf eine bestimmte, vom Schreiber [üblicherweise, häufig, vielleicht immer] nicht wahrgenommene Beziehung abzielen muss, zwischen dem, was er an der Sprache beherrscht und dem, was er ... an der Sprache, die er benutzt, nicht beherrscht. Diese Beziehung ist ... eine bezeichnende Struktur, die kritisches Lesen hervorbringen muss ... [Ohne] all die Instrumente traditioneller Kritik ... würde die kritische Arbeit riskieren, sich in jede beliebige Richtung zu entwickeln, und sich selbst zu fast jeder beliebigen Aussage autorisieren« (Derrida 1976, S. 158).

Paul de Man, ein amerikanischer Literaturkritiker, der auf seine Art genauso rigoros ist wie Derrida mit seinem textfokussierten Lesen, beschreibt Rueben Browers Lehre der »praktischen Kritik« (»practical criticism«, manchmal auch als »close reading«, als textnahes Lesen, bezeichnet) und liefert damit auch eine teilweise Beschreibung seiner eigenen Methoden. Diese Beschreibung ist im Grunde jener Technik des textnahen Lesens sehr ähnlich, die hier benutzt wurde, um den Strukturalismus und in den späteren Kapiteln therapeutisches Handeln in Transkripten von Therapiesitzungen zu betrachten.

> Die Studenten durften, als sie begannen, über das Schreiben anderer zu schreiben, nichts sagen, was sich nicht aus dem Text ableitete, den sie untersuchten. Sie waren gehalten, keine Behauptungen aufzustellen, die sie nicht durch einen bestimmten, im Text wirklich auftauchenden Sprachgebrauch belegen konnten. Mit anderen Worten, von ihnen wurde verlangt, damit anzufangen, Texte eingehend und als Texte zu lesen, anstatt sofort in den allgemeinen Kontext menschlicher Erfah-

rung oder Geschichte überzuwechseln. Viel bescheidener sollten sie von dem Erstaunen ausgehen, das schon einzelne Wendungen von Ton, Phrase und Figur bei Lesern auslösen mussten, die aufmerksam genug waren, sie zu bemerken, und ehrlich genug, ihr Nicht-Verstehen nicht hinter der Fassade übernommener Ideen zu verstecken, die in der literarischen Ausbildung oft als humanistisches Wissen durchgeht (de Man 1986, S. 23).

Ungeachtet des Etiketts (und dies ist keineswegs eine naive Frage der Terminologie) verlangt Kritik – basiere sie nun auf textfokussiertem Lesen, Leserfokussiertem Lesen, auf kritischer Sozialtheorie oder auf anderem – peinlich genaues Lesen/Schreiben, Gelehrsamkeit und Sorgfalt.

Ver-lesen (»Misreading«)

Wenn wir einen Satz lesen, taucht seine Bedeutung grundsätzlich mit Verzögerung auf. Wir warten ständig darauf, dass uns das nächste Wort den Sinn der vorhergehenden verstehen lässt. Ein nachfolgender Satz verändert die aus den vorhergehenden erschlossene Bedeutung. Wegen des Kontextes, in dem die Worte stehen, gibt es immer ein Moratorium der Sinnbildung, der Bedeutung. Während wir lesen, bringen wir all unsere vorherigen Erfahrungen, all unsere vorherigen Verwendungen der Worte und Konzepte mit ein. Die Verzögerung und der Aufschub der Bedeutung kontaminieren alles, was wir lesen. Es gibt keine Möglichkeit sicherzugehen, dass wir uns genau das vorstellen, was der Autor *wirklich* gemeint hat: Einige Dekonstruktivistinnen nennen dies »Ver-lesen« (»Misreading«). Wegen Lacans [W]Hole können wir nie lesen, sondern immer nur ver-lesen. Jedem Text wohnt die Möglichkeit potentiellen Ver-lesens durch Ein-lesen zusätzlicher Bedeutungen inne.

Es gibt natürlich noch eine weitere Möglichkeit, die darin besteht, in böser Absicht zu lesen (was allzu häufig vorkommt). So etwas könnte man als Zer-lesen (»Dys-reading«) oder als Falsch-lesen (»Malreading«) bezeichnen. (Eigentlich ist das überhaupt kein Lesen.) Dies passiert, schlicht und einfach, wenn die Leserin sich weigert, die Worte des Autors ernst zu nehmen, und/oder sich weigert, den Einzelheiten Aufmerksamkeit entgegenzubringen, und/oder sich weigert, wenigstens mit einem Quäntchen Wohlwollen zu lesen.

Grammatik, die »den Gebrauch der Wörter in der Sprache« beschreibt (Wittgenstein 1974, S. 60), und Logik sind die primären Beschränkungen gegen ein bizarres Ver-lesen (allerdings nicht gegen ein Zer-lesen), obwohl sich diese »Regeln« von Sprache und Gebrauch als disjunktiv herausstellen können. Das heißt, die Grammatik »verhält sich also zur Sprache ähnlich wie die Beschreibung eines Spiels, wie die Spielregeln zum Spiel« (ebenda). Der Unterschied zwischen dem Gebrauch und der Logik bzw. Grammatik ähnelt manchmal dem Unterschied zwischen dem eigentlichen Spielen und den Regeln eines Spiels. (Beim Poker kann ein Spieler mit fünf schlechten Karten gegen einen Spieler mit einem Paar Buben gewinnen, indem er blufft, auch wenn die »Regeln« für einen Sieg des Spielers mit dem Paar sprechen würden, da dieser die »besten« Karten hat.)

Kapitel 5

Batesons »Epistemologie«: Ein schwarzes Loch ([W]Hole)?

> »Doch wandelten sich die Wege und führen meist
> Zu anderen Orten als geplant
> Von jenen, die gefällige Routen entwarfen,
> Und die nun in der Richtung fehlend,
> Meilenweit an horizontalen Marksteinen
> In Fassungslosigkeit schwankend
> Ihre schwachen Gedärme halten.«
> Dylan Thomas[25]

Als nächster Schritt der detaillierten Untersuchung einiger Schwierigkeiten, die bei der Entwicklung von Bedeutung auftreten, ist es hilfreich, die Kurzzusammenfassung von Batesons »Kybernetik des Selbst: Eine Theorie des Alkoholismus« (1972) zu lesen. Batesons Arbeit ist ein wichtiger Teil des therapeutischen Diskurses – zumindest des familientherapeutischen. Außerdem hat gerade dieser Artikel die Ansichten vieler Therapeuten über »Alkoholabhängigkeit« beeinflusst.

Batesons Zusammenfassung:

»Die ›Logik‹ der Alkoholsucht hat die Psychiater nicht weniger verwirrt als die ›Logik‹ des energischen geistigen Regimes, durch welches es der Organisation der Anonymen Alkoholiker gelingt, der Sucht entgegenzuwirken. In diesem Aufsatz wird die Vermutung ausgesprochen: (1) dass aus Kybernetik und Systemtheorie eine ganz neue Epistemologie hervorgehen muss, die ein neues Verständnis des Geistes, des Selbst, der menschlichen Beziehungen und der Macht umfasst; (2) dass der süchtige Alkoholiker, wenn er nüchtern ist, im Rahmen einer Epistemologie handelt, die zwar der abendländischen Kultur entspricht, die aber für die Systemtheorie nicht akzeptabel ist; (3) dass die Kapitulation vor dem Alkoholismus eine besondere und subjektive Abkürzung auf dem Weg zu einem korrekteren Geisteszustand bietet; und (4) dass die Theologie der Anonymen Alkoholiker mit einer Epistemologie der Kybernetik weitgehend übereinstimmt« (Bateson 1981, S. 400).

---

25 »With windmills turning wrong directions«, dritte Strophe (Thomas 1971); dt.: Den Windmühlen nach, die falsche Wege weisen (in: Dylan Thomas, Windabgeworfenes Licht. Frankfurt/M.: Fischer 1995)

Bei dem Versuch, diesen Absatz mit seinen nebeneinander stehenden Begriffen und Konzepten aus diversen Arbeitsbereichen zu lesen, kann uns ein Lexikon weiterhelfen.

> **Epistemologie**, [von gr. *epistem*, Wissen, und logos, Diskurs] die Theorie und Wissenschaft, die Herkunft, Wesen, Methoden und Grenzen des Wissens bzw. der Erkenntnis untersucht.
> **Kybernetik**, [von gr. *kybernetes*, Steuermann] vergleichende Untersuchung des menschlichen Nervensystems und komplexer, elektronischer Rechenmaschinen, zielt auf ein verbessertes Verständnis der Gehirnfunktionen ab.

Als Lesestrategie können wir die von Bateson benutzten Begriffe durch ihre Definitionen ersetzen (indem wir diese als eine Art Tiefenstruktur gebrauchen)[26]. Jetzt liest sich Bateson wie folgt: Er vermutet nun, dass aus der vergleichenden Untersuchung des menschlichen Nervensystems und komplexer, elektronischer Rechenmaschinen, abzielend auf ein verbessertes Verständnis der Gehirnfunktionen, und aus der Systemtheorie *eine ganz neue* Theorie und Wissenschaft, die Herkunft, Wesen, Methoden und Grenzen des Wissens bzw. der Erkenntnis untersucht, *hervorgehen muss*[27]. Das ist ziemlich schwer zu lesen. Es scheint, als ob Bateson eine umfassende Theorie verspräche, die explizit die folgenden Bereiche abdeckt: Alkoholismus, Abhängigkeit, das Selbst, menschliche Beziehungen und Macht.

Nach Bateson handelt ein Alkoholiker im nüchternen Zustand nach einer für die Systemtheorie »*nicht akzeptablen*« Epistemologie, also (laut Lexikon) nach einer Theorie und Wissenschaft, die Herkunft, Wesen, Methoden und Grenzen des Wissens bzw. der Erkenntnis untersucht.

Weiter behauptet er, es gäbe eine »Epistemologie«, die korrekter und daher für die Systemtheorie akzeptabel ist. Das heißt, dass in Batesons Augen die Systemtheorie etwas ist, was darüber entscheiden kann, ob eine Epistemologie[28] korrekt ist oder nicht. Die Systemtheorie

---

26 Wir könnten natürlich alle »schwierigen« Worte in diesen Lexikondefinitionen nachschlagen, aber das könnte leicht dazu führen, das ganze Lexikon nachzudrucken.
27 Als ich diesen Artikel 1971 zum ersten Mal las, dachte ich, ich wüsste, was »Systemtheorie« bedeutet und was Bateson damit gemeint hat. Heute allerdings ist mir keineswegs mehr klar, was das bedeuten könnte (siehe de Shazer 1991).
28 Die übliche philosophische Definition von Epistemologie ist die einer Theorie des Wissens.

ist damit ein einheitliches Etwas, das hier personifiziert und mit der Fähigkeit, Theorie und Wissenschaft zu beurteilen, ausgestattet wird.

Setzt Bateson »Geisteszustand« mit »Epistemologie« gleich? Die Punkte 2 und 3 suggerieren das: »(2) dass der süchtige Alkoholiker, wenn er nüchtern ist, im Rahmen einer Epistemologie handelt, die zwar der abendländischen Kultur entspricht, die aber für die Systemtheorie nicht akzeptabel ist; (3) dass die Kapitulation vor dem Alkoholismus eine besondere und subjektive Abkürzung auf dem Weg zu einem korrekteren Geisteszustand bietet.« Heißt das, dass wir auch Punkt 1 noch einmal neu lesen müssen? In diesem Falle sagt Bateson in Punkt 1, (a) dass aus Kybernetik und Systemtheorie ein ganz neuer Geisteszustand hervorgehen müsse, der ein neues Verständnis des Geistes, des Selbst, der menschlichen Beziehungen und der Macht umfasst – was sich völlig von dem vorher Gelesenen unterscheidet – (b) dass aus Kybernetik und Systemtheorie eine ganz neue *Theorie und Wissenschaft, die Herkunft, Wesen, Methoden und Grenzen des Wissens bzw. der Erkenntnis untersucht,* hervorgehen muss ...

Diese Lesarten der Punkte 1, 2 und 3 haben zwei sehr unterschiedliche Bedeutungszusammenhänge hervorgebracht. Vielleicht wird uns Punkt 4 dabei helfen, die Dinge aufzuklären. Wir müssen wiederum das Lexikon bemühen, um Punkt 4 lesen zu können, zumal Bateson bedeutsame neue Begriffe einführt: »dass die Theologie der Anonymen Alkoholiker mit einer Epistemologie der Kybernetik weitgehend übereinstimmt«:

Theologie, [gr. *theologia*; *theos*, Gott, und *logos*.] 1. die Lehre von Gott und der Beziehung zwischen Gott und Universum; Studium religiöser Lehren und Angelegenheiten. 2. eine spezifische, von einer bestimmten Religion oder Konfession vertretene Lehre dieser Art.
übereinstimmen, 1. derselben Meinung sein ... 3. in Form, Position und Ausmaß identisch sein ...

Wenn wir die Lexikondefinitionen für die Begriffe in Punkt 4 einsetzen, kommen wir langsam dahinter, worauf Bateson hinaus will: eine spezifische, von den Anonymen Alkoholikern vertretene Lehre von Gott und der Beziehung zwischen Gott und Universum ist identisch mit einem der folgenden:

(a) einer Theorie und Wissenschaft, die Herkunft, Wesen, Methoden und Grenzen des Wissens bzw. der Erkenntnis untersucht oder
(b) einem Geisteszustand
oder (c) Regeln, nach denen ein Individuum seine Erfahrungen strukturiert.
Welche Lesart sollen wir wählen?

1. Theologie = Epistemologie = Theorie des Wissens?
2. Theologie = Epistemologie = Geisteszustand?
3. Theologie = Epistemologie = Regeln ...?

Da scheinen einige Teile zu fehlen, Teile, die uns hätten helfen sollen, uns vorzustellen, was Bateson sagen wollte, oder wenigstens, was die Leserinnen aus dieser Kurzzusammenfassung herausziehen sollten. Noch nicht einmal das Hin- und Herspringen zwischen dem Text und dem Lexikon hat uns dabei weiterhelfen können, die fehlenden Teile aufzufüllen. Es hat uns vielmehr darauf schließen lassen, dass sogar noch mehr Teile fehlen. Wo können wir nach diesen fehlenden Teilen suchen? Das Nächstliegende ist natürlich der Kontext, in den diese Kurzzusammenfassung gestellt wurde, der Artikel selbst.

Auf Seite 314 erklärt/definiert Bateson seine eigenwillige, unphilosophische Verwendung des Wortes Epistemologie:

> »Ich verwende daher in diesem Aufsatz nur den Terminus ›Epistemologie‹, um beide Aspekte des Netzes von Prämissen abzudecken, die die Anpassung (oder Fehlanpassung) an die menschliche und physische Umgebung beherrschen. In George Kellys Vokabular sind dies die Regeln, mit denen ein Individuum seine Erfahrungen ›konstruiert‹« (S. 314).

Allerdings hat er auch schon »Philosophen, die über die Implikationen der Kybernetik und der Systemtheorie nachgedacht haben« (S. 309), in den Kontext eingeführt:

> »Die Philosophen haben zwei Arten von Problemen anerkannt und unterschieden. Erstens die Probleme, wie die Dinge sind, was eine Person ist und was für eine Art Welt dies ist. Das sind Probleme der Ontologie. Zweitens die Probleme, wie wir etwas wissen oder, spezieller, wie wir wissen, was für eine Art Welt es ist und was für eine Art Geschöpfe wir sind, die wir etwas (oder vielleicht nichts) von dieser Sache wissen können. Das sind die Probleme der Epistemologie« (S. 313).

Bis Seite 314 führt Bateson die erste Lesart ein, die Theologie mit der Theorie des Wissens gleichsetzt, ab Seite 314 springt er zur zweiten und dann zur dritten. Die dritte Lesart ist von der zweiten infiziert und beide sind, jede für sich und beide gemeinsam, automatisch von der ersten kontaminiert usw.

Natürlich ist es nichts Ungewöhnliches, einen technischen Begriff aus einem anderen Bereich einzuführen und ihm eine von seiner ursprünglichen Bedeutung abweichende Bedeutung zu geben. Aber bis Seite 314 gibt es keinen Hinweis, dass Bateson den Begriff »Epistemologie« in einer nicht-philosophischen Weise verwendet. Im Gegenteil, alles spricht für eine Verwendung im traditionell philosophischen Sinne, wenn man in Betracht zieht, welche Autorität Bateson den Philosophen verleiht (die, laut Bateson, bereits über die Dinge nachgedacht haben, über die er schreibt [S. 309]). (Da »Epistemologie« natürlich kein unabhängiges Atom ist, sondern Teil eines größeren Systems, bringt Bateson in dem Moment, wo er sich den Begriff ausleiht, aus Versehen die ganze Philosophie mit – wie jede Leserin der familientherapeutischen Zeitschriften bestätigen kann.) Dadurch, dass er auf Seite 314 seine nicht-philosophische Bedeutung einführt, stellt er unausweichlich das gesamte Essay bis zu diesem Punkt in einen neuen Rahmen und überlässt es dem Leser, mit drei ziemlich unterschiedlichen Lesarten zugleich klarzukommen. Es scheint mir, dass da immer noch Teile fehlen: Was meint Bateson mit dem Begriff »Epistemologie«? Zu unserer Unterstützung können wir uns entweder weitere Arbeiten von Bateson vornehmen (den Kontext erweitern) oder andere Beiträge aus der familientherapeutischen Diskussion (ein noch weiterer Kontext) und sehen, ob wir dort die fehlenden Teile finden.

Einen Teil dieser Arbeit hat uns bereits Paul Dell (1985) abgenommen. Um die Dinge weiter zu verkomplizieren, weist er darauf hin, dass Bateson den Begriff »Epistemologie« zu verschiedenen Zeiten mit mindestens fünf verschiedenen Bedeutungen (Bezeichneten) benutzt hat. Dell schloss daraus, dass »für Bateson fast alles Epistemologie ist« (S. 4), was zumindest einer der Gründe dafür ist, dass er meinte, Bateson schreibe mit einer »Qualität des Schwer-zu-Erfassenden« (ebenda).

Vielleicht hätte die ganze Sache ziemlich leicht gelöst werden können, wenn Bateson einfach von Anfang an Kellys Vokabular benutzt hätte. So wie es ist, haben wir nun mit Kellys »Regeln, mit denen ein

Individuum seine Erfahrungen konstruiert«, als alternativem Begriff (der »Epistemologie« ersetzen soll) eine dritte Lesart, zumal »die Regeln, mit denen ein Individuum seine Erfahrungen konstruiert«, mit Sicherheit etwas anderes sind als ein »Geisteszustand«, eine Theorie des Wissens oder eine Theologie. Es fehlen nach wie vor Teile.

Wenn wir Batesons Text und Batesons Logik (im Sinne eines leserfokussierten Lesens) von außen betrachten, sehen wir, dass ihm ein hervorragend passender Begriff/ein Konzept zur Verfügung gestanden hätte, der die Aspekte der »Regeln« und des »Geisteszustandes« seines Gebrauchs von »Epistemologie« abdeckt und der auch eher eine direkte Verbindung zur »Theologie« als zur Philosophie suggeriert. Der Begriff/das Konzept »Ideologie«, gebraucht im deskriptiven Sinne der Frankfurter Schule (Geuss 1981) (aber nicht im Sinne eines »falschen Bewusstseins«), passt ziemlich genau:

a) Verschiedene Überzeugungen werden von den Akteuren (hier: Alkoholikern) in der Gruppe weitgehend geteilt.
b) Verschiedene Überzeugungen sind systematisch miteinander verbunden.
c) Diese Überzeugungen sind für das konzeptuelle Schema der Akteure (Alkoholiker) zentral und werden von diesen nicht leichtfertig aufgegeben.
d) Diese Überzeugungen haben einen weitreichenden und tiefgreifenden Einfluss auf das Verhalten und/oder auf einen wichtigen oder zentralen Handlungsbereich der Akteure (Alkoholiker).
e) Die Überzeugungen sind in dem Sinne »zentral«, dass sie zentrale Lebensbereiche, z. B. Tod, Arbeit, Sexualität etc., betreffen.

Wenn Bateson den Begriff »Ideologie« benutzt hätte, hätte er das Lesen um einiges erleichtern und die Beziehung zwischen »Epistemologie« und der »Theologie« der AA, auf die er hinweist, klarer machen können.

Der Versuch, uns vorzustellen, welche Bedeutung der Begriff »Epistemologie« für Bateson in dieser Kurzzusammenfassung hat, verdeutlicht, wie die Verzögerung und der Aufschub der Sinnzuweisung uns zu mehr und mehr Interpretationsversuchen verleitet haben. Natürlich kann die Bedeutung eines Textes nicht davon abhängig gemacht werden, dass der Leser in der Lage ist, die Autorin danach zu fragen. Das geschriebene Wort muss von der Anwesenheit der Autorin unabhängig sein, um als Text zu funktionieren. Weder Abwesenheit noch Tod der Autorin können verhindern, dass das von ihr Geschriebene in der gewohnten Weise funktioniert. Die Abwesenheit der Autorin ist im Grunde eine Voraussetzung, denn warum sollte man sonst überhaupt schreiben? Schließlich kann die Autorin nicht wissen, an wen sie schreibt – genaugenommen kann sie noch nicht einmal wissen, ob überhaupt irgendwann irgendjemand lesen wird, was sie geschrieben hat. Die Autorin muss sich beim Schreiben auf die Abwesenheit des Lesers verlassen, damit ihr Schreiben überhaupt irgendeinen Sinn macht.

Ebenso wie das Lexikon haben die ersten Seiten von Batesons Artikel selbst unsere Bemühungen, den Begriff »Epistemologie« zu lesen, sowohl erweitert als auch eingeschränkt. Dass Bateson z. B. ganz am Anfang des Artikels Philosophen-als-Autoritäten erwähnt (S. 309) und deren Gebrauch des Begriffes erklärt (S. 313), lässt der Leserin eine philosophische Lesart des Begriffes als ziemlich sicher erscheinen. Die Kurzzusammenfassung und der Anfang machen es schwer, den Rest des Artikels (ab S. 314) zu lesen. Dass Bateson die Philosophen erwähnt hat, scheint sich für uns Leser leider eher als falsche Fährte denn als sachdienlicher Hinweis herauszustellen.

Wie wir gesehen haben, ist die Festlegung einer Bedeutung immer vergänglich und anfechtbar. Bedeutung entsteht als Produkt aus den Unterschieden zwischen Wörtern und dem Aufschub und der Verzögerung, die aus Lacans [W]Hole resultieren.

Nach Derrida (1973) »funktionieren die Elemente der Signifikation nicht aufgrund der geballten Kraft ihrer Kernstücke, sondern aufgrund des Netzwerkes von Oppositionen, die sie unterscheiden und miteinander in Verbindung setzen« (S. 139). Wir können also nur schließen, dass die Bedeutung des Begriffes »Epistemologie« (zumindest für Bateson in diesem speziellen Kontext) mehrdeutig, widersprüchlich, veränderlich und damit letztlich unbestimmbar ist. Vielleicht sollte man die verfügbaren Bedeutungen eher gleichzeitig als getrennt benutzen. Das würde mit Sicherheit die Bedeutung des Begriffes »Epistemologie« bereichern. Allerdings würde es dann ziemlich schwierig werden, »Epistemologie« von anderen Worten, von anderen Konzepten zu unterscheiden. Mit Dell fragen wir uns nach wie vor, was genau Epistemologie eigentlich im Kontext von Batesons Arbeiten nicht ist.

Es könnte sein, dass das Durcheinander, das bei dem Versuch entstanden ist, »Epistemologie« zu lesen, einfach aus einem »Fehler« resultiert. Ein »Fehler« kann immer darauf zurückgeführt werden, dass ein Text nur flüchtig durchdacht, schludrig geschrieben oder unzureichend redigiert wurde. Es könnte aber auch, und hier wird es interessanter, aus einem eindeutigen »Irrtum« resultieren. Ein solcher »Irrtum« kann nicht so leicht aus der Welt geschafft werden, denn er kommt dadurch zustande, dass Ziele miteinander in Konflikt geraten und/oder die Bedeutung nicht mit den Absichten des Autors übereinstimmt[29]. Letzteres scheint, vielleicht wegen Batesons Status, wahrscheinlicher als ersteres[30]. Das erinnert an den Gedanken Paul de Mans, dass bei Autorinnen »die Momente der größten Blindheit gleichzeitig die Momente sind, in denen sie zu ihrer größten Einsicht gelangen« (de Man 1983, S. 109).

In der Tat ähnelt Batesons Epistemologie einer Theologie: Es gibt richtige und falsche Betrachtungsweisen dessen, was passiert. Dass Bateson Epistemologie, Theologie, Regeln usw. gleichsetzt, hinterlässt den deutlichen Eindruck eines »Irrtums«, der in Batesons vorrangigem Anliegen einer strukturellen Einheit von Geist und Natur begründet liegt (ein romantischer und ziemlich pantheistischer und mystischer Standpunkt). Bateson hatte in den AA (einer Gruppe, deren Position er als seiner eigenen ähnlich konstruieren konnte, ohne deren Logik zu verlassen) einen Verbündeten gefunden, und zusammen konnten sie auf Basis ihrer randständigen Sichtweise, »Systemtheorie« genannt, Psychiatrie verkaufen. Als der Artikel in den frühen 1970er Jahren geschrieben wurde, standen sowohl die »Systemtheorie« als auch die Anonymen Alkoholiker *außerhalb* der Psychiatrie, und zwar mit Sicherheit sehr viel weiter außerhalb, als sie heute stehen. Alkoholismus und die AA waren, wie Bateson schreibt, der Psychiatrie ein Rätsel. Ebenso war ihr die Systemtheorie unbekannt und ein Rätsel. Gab es einen besseren Trick, eine bessere Strategie, als Philosophen (Kollegen von hohem Status) und George Kelly (ein weiterer Kollege von relativ hohem Status) mit diesen zwei Rätseln zu verknüpfen, im Bemühen darum, die Psychiatrie für diese abweichenden Sichtweisen zu öffnen? Hat der Trick geklappt? War die Strategie erfolgreich? Immerhin wurde der Artikel veröffentlicht.

---

29 Die Unterscheidung zwischen »Fehler« (»mistake«) und »Irrtum« (»error«) wurde von Paul de Man (1983) übernommen.
30 Dies könnte aber auch Wunschdenken meinerseits sein.

Kapitel 6

Freud hatte unrecht:
Worte haben nichts von ihrem Zauber verloren

> »Wie kann ich mit Worten, die vieldeutig sind, sagen, was ich weiß?«
> Edmond Jabès (1959, S. 41)

Condillacs Ratschlag folgend, haben wir damit begonnen, etwas über »unsere eigene Sprache zu lernen« (1947, S. 217), und sind schließlich bei der Entdeckung von Lacans [W]Hole gelandet. Dieses [W]Hole zeigt sich als ziemlich komischer Ort, als schwarzes Loch, als Fass ohne Boden, das die verschiedenen Versuche, es zu stopfen, einfach schluckt. Ragland-Sullivan (1991b) schreibt: »Sprache lässt eine Leere entstehen, als Folge, dass kein einziges Ding unmittelbar greif- oder messbar ist. Wir können nicht ganz sein. Genauso wenig kann das irgendetwas anderes« (S. 4).

Wirklich merkwürdig an diesem [W]Hole ist, dass trotz oder vielleicht gerade wegen ihm Sprache irgendwie funktioniert: Wir sind in der Lage, Dinge zu tun, die wir »Lesen«, »Kommunizieren« und »Gespräche Führen« nennen. In mancher Hinsicht ist das analog zu einigen Situationen in der Mathematik. Gödels Beweis demonstriert z. B., dass die Arithmetik, die Zahlentheorie und vielleicht die Mathematik insgesamt inkonsistent und unvollständig sind (Nagel a. Neumann 1958); sie hat eine Art [W]Hole im Boden. Dennoch funktionieren Arithmetik, Zahlentheorie und Mathematik. Sogar die imaginären Zahlen sind praktisch anwendbar (Spencer-Brown 1969)!

Die Entdeckung dieses merkwürdigen [W]Holes erscheint mir ziemlich beunruhigend und unbefriedigend. Wir sind versucht zu glauben, dass etwas fehlt oder verborgen ist, dass »Sprache aus zwei Teilen besteht; einem inorganischen Teil, dem Handhaben von Zeichen, und einem organischen Teil, den wir als Verstehen, Meinen, Deuten und Denken dieser Zeichen bezeichnen können« (Wittgenstein 1965, S. 3), dass es also eine Art Sprache hinter der Sprache gibt, entweder strukturalistischer oder in irgendeiner Weise metasprachlicher Natur. Vielleicht haben wir erwartet oder sogar verlangt, dass Sprache sich mit einer bestimmten Genauigkeit verhalten müsste, dass sie harten und festen Regeln zu folgen hätte, und nun stellt sich heraus, dass wir sie weder in dieser Weise gebrauchen noch dass wir sie nach ihren Regeln gelernt haben. Stattdessen haben wir einfach gelernt, sie zu gebrauchen. Vielleicht haben wir die falsche Frage gestellt, vielleicht haben wir unsere Frage falsch gestellt. Wie Derrida meint, stellen wir oft fest, »dass die Frage nur in der Form eingeschrieben werden kann, die ihr die Antwort diktiert, die auf sie wartet« (1973, S. 126). Vielleicht ist die Frage, die wir gestellt haben, in mancher Hinsicht komisch, weil ihre Antwort so komisch ist.

Wittgenstein (1965) stellt das in seinem »Blauen Buch« von 1933/1934 so dar:

> »Unser Streben nach Allgemeinheit hat eine weitere Hauptquelle: unsere Voreingenommenheit für die naturwissenschaftliche Methode. Ich meine die Methode, die Erklärung von Naturerscheinungen auf die kleinstmögliche Anzahl primitiver Naturgesetze zurückzuführen ... Philosophen haben ständig die naturwissenschaftliche Methode vor Augen und sind in unwiderstehlicher Versuchung, Fragen nach Art der Naturwissenschaften zu stellen und zu beantworten. Diese Tendenz ist die eigentliche Quelle der Metaphysik und führt den Philosophen in vollständiges Dunkel« (S. 18).

Dies ist die vollständige Dunkelheit von Lacans schwarzem Loch ([W]Hole).

Therapeutinnen und ihre Klientinnen verwenden Sprache in ihren Gesprächen bzw. in ihrem Dialog, und wir wollen hier eher etwas über diesen Gebrauch von Sprache lernen als über Sprache an sich. Ebenso wie Freud, Saussure, Bandler und Grinder und Lacan sind wir bis hierhin einem gänzlich monologischen Ansatz gefolgt und haben uns auf die individuellen und statischen Aspekte von Sprache und Geist konzentriert. Diese Sichtweise betrachtet Geist und Sprache als getrennt, aber miteinander verbunden, der Weg zur Sprache führt über den Geist. Wie allerdings George Herbert Mead (1934) behauptet, lässt sich die Sache auch so betrachten, dass »Geist durch Kommunikation, aufgrund einer Konversation aus Gesten in einem sozialen Prozess oder in einem Erfahrungskontext entsteht – und nicht Kommunikation durch Geist« (S. 50). Die Standpunkte von Bakhtin und Wittgenstein (s. u.) suggerieren, dass Geist als eine Bedingung für Sprache/Konversation gesehen werden kann. Der Wittgenstein-Schüler Rush Rhees (1970) schreibt, »nicht alles Sprechen ist Konversation ... aber ich glaube nicht, dass es Sprechen oder Sprache ohne sie geben würde« (S. 81).

Wir haben uns nur *Worte* und Bedeutung angesehen, anstatt ihren Gebrauch in *Dialog* oder Konversation und in der Sinnbildung zu betrachten. Wir müssen uns ansehen, was zwischen Therapeuten und Klientinnen passiert, wie Sprache in der Konversation trotz oder gerade wegen Lacans [W]Hole arbeitet. Obwohl Freud meinte, die Worte hätten an Zauber verloren, bedeutet doch die Entdeckung von Lacans [W]Hole und die Tatsache, dass Sprache gerade wegen dieses [W]Holes funktioniert, dass Worte magischer sind, als Freud ursprünglich glaubte: Worte haben nichts von ihrem Zauber verloren.

Bakhtins Brücke

> *[Ein] Wort ist ein zweiseitiger Akt. Es ist gleichermaßen dadurch bestimmt, wessen Wort es ist und an wen es gerichtet ist. Als Wort ist es, genau gesagt, das Produkt der reziproken Beziehung zwischen Sprecher und Zuhörer, Adressierendem und Adressat. Jedes Wort ist Ausdruck des ›einen‹ in Relation zum ›anderen‹. Ich gebe mir selbst aus der Perspektive eines anderen eine sprachliche Form.«*
> Mikhail Bakhtin (Voloshinov/Bakhtin 1986, S. 86)[31]

> »*Man kann für eine große Klasse von Fällen der Benützung des Wortes ›Bedeutung‹, wenn auch nicht für alle Fälle seiner Benützung, dieses Wort so erklären: Die Bedeutung eines Wortes ist sein Gebrauch in der Sprache.*«
> Ludwig Wittgenstein (1988, S. 43)

Ein Ausweg aus unserer schwierigen Lage besteht darin, noch einmal von vorne zu beginnen, und zwar mit einer anderen Antwort im Kopf. Diese neue Antwort (und damit auch die neue Frage) liegt im Grunde schon lange in der Luft. Wittgenstein war als Sprachphilosoph nicht der Einzige, der den üblichen »wissenschaftlichen« Methodenansatz für einen Weg ins völlige Dunkel hielt. Der russische Literaturkritiker und -theoretiker Mikhail Bakhtin (Todorov 1984) traf z. B. eine Unterscheidung zwischen Sprache und Dialog, die in etwa folgende Züge hatte:

»Der Gegenstand der Linguistik« und die allgemeine Sprachphilosophie werden »von *Sprache* konstituiert«, aber was uns interessiert, ist die Pragmatik der Konversation bzw. »des Diskurses, der ... durch individuelle Äußerungen repräsentiert wird« (1984, S. 25), sowie

---

[31] Bakhtin hat aus verschiedenen »sowjetischen« Gründen unter diversen Namen publiziert.

die Beziehung zwischen einer Äußerung und einer anderen. Schon 1929 schrieb Bakhtin: »Verstehen steht einer Äußerung so gegenüber wie eine Erwiderung einer anderen innerhalb eines Dialogs. Verstehen sucht nach einem Gegen-Diskurs zum Diskurs des Sprechers« (zit. nach Todorov 1984, S. 22). Die Bedeutung beispielsweise, die Bandler und Grinder mit strukturalistischen Begriffen für schwer erklärbar halten (1975b, S. 152 f.) und über die sie und wir rätselten,

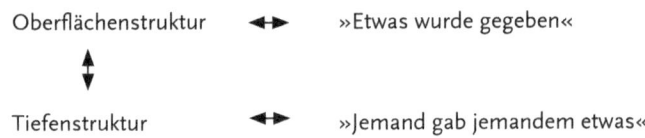

könnte im Kontext eines Dialoges oder einer Konversation völlig selbstverständlich sein. »Das Wort in einer aktuellen Konversation ist direkt und offenkundig auf eine zukünftige Antwort gerichtet«, schreibt Bakhtin. »Es ruft eine Antwort hervor, antizipiert diese und strukturiert sich selbst in Richtung der Antwort« (Bakhtin 1981, S. 280). Eine soziale und dialogische Perspektive sieht Ursprung und Entwicklung von Sprache und Sprechen in ihrer Verwendung, in sozialer Interaktion und Kommunikation. Aus dieser Sicht kann der Geist als eine Bedingung der Sprache betrachtet werden.

Die Äußerungen einer Therapeutin in einer bestimmten Sitzung z. B. stehen in Beziehung zu allen ihren vorherigen Äußerungen (in dieser Sitzung), allen ihren zukünftigen Äußerungen (in dieser Sitzung) und auch zu allen Äußerungen des Klienten zu einem bestimmten Thema in dieser Sitzung – eine Situation, die Bakhtin »Intertextualität« und Wittgenstein ein »Sprachspiel« nannte. Für Bakhtin ist also Lesen auch ein Dialog, in dem der Leser in Interaktion mit dem Text der Autorin einen Gegen-Diskurs kreativ hervorbringt.

Ein kurzer Blick auf Bakhtins Kritik an Freud aus dem Jahre 1927 illustriert die Unterschiede zwischen Bakhtins Ansatz, der sich auf den Dialog konzentriert, und dem »wissenschaftlichen« Ansatz, der sich auf Sprache konzentriert.

»Die mit der Methode der ›freien Assoziation‹ in psychoanalytischen Sitzungen enthüllten Motive des Unbewussten sind ebenso verbale Reaktionen des Patienten wie alle anderen habituellen Motive des Bewusstseins. Sie unterscheiden sich voneinander sozusagen nicht durch irgendeinen gattungsmäßigen Unterschied ihres Seins, sondern nur durch ihren Inhalt, das heißt ideologisch. In diesem Sinne kann das Unbewusste im Unterschied zum habituellen ›offiziellen‹ Bewusstsein nach Freud als ein ›nicht autorisiertes Bewusstsein‹ definiert werden ... Was sich in diesen verbalen Äußerungen widerspiegelt, ist nicht die Dynamik der individuellen Seele, sondern die soziale Dynamik der wechselseitigen Beziehung von Arzt und Patient« (zit. nach Todorov 1984, S. 31).

Das heißt, »wir finden nach Bakhtin ›im tiefsten Inneren des Menschen‹ nicht das Es, sondern den anderen« (Todorov 1984, S. 33). Lacans Arbeiten weisen – im Kontext der Psychoanalyse – auf ein [W]Hole auf dem Grunde der Sprache hin, was deutlich macht, dass Lacan die Psychoanalyse nicht als etwas Interaktionales betrachtet. Sie ist keine Konversation – sondern nur Sprechen. In einem anderen Kontext schreibt er allerdings:

»Wenn man ein Kind schlägt, klar, ist es verständlich, dass es weint – ohne dass irgendwer darüber nachdenkt, dass es keineswegs zwangsläufig weinen muss. Ich erinnere mich an einen kleinen Jungen, der immer, wenn er geschlagen wurde, fragte: *War das ein Klaps oder war das Haue?* Wenn ihm gesagt wurde, es war Haue, weinte er, das gehörte zur Konvention, zu den Regeln des Augenblicks, wenn es aber ein Klaps war, freute er sich. Aber das ist noch nicht alles. Wenn jemand geschlagen wird, gibt es viele andere Reaktionsmöglichkeiten, als zu weinen. Man kann zurückschlagen, man kann die andere Wange hinhalten oder man kann sagen: *Schlage mich, aber höre mir zu!* Eine Vielzahl von Möglichkeiten bieten sich an ...« (Lacan 1993, S. 6).

(Als ein Experiment können Sie das nächste Mal, wenn Sie sich in einem Gespräch befinden, so tun, als wären Sie nicht Teil dieses Gespräches. Was geschieht mit Ihnen? Was geschieht mit Ihrem Gegenüber? Müssen Sie sich nicht vorstellen, dass alles, was der andere sagt, notwendigerweise damit in Zusammenhang stehen muss, was innerhalb dieser anderen Person vorgeht, wenn Sie vorgeben, dass nichts, was Ihr Gegenüber sagt, mit Ihnen in Verbindung steht? Ähnelt das nicht der Situation, ein Telefongespräch zu belauschen und zu versuchen, sich vorzustellen, was die Person am anderen Ende wohl sagt?)

Was beiden beteiligten Seiten gemeinsam hilft, aus einem Dialog Bedeutung zu konstruieren, ist der soziale Kontext, der Therapeuten,

Klientin und das Setting, in dem beide sich begegnen, einschließt, und zusätzlich das, was sie als Reaktion aufeinander inhaltlich sagen. Nach Bakhtin »kann generell keine Äußerung alleine dem Sprecher zugeschrieben werden. Sie ist das Produkt der Interaktion ... und, allgemein gesprochen, das Produkt der gesamten komplexen sozialen Situation, in der sie auftritt« (1927, zit. nach Todorov 1984, S. 30).

Bakhtins Sichtweise führt zu der Idee, dass sich die Beziehungen zwischen Therapeut und Klient im Verlauf des Gespräches ständig verändern. Es gibt keine vorgefertigte Bedeutung, die von dem einen zum anderen transferiert oder übergeben wird. Bedeutung bildet und entwickelt sich vielmehr erst im Prozess des Interagierens. Eine Botschaft wird jemandem nicht einfach von jemand anderem übermittelt, sondern »zwischen ihnen konstruiert wie eine ideologische Brücke. Sie wird im Prozess ihrer Interaktion konstruiert« (1928, zit. nach Todorov 1984, S. 56). Anders als Freud, Saussure oder Bandler und Grinder, die sich mit der Übermittlung von Bedeutung mittels eines vorgefertigten Codes fester, bestimmbarer Bedeutungen beschäftigt haben, hat sich Bakhtin mit lebendigem Sprechen auseinandergesetzt, wo Bedeutung »im Prozess der Übermittlung überhaupt erst erschaffen wird ... weil es letztendlich keinen Code gibt« (1970/71, zit. nach Todorov, S. 56). Rush Rhees hat das so ausgedrückt:

> »Die Vorstellung von Sprache als ein System oder als eine Art Methode (vergleiche ›eine Methode der Repräsentation‹, ›eine Methode der Projektion‹), fast als eine Art Theorie, ist schon deshalb falsch, weil Sprache etwas ist, was Menschen miteinander sprechen. In dieser Hinsicht gleicht sie keineswegs der Mathematik« (1970, S. 84).

In etwa zur selben Zeit überschritt Wittgenstein in Cambridge dieselbe Brücke[32].

Philosophen sprechen sehr häufig davon, die Bedeutung von Wörtern zu untersuchen, zu analysieren. Aber lasst uns nicht vergessen, dass ein Wort keine Bedeutung hat, die ihm gleichsam von einer von uns unabhängigen Macht gegeben wurde, so dass man eine Art wissenschaftlicher Untersuchung anstellen könnte, um herauszufinden, was das Wort *wirklich* bedeutet. Ein Wort hat die Bedeutung, die jemand ihm gegeben hat.

---

32 Wir haben allen Grund anzunehmen, dass Mead, Wittgenstein und Bakhtin nichts voneinander wussten.

»Es gibt Wörter mit mehreren klar umrissenen Bedeutungen. Es ist leicht, diese Bedeutungen zu katalogisieren. Und es gibt Wörter, von denen man sagen könnte: Sie werden auf tausend verschiedene Weisen gebraucht, die nach und nach miteinander verschmelzen. Und einige, deren verschiedene Verwendungen nicht miteinander verschmelzen. Kein Wunder, dass wir keine strengen Regeln für ihren Gebrauch aufstellen können« (Wittgenstein 1965, S. 28).

Als er damit begann, seine eigene, frühere Betonung von Form und Struktur zu unterhöhlen, schloss Wittgenstein: »... der Satz erhält seine Bedeutung von dem System der [Sätze], von der Sprache, zu der er gehört. Kurz: Einen Satz verstehen, heißt, eine Sprache verstehen« (1965, S. 5). Die Bedeutung eines Satzes entsteht nicht aus dem bloßen Aufaddieren jeder einzelnen Wortbedeutung, und die Bedeutung eines Textausschnitts entsteht nicht aus dem Aufaddieren jeder einzelnen Satzbedeutung. Bedeutung entsteht vielmehr aus dem Gebrauch der Sprache durch Menschen. Um mit Wittgensteins Lieblingsanalogie zu sprechen: Ein Wort ist kein Zug in einem Schachspiel, ein Wort ähnelt eher dem Aufstellen einer Figur auf dem Brett. Ein Satz ist dann so etwas wie ein Schachzug, aber der Zug kann nur im Kontext der Schachpartie verstanden werden. Somit hat alleine für sich genommen noch nicht einmal ein Satz eine Bedeutung. Einen Satz zu verstehen, heißt, eine Sprache zu verstehen bzw. den Kontext, in dem der Satz steht – ein »Sprachspiel« (Wittgenstein 1965). Das heißt natürlich nicht, dass Worte, weil sie keine Sätze sind, keine Bedeutung haben. Die Stellung der Schachfigur auf dem Brett ist kein Spielzug, sondern vielmehr eine Bedingung oder Vorbedingung für das Spiel. Die möglichen Züge einer Figur werden davon bestimmt, auf welchem Feld sie steht.

Offenbar kann mit Hilfe von Bakhtins Brücke ein Weg über Lacans [W]Hole entwickelt werden. Eigentlich wäre diese »Brücke« besser beschrieben als »Wittgensteins glitschige Planken über den Sumpf«. Aber Bakhtin hat den Begriff »Brücke« tatsächlich gebraucht, als Metapher für Bedeutung, für das Entstehen oder Konstruieren von Sinn im Dialog – zwischen Menschen. Und »Bakhtins Brücke« klingt gut. Ich werde also diesen Begriff weiter benutzen.

Verstehen/Missverstehen

> »Dies setzt nicht voraus, dass das Zeichen (marque)
> außerhalb von Kontext gilt, sondern im Gegenteil,
> dass es nur Kontexte ohne absolutes Verankerungszentrum gibt.«
> Jacques Derrida (1988, S. 304)

Vorausgesetzt, dass die Bedeutung eines Wortes in der Regel erst verzögert und mit einem gewissen Aufschub deutlich wird, ist auch das »Verstehen« (bzw. die Sinnbildung) in einem Dialog dieser Verzögerung unterworfen. Damit ist die Sinnbildung eher ein kumulativer Prozess als eine spezifische, auf einen bestimmten Moment begrenzte Handlung. Daher ist zu jedem gegebenen Zeitpunkt ein Missverstehen wahrscheinlicher als ein Verstehen (de Shazer 1991). Derartiges Missverstehen konstituiert Gespräche, es macht sie im Grunde erst möglich. Wenn wir uns nämlich einfach (total) verstehen würden, hätten wir nichts mehr zu besprechen.

Wenn wir (im Alltagsverständnis des Wortes) *verstehen* würden, was ein Klient meint, wenn er sagt, »Ich bin depressiv«, gäbe es keinen Grund, ihm irgendwelche Fragen zu stellen. Wir würden Vergangenheit, Gegenwart und Zukunft seines Zustands präzise und genau kennen. Ohne auch nur ein Wort zu sagen, könnten wir eine medikamentöse und/oder behaviorale Verschreibung machen, er würde »Danke« sagen, und das wäre alles. Zum Glück erkennen sogar die positivistischsten Unternehmungen unseres Feldes (z. B. das DSM) an, dass die Dinge nicht so einfach sind. Also stellen wir Fragen, weil wir wissen, dass wir nicht verstehen, was unser Patient meint, wenn er sagt, er sei depressiv.

»Depression« ist offensichtlich nichts Einfaches. Die Beschreibungen der Klientinnen umfassen meist ein Konglomerat von problematischen Gedanken, Gefühlen, Verhaltensweisen, Einstellungen, Kontexten und schließen auch andere Menschen ein. Keines der Worte oder Konzepte, die die Klientin in ihrer Beschreibung benutzt, ist einfach. Wir verstehen also nicht, was sie sagt, und müssen daher weitere Fragen stellen. Und natürlich ist auch keines unserer Worte und Konzepte einfach, so dass die Klientin uns auch Fragen stellt, weil sie uns nicht versteht. Diese ganze Konversation basiert auf der Idee, dass ein Verstehen möglich ist, auch wenn wir wissen, dass es unwahrscheinlich sein mag. Norris (1989) entwickelt etwas für diese Situation Passendes, was man als interaktionales oder konversationales »Prinzip des Wohlwollens« (»principle of charity«) bezeichnen könnte: »Das Verstehen würde keinen Schritt vorankommen, ohne den allgemeinen Willen anzunehmen, dass, erstens, andere Menschen ihren Erfahrungen in einer Weise eine Bedeutung zuweisen, die sich nicht radikal von unserer eigenen unterscheidet, und dass für sie, zweitens, die Einstellung des Für-Wahr-Haltens – denjenigen Sätzen eine besondere Bedeutung zuzuschreiben, die die Dinge richtig darstellen – genauso wichtig ist wie für uns« (S. 60).

Natürlich weiß die Klientin (zu einem bestimmten Zeitpunkt), was sie meint, aber wir können das nicht wissen. Stellen Sie sich vor, Sie fragen eine Klientin, was sie mit dem Begriff »Depression« meint, und sie fängt an, Ihnen zu erzählen, dass sie nicht genug geschlafen hat. Können Sie in irgendeiner Weise darauf vertrauen, dass ihr Schlafdefizit sie dazu gebracht hat, den Begriff »depressiv« zu wählen? Oder hat Ihre Frage zu dieser Antwort geführt? Wie auch immer, wenn sie beginnt, ihre private Bedeutung öffentlich zu machen, indem sie mit Ihnen über ihre Depression spricht, wird die entstehende Sinnbildung automatisch interaktional: Im therapeutischen Setting ist jedes entstehende Verständnis ein gemeinsames Produkt aus dem Gespräch zwischen Therapeut und Klientin. Interessanterweise konstruiert die Suche nach der Bedeutung des Begriffes »Depression« die Bedeutung des Begriffes »Depression« und verstärkt manchmal oder sogar häufig ungewollt die Gefühle der »Depression«.

Es ist unmöglich, genau zu wissen, was mit dem Begriff »Depression« gemeint ist: Hinter und/oder unter jeder Bedeutung oder Interpretation lauert eine andere Interpretation bzw. ein anderer Versuch, die Bedeutung zu erraten. Daher ist die Suche nach »der einen wahren Bedeutung« unnütz, wenn nicht gar schädlich. Im Endeffekt erscheint es nützlicher, die Situation so hinzunehmen, wie sie ist, und unsere gesammelten Missverständnisse dazu zu benutzen, dem Klienten bei der Konstruktion einer Lösung zu helfen. Aber: »Man soll diese Nötigung, Begriffe ... zu bilden ... nicht so verstehen, als ob wir damit die wahre Welt zu fixieren imstande wären; sondern als Nötigung, uns eine Welt zurecht zu machen, bei der unsere Existenz ermöglicht wird ... Die Welt erscheint uns logisch, weil wir sie erst logisiert haben« (Nietzsche 1968, S. 282).

Da die Bedeutungen von Worten/Konzepten flexibel, variabel und manchmal gänzlich unbestimmbar sind, preschen Kritiker unserer Sichtweise oft zu der Schlussfolgerung vor, wir würden behaupten, »Anything goes«, dass z. B. absurderweise »Depression« auch »Baum« bedeuten könne. Dagegen dienen die Logik, die Grammatik, die Rhetorik (im klassischen Sinne), der Gebrauch, der Kontext und, nicht zu vergessen, das Gegenteil des Begriffes (Nicht-Depression) als Beschränkungen des Bereichs potentieller Bedeutungen. Was die Depression nicht ist, grenzt die möglichen Bedeutungen des Begriffes in besonders nützlicher Weise ein. Was immer an der »Nicht-Depression« auffällt, nennen wir »Ausnahmen«, »Wunder« usw. (de Shazer 1985, 1988, 1991).

Mit dem Klienten darüber zu sprechen, was das Problem/die Beschwerde nicht ist, z. B. »Nicht-Depression«, ist eine Möglichkeit, Missverständnisse kreativ zu nutzen. Der Fokus »Nicht-Depression« erlaubt es der Therapeutin und dem Klienten, auf Basis der Erfahrungen des Klienten außerhalb des Problembereichs gemeinsam eine Lösung zu konstruieren oder wenigstens damit anzufangen. Eine Lösung ist also ein gemeinsames Produkt von Therapeutin und Klient, die miteinander darüber sprechen, was das Problem/die Beschwerde nicht ist. Natürlich können wir genauso wenig verstehen, was die Beschwerde nicht ist, wie wir verstehen können, was die Beschwerde ist. Glücklicherweise erscheint das Sprechen darüber, was die Beschwerde nicht ist (und auch das ist nichts Einfaches), für die meisten Klienten nützlich und wertvoll zu sein. Während sie weiter über das Nicht-Problem/die Nicht-Beschwerde sprechen, tun sie etwas anderes anstatt mehr desselben, was nicht funktioniert hat. Je mehr sie über »Ausnahmen«, »Wunder« usw. sprechen, umso »realer« wird das, worüber sie da sprechen.

Macht

> »Die ›Macht‹ selbst korrumpiert nicht so sehr
> wie der Mythos der ›Macht‹.«
> Gregory Bateson (1979, S. 272)

Natürlich behauptet diese dialogische oder interaktionale Sichtweise nicht, dass zwei Personen in einem Gespräch den gleichen Einfluss auf die Bedeutungen und das Verständnis haben, die sich entwickeln. Rolle und Status der einzelnen Personen sowie der Kontext, in dem das Gespräch stattfindet, haben alle einen Einfluss auf das Ergebnis der Verhandlung. Die eine Seite, A, bringt in ein bestimmtes Gespräch in einem spezifischen Kontext (x) ihren eigenen Standpunkt (A) ein, während die andere Seite ihren Standpunkt einbringt (B). Das Ergebnis könnte für A lauten: Ab (x), für B aber: aB (x). Die dialogische oder interaktionale Sichtweise legt nahe, dass es zumindest unwahrscheinlich ist, dass A den Standpunkt von B völlig übernimmt oder umgekehrt B den von A. Das heißt, dass keiner der Beteiligten einseitig die Ergebnisse der Verhandlung kontrolliert.

Bateson

Der familientherapeutische Diskurs ist reichlich, vielleicht sogar bis zum Überlaufen gesegnet mit Interpretationen (und Interpretationen dieser Interpretationen), oder besser Überinterpretationen, von Gregory Batesons Denken und Schreiben über die Systemtheorie im Allgemeinen und über Macht und Kontrolle im Besonderen.

Bateson argumentierte gegen das Konzept der Macht. Die Gründe dafür werden deutlich, wenn man seine Theorie in die theologische Arena stellt, die er sowohl für *angemessen* als auch für *korrekt* hielt (siehe Kapitel 5). Aber was meint Bateson denn nun, wenn er den Begriff »Macht« benutzt? Welches Konzept der »Macht« hält Bateson für korrumpierend?

Aus Batesons Sicht verdient

> »›Macht‹[33], wie ›Energie‹, ›Spannung‹ und die anderen quasiphysikalischen Metaphern, kein großes Vertrauen ..., und unter ihnen ist ›Macht‹ eine der gefährlichsten. Wer eine mythische Abstraktion (z. B. den Mythos der Macht) begehrt, muss immer unersättlich sein!« (Bateson 1979, S. 223).

Wenn wir über Beziehungen sprechen, ist ein Konzept wie »Macht« (einseitige Kontrolle durch eine Person in einer Beziehung) notwendigerweise unvollständig ohne ein damit verbundenes, komplementäres Konzept zur Beschreibung und/oder Etikettierung des Reaktionsverhaltens der anderen Person. Bateson nennt das den Beginn einer Beschreibung von Mustern. Einseitige Kontrolle wird jedenfalls für unmöglich gehalten, weil »der Teil niemals das Ganze kontrollieren kann« (1972, S. 437), was nicht heißt, dass alle Teile gleich viel

---

33 Anm. d. Übers.: Das englische Wort »Power« steht ebenso für »Macht« wie für »Kraft« im physikalischen Sinne.

Kontrolle ausüben. Es ist eine Frage von Macht über wen oder was und unter welchen Bedingungen? Wenn jemand versucht, einseitige oder wenigstens direkte Kontrolle auszuüben, muss er oder sie herausfinden, welche Reaktionen es gegeben hat, ob nämlich seine oder ihre Bemühungen erfolgreich waren. Damit *reagiert* auch der Möchtegernmachthaber im Grunde nur und muss seine Bemühungen entsprechend modifizieren. »Deshalb kann er keine einfache, geradlinige Kontrolle haben. Wir leben nicht in einem solchen Universum, in dem eine einfache, geradlinige Kontrolle möglich wäre« (Bateson 1972, S. 438).

> »Entsprechend ist im Bereich der Psychiatrie die Familie ein kybernetisches System ..., und wenn Systemkrankheiten auftreten, machen die Mitglieder gewöhnlich einander oder manchmal auch sich selbst verantwortlich. In Wahrheit sind aber beide Alternativen im Grunde arrogant. Jede der Alternativen geht davon aus, dass das individuelle menschliche Wesen totale Macht über das System hat, von dem er oder sie einen Teil bildet« (Bateson 1972, S. 438).

> »... dass kein Teil eines solchen in sich interaktiven Systems eine einseitige Kontrolle über den Rest oder über irgendeinen anderen Teil haben kann. Die geistigen Charakteristika sind der Gesamtheit als ganzer inhärent oder immanent« (ebenda).

Da in Batesons Sichtweise das System die Dinge prädeterminiert und vorherbestimmt, ist »Macht« überall und nirgends. Dieses religiöse Milieu wird von einem sehr calvinistischen Gott gesteuert: dem System. Aus Batesons Perspektive ist ein Konzept von einseitiger Macht/direkter Kontrolle innerhalb der Systemtheorie nicht nur unnötig, sondern auch unmöglich. In Batesons Theologie kann es nirgendwo etwas außerhalb der Macht, kein gegenteiliges Konzept, keine »Nicht-Macht« geben und damit auch keine Möglichkeit für so etwas wie ein Konzept der Macht. Versuche einseitiger Kontrolle können nur zu »systemischer Pathologie«[34] führen.

Foucault

Batesons Position ähnelt interessanterweise ziemlich stark der von Michel Foucault (1980): Für beide gibt es kein Äußeres zum Inneren

---
34 Bateson illustriert diesen Punkt am Beispiel von Alkoholikern, Foucault dagegen hätte Hitler oder Stalin bemüht.

der Macht und für beide ist »Macht« nur ein anderes Wort für das Konzept »Beziehung«.

Nach Foucault (1978) muss Macht zunächst einmal als die Vielzahl der Machtbeziehungen verstanden werden, welche ihre eigene Organisation konstituieren, und als der Sphäre immanent, in der sie operieren; als der Prozess, der sie durch unaufhörliche Kämpfe und Konfrontationen transformiert, stärkt oder umkehrt; oder im Gegenteil aus den Trennungen und Widersprüchen heraus, die sie voneinander isolieren; und letztlich als die Strategien, in denen sie sich auswirken (S. 92 f.).

Kurz gesagt ist Macht für Foucault ebenso wie für Bateson auch nur eine andere Bezeichnung für »Beziehung« oder »System«. Nancy Hartsock weist auf ein interessantes Rätsel in Foucaults Theorie hin, das an Bateson erinnert.

»[Für Foucault] Sind Machtbeziehungen gleichzeitig (und vielleicht widersprüchlich) sowohl intentional als auch subjektiv, obwohl Foucault mit Bedacht darauf hinweist, dass es keine Kommandozentrale gibt, die die Richtung bestimmt. Seine Darstellung der Macht ist vielleicht durch die Argumentation einzigartig, dass überall da, wo Macht ist, auch Widerstand ist« (S. 168).

Für Foucault ist Macht »omnipräsent« (Foucault 1978, S. 52 f.): Individuen befinden sich immer und überall in derselben Position, in einem Netz systemischer Beziehungen, in einem Netz von Systemen, in einer Position, die gleichzeitig Macht erduldet, ausübt und ihr widersteht. »Widerstand« ist der andere Begriff, der notwendig ist, um mit der Beschreibung eines Musters beginnen zu können.

Emerson[35]

Foucaults Konzept von Macht-Widerstand wurde bereits von R. Emerson (1962, 1964) vorweggenommen, der eine »Macht-Abhängigkeits-Theorie« entwickelte und untersuchte, die sich folgendermaßen zusammenfassen lässt:

»MACHT: Die Macht eines Handelnden A über einen Handelnden B ist der Grad an Widerstand aufseiten von B, den A potentiell überwinden kann.

---

35 Siehe de Shazer (1986) mit einer früheren Version von einem Teil dieses Materials.

ABHÄNGIGKEIT: Die Abhängigkeit As von B ist (a) direkt proportional As *motivationaler Investition* in Ziele, die über B ausgehandelt werden müssen, und (b) umgekehrt proportional zur VERFÜGBARKEIT dieser Ziele außerhalb der Beziehung zwischen A und B.

Die Macht von A über B ist gleich der Abhängigkeit Bs von A und gründet sich eben darauf« (Emerson 1964, S. 289, Hervorhebungen hinzugefügt).

Emersons Konzept scheint ziemlich gut mit denen von Bateson und Foucault übereinzustimmen. Macht-Abhängigkeit ist ein Attribut einer Beziehung, die sich nach Emerson auf verschiedene Arten verändern oder neu ausbalancieren kann:

»RÜCKZUG: abnehmende motivationale Investition aufseiten des schwächeren Teils (B).
VERGRÖSSERUNG DES NETZWERKES: zunehmende Verfügbarkeit von Zielen aufseiten des schwächeren Teils außerhalb der Beziehung (Erweiterung des »Macht-Netzwerkes« durch Bildung neuer Beziehungen)« (Emerson 1964, S. 290).

Ganz einfach, B wird als potentiell »widerspenstig« hinsichtlich As Einsatz von »Macht« gesehen. Dieser Widerstand entwickelt sich, wenn As Vorstellungen Bs Wünschen zuwiderlaufen. Somit scheint Foucaults Begriffspaar »Macht–Widerstand« treffender und näher an Batesons Sichtweise als Emersons »Macht-Abhängigkeit«. Bateson, Emerson und Foucault betrachten die Abhängigkeit, diesen notwendigen Aspekt einer jeden Beziehung, als wechselseitig oder reziprok, d. h. A ist gleichzeitig von B abhängig, während B von A abhängig ist. »Macht« und »Widerstand« liegen implizit in der gegenseitigen »Abhängigkeit«. Das bedeutet nicht, dass A und B notwendigerweise hinsichtlich »Macht« oder »Widerstand« gleichgestellt wären. Aber es bedeutet durchaus, dass keiner von beiden einseitig die Kontrolle ausübt.

In Emersons Begriffen würde die mehr oder weniger traditionelle therapeutische Beziehung als unbalanciert betrachtet werden. Die Therapeutin hat einen Machtvorteil, da die Klientin sie als Expertin, als Autorität engagiert hat, die ihr in irgendeiner Weise helfen soll. Die Klientin müsste daher zumindest in mancher Hinsicht als von der Therapeutin abhängig betrachtet werden. Und auf andere Weise(n) ist die Therapeutin auch von der Klientin abhängig. Wenn weiterhin die Therapeutin entweder von der Klientin, von sich selbst oder von beiden als »mächtiger« gesehen wird, dann ist es verständlich, zu erwarten und sogar vorhersehbar, dass die Klientin (von der Therapeutin und/ oder von Beobachtern) als diesem Einfluss »widerstehend« wahrgenommen wird, wenn die Sichtweise der Therapeutin zu Vorschlägen führt, die ihren eigenen Wünschen widersprechen. Dieses passt zu der Sicht von Bateson, Foucault und Emerson. Die Therapie würde enden, wenn entweder die Ziele der Klientin außerhalb des therapeutischen Kontextes erreichbar wären und/oder sich außerhalb der Therapie neue bedeutsame Beziehungen bildeten und/oder etwas anderes passieren würde, das die motivationale Investition der Klientin in die Therapie verringerte.

Wenn die Therapeutin sich natürlich genau darauf konzentriert und sich von dem leiten lässt, was die Klientin möchte, ist ein Konzept wie »Widerstand« überflüssig (de Shazer 1982, 1985, 1988). Damit wird auch die Notwendigkeit eines Konzeptes von »Macht« minimiert. Das soll nicht heißen, die Therapeutin habe keinen Einfluss. Klientinnen bezahlen Therapeutinnen ja schließlich dafür, dass sie Einfluss ausüben. Wenn nach Emerson der notwendige Grad der Macht vom Grad des Widerstandes abhängt, der überwunden werden muss, dann verringert sich ganz offensichtlich die notwendige Macht in dem Maße, wie Widerstand durch Kooperation ersetzt wird.

> *»Plato sagte: Alle Tugend ist Wissen. Francis Bacon fügte hinzu: Alles Wissen ist Macht. Spinoza schloss: Daher ist alle Tugend Macht.«*
> David Bidley (1962, S. 283)

Teil II

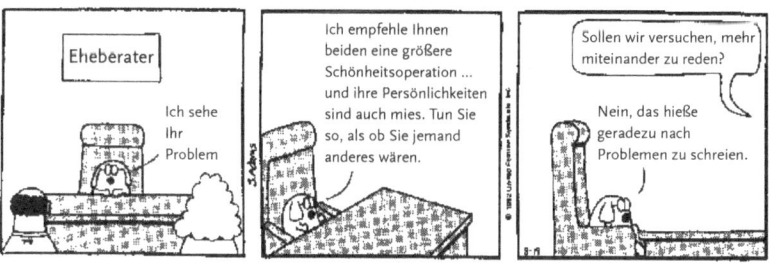

Dilbert; © United Feature Syndicate, Inc., 2008

Kapitel 7

Problemsprache – Lösungssprache

»Die Tatsachen gehören alle nur zur Aufgabe, nicht zur Lösung.«
Ludwig Wittgenstein (1972, S. 64321)

Therapeutinnen interessieren sich für das therapeutische *Handeln*, und in gewissem Sinne können ihnen nur die Beobachtung von Therapiesitzungen oder das Ansehen von Videoaufzeichnungen solcher Sitzungen die »Daten« verschaffen, die sie benötigen. In einem Buch sind allerdings Protokolle dieser Sitzungen die einzige Möglichkeit, diese »Daten« anderen Therapeutinnen zu präsentieren. Ohne solche »Daten« steht zu erwarten, dass sie sich empören, nicht einverstanden sind und gegen Ideen, Beschreibungen, Theorien usw. argumentieren, die sie nicht mit ihren eigenen Ideen, Beschreibungen, Theorien usw. und mit den »Daten« ihrer eigenen klinischen Erfahrungen in Einklang bringen können.

Daher wollen wir nun Auszüge aus diversen Therapieprotokollen lesen und dabei Therapeuten verschiedener Denkschulen zuhören. Einige Möglichkeiten, Sprache in der Therapie zu verwenden, sollen Vergleich und Gegenüberstellung der Arbeit Nathan Ackermans, James P. Gustafsons und John H. Weaklands veranschaulichen. Ursprünglich wurden die Protokolle von Ackerman und Gustafson nur deshalb ausgewählt, weil sie sich in den ersten zwei Büchern fanden, die mir in meiner privaten Bibliothek in die Hände fielen und Gesprächsprotokolle enthielten. Ich hatte mehr Glück als Verstand[36], denn mit den Unterschieden zwischen ihnen lässt sich illustrieren, wie sich einige der Schlussfolgerungen aus den ersten, mehr theoretischen Kapiteln auf therapeutisches Handeln anwenden lassen.

In mancher Hinsicht kann die Aufgabe des Therapeuten, zuzuhören und zu beobachten, mit der Aufgabe einer Leserin verglichen werden. Was die Klientin sagt, kann als eine Art Text verstanden werden. Einen Gesprächsauszug zu lesen, kann, zumindest teilweise, mit der Beobachtung einer Sitzung hinter der Einwegscheibe verglichen werden.

---

36 Es ist Absicht und kein Zufall, dass ich diese beiden Beispiele beibehalten habe, während ich von zwei anderen, die sich als nicht brauchbar erwiesen, wieder Abstand genommen habe.

Ackermans Ansatz kann exemplarisch als rein leserfokussiert (bzw. theoriegeleitet) verstanden werden, Weaklands hingegen als rein textfokussiert. Gustafsons Ansatz folgt, obwohl in erster Linie leserfokussiert, dennoch sorgfältig dem Text.

Ich werde die Konzepte »Problemsprache« und »Lösungssprache« als binären Gegensatz[37] einführen, als Werkzeug, mit dem ich Ackermans mit Gustafsons Sitzung und beide mit der von Weakland kontrastieren kann. Das erlaubt uns, Wittgenstein zu folgen und als weiteres Hilfsmittel den binären Gegensatz zwischen »Tatsachen« und ihrem Gegenteil »Nicht-Tatsachen« einzuführen.

»Nicht-Tatsachen« ist passenderweise ein weiterer Begriff als »Vorstellungen« und erlaubt uns, »Phantasien, Hoffnungen, Vorstellungen, Pläne, Wünsche« usw. als Gegenteil von »Tatsachen« mit zu berücksichtigen. Natürlich ist die Sache wieder einmal nicht ganz so einfach, da Weaklands Sitzung die Schwarz-weiß-Unterscheidung »Problemsprache«/»Lösungssprache« aus den Sitzungen von Ackerman und Gustafson unterlaufen wird. Der Vergleich dieser drei Ansätze kann als Basis verwendet werden, auf der, mit Blick auf die Gesprächsprotokolle in den folgenden Kapiteln, ein weiterer Vergleich gezogen werden kann.

Problemsprache

Stellen Sie sich als Teil 1 eines weiteren Gedankenexperiments vor, Sie haben die letzte halbe Stunde damit verbracht, mit Herrn A. über sämtliche Probleme seines Lebens zu sprechen, und Sie haben sich dabei besonders auf seine depressiven Gefühle konzentriert. Wie fühlen Sie sich nach dieser halben Stunde?

Als ich diese Frage Therapeuten gestellt habe, haben sie erzählt, wie sich »Tatsache« auf »Tatsache« häuft, während sie mit Menschen sprechen, die ihre Probleme beschreiben und nach einer Erklärung dafür suchen, und wie das Problem dadurch für den Therapeuten schwerer und schwerer wird. Nach 45 Minuten beginnt sich die ganze Situation für den Therapeuten überwältigend, kompliziert und vielleicht auch hoffnungslos anzufühlen.

Wenn der Therapeut sich so fühlt, können Sie sich vorstellen, wie sich der Klient nach 45 Minuten fühlt?

---

[37] Dies ist nur ein vorübergehendes Hilfsmittel, da das »innerhalb/außerhalb« der binären Paare nicht gewährleistet ist; die Abgrenzung ist überwindbar.

Lösungssprache

Als Teil 2 dieses Gedankenexperiments stellen Sie sich vor, Sie haben die letzte halbe Stunde damit verbracht, mit Herrn B. über all die Dinge zu sprechen, die in seinem Leben gut gelaufen sind, und Sie haben sich dabei besonders auf seine Gefühle von Erfolg konzentriert. Wie fühlen Sie sich nach dieser halben Stunde?

Als ich diese Frage Therapeuten gestellt habe, haben sie erzählt, wie sich »Tatsache« auf »Tatsache« häuft, während sie Menschen zuhören, die ihre Erfolge und alles, was sie erreicht haben, beschreiben, und wie das die Situation für den Therapeuten immer angenehmer werden lässt. Nach 45 Minuten beginnt sich die ganze Situation für den Therapeuten außergewöhnlich und belebend anzufühlen.

Wenn der Therapeut sich so fühlt, können Sie sich vorstellen, wie sich der Klient nach 45 Minuten fühlen muss?

Protokoll: Nathan Ackerman

Das Folgende ist der Beginn einer Sitzung von Nathan Ackerman (1966) mit einer Familie. Die einzelnen Aussagen (oder Sprecheinheiten) sind nummeriert, um später leichter darauf Bezug nehmen zu können.

[1] Dr. Ackermann: Bill, Sie haben einen Seufzer losgelassen, als Sie sich heute Abend hingesetzt haben.
[2] Vater: Rein körperlich, nicht psychisch.
[3] Dr. A.: Wen wollen Sie auf den Arm nehmen?
[4] V.: Ich nehme niemanden auf den Arm.
[5] Dr. A.: Hmmm.
[6] V.: Wirklich nicht ... Wirklich körperlich. Ich bin müde, weil ich heute einen langen Tag hatte.
[7] Dr. A.: Nun, ich bin jeden Tag müde, und wenn ich seufze, ist das nie nur körperlich.
[8] V.: Wirklich?
[9] Dr. A.: Was ist los?
[10] V.: Nichts. Wirklich! (Ackerman 1966, S. 3)

Leserfokussiertes Lesen

Ackerman liest Bills Seufzer als Zeichen dafür, dass etwas falsch läuft, dass es ein Problem gibt. Ackerman kommentiert die Antwort des Vaters als ausweichend und seine eigene Reaktion, Einheit 4, als »weiterer Druck für eine ehrliche Antwort« (S. 3). Bill, der Urheber des Seufzers, sagt, Ackermans Lesart, basierend auf dessen eigenen Anliegen anstatt auf Bills, sei schlicht falsch. Ackerman greift auf seine eigenen Erfahrungen als Urheber von Seufzern zurück, um sich selbst als Seufzerexperte größere Autorität zu verleihen. Er meint, die Bedeutung eines Seufzers sei definiert und festgelegt, wenn nicht sogar vorherbestimmt. Dennoch bleibt Bill dabei, dass seine eigene Erfahrung anders ist.

Was steckt hinter Bills Seufzer? Wittgenstein hat schließlich geschrieben: »Ein ›innerer Vorgang‹ bedarf äußerer Kriterien« (1984, S. 580). Diese äußeren Kriterien für innere Vorgänge schließen bei dem Versuch, in einem Gespräch Bedeutung zu erlangen, die beobachtbaren Verhaltensweisen einer Person ein, welche andere dazu bringen, ihren Bekenntnissen zuzustimmen oder nicht. Es ist der Kontext einer familientherapeutischen Sitzung (einer besonderen Form von Gespräch), die zumindest teilweise begründet, warum Ackerman Bills Seufzer als »Problemsprache« liest und nicht einfach als Seufzer, der anzeigt, dass Bill einen harten Arbeitstag hinter sich hat.

Von Foucault (1980) stammt der Gedanke, dass Macht und Wissen, insbesondere solch professionelles Wissen wie das von Ackerman über nonverbale Sprachcodes, immer untrennbar miteinander verbunden sind. Aus der Sicht von Christopher Norris (1983) führt das zu dem Gedanken, »dass das, was als Wahrheit gilt, ... zu jedem gegebenen Zeitpunkt die verschiedenen sozialen, politischen und kontrollierenden Interessen widerspiegelt, die das Feld dominieren ..., die die Auswirkungen der Macht in ›Wissen‹ – in ein Netz von Regeln, Konventionen, ethischen und professionellen Richtlinien – [übersetzen], das Kraft seiner bloßen Zwangsherrschaft über jeden Zweifel erhaben ist« (S. 128). Es handelt sich hier eindeutig um einen eher Leser- als textfokussierten Ansatz. Sowohl von Emerson (1962, 1964) als auch von Foucault (1980) stammt der Gedanke, dass Macht ebenso untrennbar mit Widerstand zusammenhängt: Wir können beobachten, wie Ackermans Machtausübung mit Bills Widerstand einhergeht. Ackermans Interpretation des Seufzers passt einfach nicht in die von Bill gewünschte.

Dr. A.: Ihr eigener Sohn nimmt Ihnen das nicht ab.
[11] V.: Also ich meine, nichts, ... da ist nichts, weshalb ich gerade heute oder heute Abend seufzen müsste.

Dr. A.: Na ja, vielleicht ist das ja gar nichts besonderes, aber ... Was meinst du dazu, John?
Sohn: Keine Ahnung.
Dr. A.: Keine Ahnung? Wie kommt es, dass du jetzt plötzlich ein Pokerface aufsetzt? Gerade hast du doch noch so wissend gegrinst.
S.: Ich habe wirklich keine Ahnung (Ackerman 1966, S. 3 f.).

Ackerman liest weiterhin alles, was im Therapiezimmer geschieht, auch das nonverbale Verhalten, als Tatsachen, als »Problemsprache«. Er interpretiert (errät) das »wissende Grinsen« als Zeichen dafür, dass der Sohn Ackermans Interpretation des väterlichen Seufzers zustimmt. Ackerman kommentiert diese Stelle, ab Einheit 11, so, dass »der Therapeut nun die Geste des Sohnes, ein wissendes Grinsen, ausnutzt, um das Leugnen des Vaters zu durchdringen und ein tieferes Mitfühlen hervorzurufen« (S. 3): Aber woher nimmt Ackerman die Idee, dass der Sohn seinem Vater nicht zustimmt? Sicher nicht von etwas bisher Gesagtem. Es ist wiederum Ackermans professionelles Wissen über nonverbales Verhalten, das ihn zu dieser Interpretation verleitet und das den Widerstand des Sohnes hervorruft. Dass der Sohn von einem »wissenden Grinsen« zu einem »Pokerface« umschaltet, ist natürlich neues Material für Ackermans Interpretationsversuche (Rateversuche).

Dr. A.: Du, ... weißt du irgendetwas über deinen Paps?
S.: Ja.
Dr. A.: Was weißt du über ihn?
[20] S.: Weiß ich nicht, außer dass ich ein bisschen was weiß.
Dr. A.: (zu John) Na, lass uns mal hören.
S.: Mein ... also, ich ... (lacht).
V.: Er ist festgenagelt.
Dr. A.: Ist er ein Mann?
[25] S.: Ja.
V.: Komm, komm, komm, Dr. A. möchte Informationen von dir.
S.: Äh, na gut, ich sage es Ihnen, Dr. A.
Dr. A.: Dein Vater gebraucht seine Hand anders als deine Mutter, weißt du.
V.: Gib her, gib her, gib her.
[30] Dr. A.: Mutters Geste geht so, und Papas ist »gib her«.

»Therapeut setzt den Kontrast zwischen den Gesten von Vater und Mutter schauspielerisch in Szene (die Mutter mit erhobenem Zeigefinger – den Vater mit fordernder, offener Handfläche) – *gib her!*« (S. 5).

S.: Äh, um ehrlich zu sein, habe ich nicht viel zu sagen. Ich kann nicht ... Er ist ein ganz normaler Mann, ich meine, er ist mein Vater. Er ist ein guter Kerl.
Mutter: Darf ich mal einen Vorschlag machen?
Dr. A.: Was ist Ihr Vorschlag?
M.: Also, äh, ich habe gelegentlich aufgeschrieben, was in der Zeit passiert ist, seit wir das letzte Mal hier waren. Nicht jede Minute, aber alles, was ich denke, was in diesem Zusammenhang wichtig ist.
[35] Dr. A.: Hm-hm.
M.: Nun, ich glaube, das ist aus verschiedenen Gründen gut. Wenn Sie es lesen, kriegen Sie einen besseren Einblick in die Dinge, und, äh, wenn Sie wollen, dass ich es vorlese, tue ich das. Wenn Sie lieber Fragen stellen wollen, können Sie das auch, aber das ist mein Vorschlag.
Dr. A.: Also ich bin froh, dass Sie mich auf das Notizbuch da auf Ihrem Schoß aufmerksam gemacht haben. Sie kommen bewaffnet mit einem Notizbuch ...

Während die Mutter versucht, das Gespräch auf das »richtige Leben« zwischen den Sitzungen zu lenken, liest Ackerman ihr »Notizbuch« in seinem interpretativen Kommentar als »Familiendossier« und als »Waffe«. Die Mutter selbst sieht er als »mit diesem Notizbuch bewaffnet« (S. 6). Er belegt also dieses »Notizbuch« der Mutter (eine Bezeichnung bzw. eine Art von Oberflächenstruktur) mit ziemlich starken und problematischen Bedeutungen (einem Bezeichneten bzw. einer Tiefenstruktur bzw. einem Unbewussten), anstatt es als, sagen wir, Tagebuch oder Datensammlung zu nehmen.

M.: ... und ich habe seit letzter Woche diese Aufzeichnungen gemacht, weil ich denke, das ist sehr wichtig. Wenn man es nicht gleich aufschreibt, vergisst man so schnell, was die Leute sagen und wie sie es sagen. Das ist etwas, was ich für die Kinder in meiner Klasse tue, was ich für Fallgeschichten benutze, ich halte das für eine tolle Idee.
Dr. A.: Was sagen Sie da? Eine »Fallgeschichte« ihrer ganzen Familie?
[40] M.: Ja.
Dr. A.: Wunderbar! Wie lang ist sie?

Ackermans interpretative Bemerkung: »Therapeut ist erheitert. Führt eine Note von ironischem Humor ein« (S. 6).

M.: Nicht so lang. Ich habe ja erst damit angefangen. (Zum Vater) Hier ist was, was du gestern Abend nicht gesehen hast.
V.: Oh, du hast geschummelt!
M.: Ich habe nicht geschummelt. Ich habe dir nur nicht gesagt, dass da noch mehr war, das ist alles. Du hast den vorderen Teil von dem Buch gelesen ...

[45] V.: Das ist geschummelt.
M.: Oh nein, ist es nicht. Also wenn Sie mich es lesen lassen wollen ... Es ist so eine Art kleines Resümee meiner Gedanken in der letzten Woche.

Wie kann der Vater das Verhalten der Mutter anders als negativ interpretieren, nach allem, was in dieser Sitzung bisher passiert ist?

Dr. A.: Schießen Sie los!

»Wahl der Formulierung durch Therapeuten dramatisiert die Waffe der Mutter« (S. 7). Allerdings stammt der Begriff »Waffe« allein aus Ackermans eigener Lesart und nicht aus irgendetwas, das irgendein Familienmitglied gesagt hätte.

M.: Aber ich war ziemlich durcheinander letzte Woche, Mitte der Woche, sehr durcheinander.
Dr. A.: Sie puhlen an Ihren Fingernägeln herum, Bill.
[50] V.: Nein, ich habe, ... der Nagel war eingerissen.

»Therapeut lenkt die Aufmerksamkeit auf den Drang des Vaters, auf sich selbst herumzuhacken« (S. 7), anstatt darauf zu achten, was die Mutter sagt.

M.: Das ist eines von seinen nervösen Leiden. Er puhlt an seinen Füßen, an seinem Ausschlag da, und er puhlt an seinen Fingern herum. Das ist eines von seinen nervösen Leiden.

»Mutter nimmt das sofort auf, um ihre kritische Attacke auf die schlechten Angewohnheiten des Vaters zu verstärken« (S. 7). Allerdings folgt sie damit nur Ackerman. Er ist derjenige, der auf Bills Nagelpuhlerei herumgehackt hat, anstatt darauf zu achten, was die Mutter sagen wollte.

S.: Ziemlich widerlich.

Mutter und Sohn haben sich, wie der Vater schon vorher, Ackerman angeschlossen, indem sie alles als negativ und problematisch lesen.

Dr. A.: Ziemlich widerlich, sagst du?
S. (zur Mutter): Wie steht's mit deinen nervösen Angewohnheiten?
[55] M.: Ich habe so einige.

S.: Ja, z. B. sitzt du ..., na egal. So einige.
M.: Ich habe ja gesagt, ich habe ein paar.
S.: Ja, und die sind ziemlich übel.
M.: Ja gut.
[60] Dr. A.: Was ist los? Bist du sauer auf deine Mutter, weil sie deinem Papa was aus seinen Fingern pickt?
S.: Na und? Er hat halt eine nervöse Angewohnheit. Haben wir das nicht alle?
Dr. A.: Welches Stück würdest du gerne aus Mama herauspicken?
S.: Sie hat ein paar ziemlich widerliche Angewohnheiten.

Zu Einheit 61: »Wortwahl des Therapeuten weist auf die Abwehr des Sohnes bezüglich erotischer Interessen an der Mutter hin.« Einheit 62 liest Ackerman als »verschleierte Anspielung auf die Verbindung von Schmutz und Sex« (S. 8). Puh! Die Einheiten 61 und 62 so zu lesen, basiert mit Sicherheit nicht auf irgendeiner Aussage irgendeines Familienmitgliedes in dieser Sitzung.

Dr. A.: Was für welche sind das?
[65] M.: Ich sage Ihnen, was für welche das sind.
V.: Nun warte mal einen Moment ...
Dr. A.: Sie spricht.

Zu Einheit 66: »Die Tendenz, einander ins Wort zu fallen, sich gegenseitig niederzumachen und auszustechen, ist ein weiteres Merkmal dieser Familie« (S. 8) und, möchte man (auf Grundlage dieses Gesprächsprotokolls) hinzufügen, von Ackerman selbst.
Später:

[93] M.: Also manches von dem Zeug, was sie in ihr Notizbuch geschrieben hat, ist ziemlich wild. Ich meine, es ist, was ich denke, und es ist in mancher Hinsicht nicht gerade schmeichelhaft. Und er hat es gelesen. Und zum ersten Mal seit wir verheiratet sind, und das sind 20 Jahre, ist er nicht wütend geworden.
V.: Länger, meine Liebe.
[95] M.: Na gut, ein bisschen mehr als 20. Er ist nicht wütend geworden. Und ich kann ehrlich sagen, dass er sich da überhaupt zum ersten Mal so verhalten hat wie der Mann, von dem ich gehofft hatte, dass er es sei. Er ist nicht wütend geworden wegen dem, was in dem Notizbuch stand.

»Mutter redet jetzt herablassend über Vater« (S. 10). Und doch ist es auch ein Kompliment: Was die Mutter angeht, hat sich etwas zum Besseren gewandelt.

Dr. A.: Meine Güte – das ist ja ein ziemlicher Fortschritt. Letzte Woche haben Sie gesagt, er wäre überhaupt kein Mann.
M.: ... Das erste Mal seit wir geheiratet haben. Es hat mich gefreut zu sehen, dass er nicht wütend wurde wegen etwas, das wahr war.
Dr. A.: Gucken Sie mal, seine Zunge! Gucken Sie mal, seine Zunge!

Therapeut benutzt wiederum die nonverbale Gestik des Vaters. Er streckt die Zunge heraus, um die Mutter insgeheim lächerlich zu machen« (S. 11). Wiederum geht es in erster Linie um Ackermans Interpretation nonverbalen Verhaltens anstatt um das, was die Mutter gesagt hat.

Bei Ackerman unterliegt alles, was die Familienmitglieder sagen oder tun, seiner Interpretation als Zeichen oder Symptom von Problemen. Alles wird seinem Wissen um den nonverbalen Sprachcode unterworfen. Als Arzt, als Experte hat Ackermans Lesart für Mutter, Vater und Sohn großes Gewicht. Nach anfänglichem Widerstand folgen sie ihm schließlich und »fallen einander ins Wort, machen sich gegenseitig nieder und stechen einander aus«.

> »Es gibt verschiedene Kriterien für die Richtigkeit einer Interpretation: z. B. (1) was der Analytiker sagt oder voraussagt, auf der Basis seiner vorausgegangenen Erfahrung, (2) worauf der Träumer durch *freie Einfälle* gebracht wird. Es wäre interessant und höchst bedeutsam, wenn beides im Allgemeinen übereinstimmte. Aber es wäre eine seltsame Behauptung (die Freud scheinbar macht), dass beides *immer* übereinstimmen *müsse*« (Wittgenstein 1972, S. 46).

Das Lesen nonverbalen Verhaltens, das wörtlich genommen und als universell betrachtet wird, beherrscht Ackermans Vorgehen: Nichts ist das, was es zu sein scheint. Heraus kommt ein von Ackerman, Mutter, Vater und Sohn gemeinsam konstruiertes Problem (oder Probleme), das sich auf einen Seufzer gründet, auf ein Grinsen, ein Notizbuch, einen eingerissenen Nagel, auf eine Zunge und auf Rülpser.

Wenn man Ackermans Lesart auf diese Weise liest, wird deutlich, was ihn dazu gebracht hat, das Etikett »Problemfamilien« zu benutzen und nach einer »klinischen Theorie der Familie« zu suchen (S. 40), ohne seinen eigenen Anteil bei der Konstruktion der Probleme wahrzunehmen. Ebenso wenig wie Lacan betrachtet Ackerman Therapie als interaktional und als Gespräch zwischen Therapeutin und Klientin(nen). Das Ziel der Intervention sind hier die isolierten und individuellen automatisierten Gedanken und/oder irrationalen Überzeugungen der Klientinnen.

»Dieses Interview zeigt, wie der Therapeut die Tendenz der Ehepartner unterbindet, sich selbst zu trösten, indem sie den jeweils anderen beschuldigen und bestrafen. Am Ende weckt er die Hoffnung auf etwas Neues und Besseres in der Beziehung. Er durchsticht die Missverständnisse, Verwirrungen und Verstörungen, um mit den Partnern einen Konsens darüber zu erzielen, was *wirklich falsch* ist« (S. 39, Hervorhebung hinzugefügt).

»Die Familie kam ursprünglich nach einer Krisensituation in die Familientherapie, in der das jüngste Kind, die elfjährige Peg, drohte, ihren Bruder und ihre beiden Eltern mit einem Küchenmesser zu erstechen« (S. 4). Was es auch immer ist, was »wirklich falsch« ist, es muss sich ein gutes Stück unterhalb der Oberfläche der Dinge befinden, unterdrückt und verdrängt in das individuelle Unbewusste der einzelnen Familienmitglieder und vielleicht in eine Art kollektives Unbewusstes der Familie. Offensichtlich ist das, was an der Oberfläche liegt, für Ackerman niemals auch nur annähernd so wichtig, wie das, was darunter liegt.

Protokoll: James Gustafson

»Haley: Ich interessiere mich nach wie vor für die Art, wie Sie Symptome angehen. Sie scheinen sich ausschließlich um das Symptom zu kümmern, und wie man damit umgehen kann, und nicht darum, was dahinter steckt.

Erickson: Denken Sie daran, das Symptom ist gewissermaßen der Henkel des Patienten. Was machen Sie mit einem Topf? Sie fassen ihn am Henkel an ... Sie bleiben mit Ihrer Hand am Henkel, und was Sie auch immer mit dem Topf tun, Sie haben immer noch Ihre Hand am Henkel.«
 Jay Haley (1985, S. 71)

Lassen Sie uns ansehen, wie ein anderer Therapeut, James Gustafson[38] (1986, S. 173) mit nonverbalem Verhalten umgeht:

---

38 In diesem ersten Beispiel illustriert Gustafson die Art, wie er meint, dass Sifneos mit diesem Klienten gearbeitet hätte. Im zweiten Beispiel illustriert Gustafson die Art, wie er meint, dass Davanloo mit diesem Klienten gearbeitet hätte. Der Interviewstil ist also nicht unbedingt repräsentativ für Gustafsons Ansatz.

[1] Arzt: Sind sie ein bisschen verärgert darüber, dass ich Sie da gestoppt habe?
[2] Patient: Na ja.
[3] Arzt: Sie lächeln?
[4] Patient: Ich habe mich hier öfters über Sie geärgert, als ...
[5] Arzt: Gerade eben.
[6] Patient: Wenn sie mich so anschubsen, aber ich weiß, es muss sein ...
[7] Arzt: O. K., aber jetzt erklären Sie mein Verhalten für mich. Ich habe gefragt, wie Sie sich gefühlt haben.
[8] Patient: Ja, Sie haben mich verärgert, als Sie mich geschubst haben.
[9] Arzt: Ich habe Sie gerade eben verärgert.
[10] Patient: Ja.
Arzt: O. K., aber sehen Sie, Sie lächeln, während Sie mir das über Ihren Ärger erzählen.
Patient: Ja.
Arzt: Genau.
Patient: Ja.
[15] Arzt: Sie fühlen sich also ein bisschen unbehaglich. Normalerweise fühlen die Leute sich unbehaglich, wenn sie mich so anlächeln. Sie ärgern sich also darüber, dass ich Sie anschubse, aber Sie fühlen sich unbehaglich, mir zu erzählen, dass Sie sich ärgern. Stimmt das?
Patient: Ja.
Arzt: O. K.

Hier wird die Lesart des Lächelns des Patienten, der Rateversuch oder die Interpretation des Therapeuten – inklusive der Autorität durch andere »Leute«, die den Therapeuten anlächeln – im Gespräch bestätigt. Gustafson scheint, anders als Ackerman, nicht anzunehmen, dass die Bedeutung des Lächelns festgelegt und definiert ist. Obwohl sein Ansatz in vielerlei Hinsicht leserfokussiert ist, berücksichtigt er doch den Text (was wirklich gesagt wird). Er scheint lediglich anzunehmen, dass die Bedeutung des Lächelns bestimmbar ist.

> »Das Subjekt der [Lacan'schen] Analyse erinnert sich auch nicht daran, was in der Kindheit passiert ist. Es ist vielmehr die permanente gegenwärtige Struktur des Denkens, die untersucht wird, und sein [sic] Problem muss innerhalb dieses Denkens gelöst werden und nicht in der Vergangenheit.«
>
> Andrea Nye (1988, S. 137)

In einem weiteren Fallbeispiel Gustafsons geht es um einen Fall von schwerer Migräne, »die mit den üblichen pharmakologischen Methoden nicht unter Kontrolle zu bringen war« (S. 183):

[1] Arzt: ... Ihr Ärger – Sie fangen an, mir darüber zu erzählen, und dann zucken Sie mit den Schultern und lächeln und sagen, »Oh, es ist gar nichts«, sehen Sie? So verlieren Sie Ihre Gefühle.
[2] Patientin: Na ja ...
[3] Arzt: Was?
[4] Patientin: Ist das schlimm?
[5] Arzt: Und dann fangen Sie an, sich zu entschuldigen, sehen Sie? Ich versuche Ihnen nur zu sagen, wie es ist ...
[6] Patientin: Hm, hmmm.
[7] Arzt: Das ist keine Kritik, nur eine Tatsachenbeschreibung, aber Sie meinen gleich, Sie müssten sich entschuldigen ...
[8] Patientin: Ja. Ich weiß. (S. 184)

Bedeutung wird hier durch die folgende Gleichung entwickelt: (a) Schulterzucken und Lächeln bei gleichzeitigem (b) Sprechen über Verärgerungen, gleich (c) Gefühle verlieren. Mehr als eine halbe Stunde später in diesem Gespräch:

[9][39] Patientin: Ich weiß. (Lange Pause) Ich weiß nicht, wo ich anfangen soll. Es ist wie, es ist ein sehr unsicheres Gefühl ...
[10] Arzt: Sprechen Sie weiter.
Patientin: Ich weiß, ich denke. Es ist so komisch, aber es fühlt sich an, als ob Sie das angreifen, was ich bin, was nicht richtig gut ist. (Patientin schlägt die Hände vors Gesicht.)
Arzt: Hm, hmmm.
Patientin: Ich mag das nicht.
Arzt: Wie fühlt sich das an. (Patientin schnieft.) Sie haben gerade ein Gefühl gehabt, oder?
[15] Patientin: Ja.
Arzt: Und Sie haben versucht, es loszuwerden.
Patientin: Ich bemühe mich sehr, es loszuwerden.
Arzt: Nun, lassen Sie uns dabei bleiben. Sie haben gerade begonnen, ein Gefühl mir gegenüber zu haben, Sie fühlen sich, als ob ich das angreifen würde, was Sie sind.
Patientin: Hm, hmmm.
[20] Arzt: Wie fühlt sich das für Sie an?
Patientin: Das fühlt sich nicht gut an.
Arzt: Sie versuchen, Ihre Tränen zu unterdrücken, oder?
Patientin: Ja. (Pause) (Patientin weint. Therapeut reicht ihr ein Taschentuch.)
Arzt: Sie wollen mich jetzt nicht ansehen, oder?

---

39 Die Nummerierung ist willkürlich, da das vollständige Protokoll nicht vorliegt.

[25] Patientin: Nein.
Arzt: Warum nicht?
Patientin: Darum.
Arzt: Warum?
Patientin: Wenn ich Sie nicht ansehe, vielleicht kann ich dann, kann ich die Fassung bewahren.
[30] Arzt: Aber wenn Sie das tun, werden wir hier nicht vorankommen.

(Patientin kann sich das Lachen kaum verkneifen, bedeckt den Mund mit der Hand.)

Patientin: Ich weiß. Aber Sie haben gefragt, warum, und ich habe es Ihnen gesagt.
Arzt: Sehen Sie, da ist es wieder. Ich kritisiere nicht Ihre Reaktion.
Patientin: Ich weiß.
Arzt: Ich meine, Sie verstehen meine Beobachtung wieder als Angriff. Sie versuchen, die Fassung zu bewahren, die wie eine Mauer wirkt, immer wenn Sie und ich beginnen, in die Nähe dessen zu gelangen, was Sie wirklich sind und was Sie wirklich fühlen. Sie wollen wirklich diese Mauer errichten.
[35] Patientin: Ja, das will ich.

Gustafson benutzt die verschiedenen nonverbalen Hinweise als Kontext für das, was die Patientin sagt. Das soll bestimmen helfen, was die Klientin »wirklich fühlt« (eine Tiefenstruktur bzw. ein Unbewusstes). In Gustafsons leserfokussiertem Ansatz bestätigt der Text (und die Urheberin des Textes) seine Lesart.

Eine weitere halbe Stunde später in der Sitzung:

[36] Arzt: Es ist mehr als Angst. Sie haben angefangen zu weinen, und das hat wehgetan.
Patientin: Tut es immer noch.
Arzt: Sie meinen, es ist immer noch da.
Patientin: Hm, hmmm.
[40][40] Arzt: Was ist dieser Schmerz? Da tut etwas sehr weh, wenn Sie dafür angegriffen werden, wer Sie sind. Das war Ihre kritische Phase. Das tut Ihnen sehr weh.
Patientin: Ja.
Arzt: O. K., erzählen Sie mir, wie das weh tut.
Patientin: Na, das ist so, was ist, wenn ich das nicht mag, was ich da finde, und davor habe ich Angst. (Hand vor dem Gesicht, wischt etwas weg, verdeckt den Mund, die rechte Gesichtshälfte. Sehr erschüttert.)

---

40 Die Nummerierung ist willkürlich und dient nur der besseren Orientierung.

Arzt: Was Sie nicht mögen? (Pause)
[45] Patientin: Na ja, ja, es ist eigentlich egal, was andere ... nein, es ist nicht egal, was andere Leute denken.
Arzt: Ja, Sie sind sehr sensibel, Sie spüren genau, ob ich das mag, was ich da finde.
Patientin: Das stimmt.
Arzt: Es liegt hier also etwas Schmerzhaftes darin, nicht akzeptiert, nicht dafür gemocht zu werden, wer Sie sind.
Patientin: Ja. Wahrscheinlich weil, ähm, als ich in der, ich weiß nicht mehr genau, aber in der Grundschule oder am Anfang im Gymnasium war und so, da haben mich die anderen nicht gemocht ...
[50] Arzt: Hmmm.
Patientin: Das war wirklich nicht so schön.

Laut Gustafson »erreicht das ihren Schmerz, der seit über zehn Jahren hinter einer Mauer lag« (S. 189). »Wir waren weit genug gekommen. Die Qual im Gesicht hatte eine Verbindung bekommen zu der extremen Sensibilität dafür, nicht ›gemocht‹ zu werden. Der Auslöser der Migräne hätte für uns beide nicht klarer sein können« (S. 191). Diese Verbindung war von der Patientin und dem Arzt im Gespräch über die Bedeutungen der nebeneinanderstehenden verbalen und nonverbalen Hinweise gemeinsam konstruiert worden. »Die Patientin begann also eine Kurztherapie ... viele andere Migräneschübe wurden verstanden, weil es offenkundig wurde, wie in vielen Lebensbereichen der Patientin Bedrohungen, ›nicht gemocht zu werden‹ an die Oberfläche kamen ... Die Katamnese sechs Monate nach der Kurztherapie zeigte sie fast völlig frei von Migräne, ein enormer Fortschritt, wenn man bedenkt, wo sie mit uns begonnen hatte« (S. 191).

Die Gesprächssequenzen (s. o.) zeigen deutlich eine sich entwickelnde, induktive Logik, ein fast arithmetisches Voranschreiten[41], das zwingend logisch zu den Schlussfolgerungen der Einheiten 43 bis 51 führt. Natürlich erscheint es überaus logisch, dass die Migräne dadurch verursacht wird, dass die Patientin nicht gemocht wurde, dass sie dafür angegriffen wurde, wer sie war, und das schon in der Grundschule oder vor mindestens zehn Jahren. Allerdings schreibt Wittgenstein: »Wenn Sie von der Psychoanalyse dazu gebracht werden

---

41 Alles wird addiert: Es ist fast so, als könnten die Einheiten addiert werden (1+7+11+14+29+30+34+40), die diesen Schluss der Einheiten 43 bis 51 hervorbringen müssen. So wie bei zufällig auf dem Tisch liegenden Dingen: Wenn wir sie lange genug herumschieben, können wir ein Muster finden.

zu sagen, in Wirklichkeit dachten Sie so und so, oder Ihr Motiv war in Wirklichkeit so und so, ist dies keine Angelegenheit von Entdeckung, sondern von Überredung« (1972, S. 27).

Obwohl Ackerman wie auch Gustafson den nonverbalen Anteilen der Kommunikation große Aufmerksamkeit schenken, verfahren sie doch unterschiedlich damit. Ackerman geht davon aus, dass nonverbale Zeichen transparent, festgelegt und definiert sind. Dadurch verhält sich Ackerman so, als besäße er ein Wörterbuch, das ihm die einzig wahre Bedeutung eines Seufzers verrät, was bei weitem mehr Gewicht hat als das, was der Urheber des Seufzers glaubt. Gustafson dagegen verhält sich so, als wüsste er, dass ein Lächeln oder ein Schulterzucken *etwas* bedeuten, dass aber nur die Patientin beurteilen kann, was sie »wirklich« bedeuten – per Bestätigung der Interpretationen oder Rateversuche des Therapeuten.

Ackermans und Gustafsons Gespräche illustrieren verschiedene Möglichkeiten, in Therapiesitzungen Probleme zu konstruieren.

Im Allgemeinen scheint Problemsprache auf dem traditionellen westlichen Verständnis von »Wahrheit« und »Realität« zu beruhen. Während im Gesprächsverlauf eine »Tatsache« der anderen folgt, fühlen wir uns gezwungen, dahinter und darunter zu blicken, Kausalverbindungen und Zusammenhänge zwischen diesen Tatsachen zu sehen. Das führt zu dem Gedanken, dass zuerst das »grundlegende Problem« – das, was dahinter und darunter ist – an der Wurzel gepackt werden muss, bevor die Klienten andere Probleme angehen können (die an der Oberfläche liegen).

Der poststrukturalistische Standpunkt meint allerdings, dass uns die Art und Weise, wie wir Sprache benutzen, ungewollt auf Abwege führen kann und dass sie das oft genug auch tut. Man vergisst leicht, dass eine Beschreibung immer in Sprache gegeben werden muss und dass (zumindest) die englische (wie die deutsche) Sprache ein sequentielles Ordnen der in einer Beschreibung verwendeten Wörter erfordert. Dass wir *Beschreibungen* mit *Kausalerklärungen* verwechseln, liegt daran, dass wir auf unsere Sprache angewiesen sind, dass wir von ihr sogar überlistet werden. Das geht so weit, dass wir vergessen, wie sich unsere Gedanken aus sprachlichen Wendungen entwickelt haben[42], aus dem interaktionalen Gesprächsprozess zwischen Therapeutin und Klienten, aus dem Verlangen und dem Geben von Be-

---

42 Formaler ausgedrückt heißt das, wir verwechseln ungewollt Ontologie und Grammatik.

schreibungen. Es ist wichtig, sich zu vergegenwärtigen, dass weder die Therapeutin noch die Klienten irgendetwas falsch machen, wenn das passiert. Der Fehler – sofern es denn einen gibt – liegt vielmehr in der Sprache selbst.

Natürlich ist nicht jedes Gespräch über Probleme problematisch. Manchmal ist es äußerst nützlich. Wenn eine Klientin z. B. noch nie mit irgendjemandem über ihr Problem gesprochen hat, dann bedeutet es, dass sie etwas anders macht als bisher, wenn sie über das Problem spricht. Über das Problem zu sprechen, kann auch nützlich sein, wenn der Klient vor der Therapeutin noch nie jemanden gefunden hat, der ihm aufmerksam zugehört und ernst genommen hat, was er gesagt hat.

Protokoll: John H. Weakland

Häufig erweist sich der Ansatz als nützlich, über das Problem zu sprechen und darüber, wie es aufrecht erhalten wird (z. B. durch »Lösungsversuche«), und sich dabei darauf zu konzentrieren, »diese Lösungsversuche zu unterbrechen, sei es dadurch, dass sie durch neue und andersartige Verhaltensweisen ersetzt werden, oder, seltener, dadurch, dass die ursprünglich mit Besorgnis betrachteten Verhaltensweisen neu und als ›kein Problem von Bedeutung‹ bewertet werden« (Weakland 1993a, S. 141). Weakland liest eindeutig textfokussiert, und sein Bemühen, so viele Details wie möglich zu erfahren, spiegelt sein Bedürfnis wider, innerhalb dessen, was der Klient sagt, und innerhalb der Logik des Klienten zu bleiben.

Das Folgende ist die wörtliche Abschrift einer Sitzung von John H. Weakland mit einer Frau und ihrem zehnjährigen Sohn am BFTC im Januar 1991

[1] John H. Weakland: Ich glaube, wir haben uns noch nie gesehen, und ich weiß nichts über Sie. Würden Sie mir also einfach erzählen, welche Schwierigkeit oder welches Problem Sie hierherführt?

[2] Mutter: Nun, wir haben schon eine Menge Probleme gehabt, was Neal ..., wissen Sie: auf mich hören, an die Schulaufgaben denken. In letzter Zeit hat er eine Menge Ärger und so gekriegt.

[3] JHW: Mit was für Dingen haben Sie Ärger gehabt, wenn er auf Sie hören sollte?

[4] M.: Immer wenn ich ihm etwas sage, stellt er sich so an und will es nicht tun, wissen Sie. Er ist ein echter Dickkopf. Wenn ich ihm was auftrage, was er machen soll, ist das, als hätte ich das nie getan.

[5] JHW: Legen Sie ihm dann einen Zettel hin mit den Aufträgen?
[6] M.: Nein, ich gebe sie ihm mündlich.
[7] JHW: Wie geben Sie ihm die Aufträge, dass ich mir ein Bild machen kann?
[8] M.: Na ja, ich würde sagen, »Neal, mach, dass dein Zimmer aufgeräumt wird«, oder so was wie »bring das Haus in Ordnung«, wissen Sie, »bevor ich nach Hause komme«, oder so was in der Art.
[9] JHW: Wie antwortet er darauf?
[10] M.: »AAAAAAAAAAAAAAAAAAAAAAAAAAAAAhhhhhhhhhhhh hhhhhh« und so in der Art, und dann, wissen Sie, in der Schule macht er einfach nicht – ich weiß, er kann die Arbeit packen und so, aber er hat einfach Probleme, haut ab und so, und packt es nicht. Einfach einen Haufen Probleme. Gerade letzte Woche wurde er beschuldigt wegen schwerster sexueller Übergriffe.
JHW: Gut, dem gehen wir noch nach, aber eins nach dem anderen. Da mir das alles ja ganz neu ist und ich Neal noch nie vorher gesehen habe, bin ich völlig unwissend: Woher wissen Sie, dass er in der Lage ist, seine Schularbeiten zu machen?
M.: Weil ich hingegangen bin und mit seinem Lehrer geredet habe und so, und die sagen, er ist sehr fähig.
JHW: O. K.
M.: Wissen Sie, er setzt sich so hin und arbeitet da, dann kann ich sehen, was er kann, aber er schafft einfach nicht die Noten.
[15] JHW: Aber Sie haben deren Aussage, und die sollten in der Lage sein, das zu beurteilen, und das ist deren Angelegenheit. Welcher Teil von all dem macht Ihnen am meisten Sorgen? Was ist die Sache, die Sie am meisten verändert haben wollen?
M.: Seine Einstellung.
JHW: O. K. Aber er hat eine Einstellung zur Schule, er hat eine Einstellung dazu, was Sie ihm auftragen.
M.: Ein Einstellungsding zum Leben.
JHW: O. K. Aber man kann nicht so gut überall gleichzeitig anfangen, also wo möchten Sie seine Einstellung am meisten verändert haben? Wo Sie eine konkrete Veränderung sehen können?
[20] M.: Was mich angeht, in der Art, wie er mich behandelt.
JHW: O. K. Dass er nicht auf Sie hört, oder was anderes?
M.: Dass er nicht darauf hört, wenn ich ihm was sage. Dass er immer freche Antworten gibt und solche Sachen.
JHW: Geben Sie mir ein Beispiel dafür, was Sie sagen würden und welche freche Antwort er geben würde.
M.: Ich sage: »Neal, ich glaube, ich habe dir gesagt, du sollst die Küche sauber machen.« »Ich hab sie doch sauber gemacht, ich habe die Küche sauber gemacht« – und er hat es nicht gemacht. Lassen Sie mich noch ein anderes Beispiel suchen. Wissen Sie, wenn ich so was auf den Tisch

bringe wie: »Ich dachte, du wolltest heute gut sein in der Schule« oder: »Wo ist dein Tagesbericht?« oder etwas in der Art. »Ich weiß nicht, was damit passiert ist«, und ich sage: »Du weißt, du musst die Dinger mit nach Hause bringen.« Dann sagt er: »Ich hab's vergessen, mein Gott, ich hab's vergessen.« Das ist die Art, wie er redet.

An dieser Stelle hat Weakland zumindest im Ansatz einen Fokus entwickelt: Die Interaktion, die damit endet, dass der Sohn der Mutter freche Antworten gibt, wenn sie will, dass er etwas tut. Es wird langsam klar, was die Mutter ändern will. Diese Art, über ein Problem zu sprechen, ist eindeutig dazu gedacht, herauszufinden, was die Klientin verändert haben will, und nicht, um zu untersuchen, wie die Dinge so geworden sind, wie sie sind. Weaklands Ansatz kann bis hierhin so zusammengefasst werden: *Die Dinge sind, wie sie sind; was also möchte die Klientin verändert haben?* Im Gegensatz zu Ackerman und Gustafson verlangt Weaklands Ansatz textfokussiertes Lesen.

[25] JHW: O. K. Lassen Sie mich mal den Gang wechseln und die Dinge untersuchen. Ich denke, es ist ziemlich klar, Neal, dass sich deine Mutter Sorgen darüber macht, wie du dich verhältst. Ich würde das nun gerne mit dir zusammen rauskriegen. Siehst du irgendwelche Probleme, wie du dich verhältst, oder mit irgendetwas anderem in der Familie? [Neal nickt.] Ja? Was für welche?
Neal: Mist bauen in der Schule und so.
JHW: Wie siehst du dich selbst in der Schule Mist bauen?
N.: Manchmal mach' ich meine Aufgaben nicht fertig. Ich kriege schlechte Noten.
JHW: Ich weiß, ich kann dich eigentlich vor deiner Mutter nicht bitten, das zu beantworten, aber ist das ein Problem für dich, schlechte Noten zu bekommen? [Neal nickt.] Warum?
[30] N.: Ich schaffe die Zensuren nicht.
JHW: Ich frage nur nach deiner eigenen Meinung, nicht nach der von irgendjemand anderem. Also? Was macht dir das aus? Ich bin ja in einem Alter, wo ich keine Kinder in der Schule habe, und nach allem, was ich so höre, gibt es viele Kinder, die sich sagen: »Was soll's?« Aber du sagst, du machst dir Sorgen über deine schlechten Noten. Warum stört dich das? Ich verstehe nicht genau, warum es das tun sollte? Na, o. k., das ist auf jeden Fall nicht gerade etwas, womit du dich vor deiner Mutter und allen Leuten hinstellen könntest und sagen, dass dir Noten sowieso egal sind. Klar, du würdest das nicht einmal sagen wollen, wenn es so wäre.

Weakland fängt jetzt an, in einer Weise über das Problem zu sprechen, die zum Markenzeichen des von ihm und seinen Kollegen Richard

Fisch und Paul Watzlawick entwickelten Ansatzes geworden ist[43]: Was hat die Mutter dafür getan, zu bekommen, was sie will? Fokussiert wird nicht das Problem, sondern die gescheiterten Lösungsversuche.

[Fortsetzung 31] Was haben Sie versucht, damit Ihr Sohn besser auf Sie hört?
M.: Strafen, Dinge wegnehmen.
JHW: Was für Dinge?
M.: Kein Telefon – damit kann er sowieso nicht umgehen. Kein Fernsehen.
[35] JHW: Sie haben das versucht, aber es funktioniert nicht richtig.
M.: Mm hm.
JHW: Ach so, ich sollte noch erwähnen, das hätte ich eigentlich schon früher sagen sollen, dass ich nicht nur danach frage, was funktioniert, sondern dass ich auch frage, was nicht funktioniert, weil das genauso wichtig zu wissen ist. Es hat keinen Sinn, noch mehr von dem zu tun, was nicht funktioniert.
M.: Ich habe alles versucht. Ich habe ihn angeschrien, ihm Sachen gestrichen, ihn bestraft, mit ihm geredet, und ich weiß nicht: Er ist ein paar Tage lang o. k., und danach fängt er wieder genauso an.
JHW: Er ändert sich also für ein paar Tage, und dann ist es wieder, als wäre nichts gewesen, wenigstens sieht es so aus. Aber für ein paar Tage erzielen Sie wirklich eine Verbesserung.
[40] M.: Mm hm. Nur für ein paar Tage.
JHW: Sie sprechen also mit ihm, fragen ihn: »Neal, warum hast du nicht getan, was ich dir gesagt haben?«
M.: Ich habe ihn gefragt, was mit ihm los ist und so, ob er ein Problem hat oder irgendwas, worüber er mit mir sprechen muss. »Ich habe kein Problem.« »Es ist alles in Ordnung.« Einmal hat er sogar gesagt, er hasst mich. Ich habe ihn gefragt, was das heißen soll. Er hat gesagt: »Ich habe das nur gesagt, weil ich wütend war.«
JHW: Wie sehr hat Sie das trotzdem geärgert?
M.: Als er gesagt hat, er hasst mich, hat mich das wirklich fertig gemacht [fängt an zu weinen].
[45] JHW: Das ist wahrscheinlich mit das Härteste, was eine Mutter zu hören bekommen kann, schätze ich. Ich habe mich gerade gefragt, ob, wenn Sie eine Möglichkeit finden würden, na ja, lassen Sie uns nicht sagen, hart zu werden, aber vielleicht bestimmter aufzutreten, in einer Weise, die funktionieren würde, würden Sie dann Gefahr laufen, dass er noch öfter sagt, er hasst Sie? Was meinen Sie?

---

43 Am Brief Therapy Center des Mental Research Institute, Palo Alto, Kalifornien.

M.: Ich mache mir manchmal Sorgen darüber, dass er mich hassen könnte.
JHW: Könnten diese Gedanken dabei im Weg sein, mit ihm richtig klarzukommen?
M.: Manchmal.
JHW: Hier ist noch mal eine Frage, die ich eigentlich in Neals Gegenwart nicht stellen sollte, aber denken Sie, es könnte möglich sein, dass er weiß, dass er Sie damit ärgern kann, wenn er sagt, er hasst Sie, und dass er das vielleicht sogar irgendwie ausnutzt?
[50] M.: Na ja ...
JHW: Würde er so eine Machtstrategie gegen Sie anwenden?
M.: Ich weiß nicht, Ich glaube eigentlich nicht.
JHW: Nun, vielleicht ist das eines der Dinge, über die man lieber nicht so viel nachdenkt, der Gedanke, Ihr Sohn könnte versuchen, sie damit zu treffen, um seine Macht zu stärken und ihre berechtigte Macht als Mutter zu schwächen.

Mutter und Sohn sprechen dann in Ruhe über die Geschichte mit dem »sexuellen Übergriff« in der Schule, die passiert ist, nachdem die Mutter die Therapie in die Wege geleitet hatte. Sie war zufrieden mit der Art und Weise, wie Schule und Polizei die Sache behandelt hatten, und sie war recht zuversichtlich, dass ihrem Sohn diese Begegnung mit dem Gesetz eine Lehre gewesen war. (Mehrere Wochen später erzählt sie dem Therapeuten in einer nachfolgenden Sitzung, dass die ganze Sache übermäßig aufgeblasen und nun fallengelassen worden war.) Nach dieser Diskussion wurde der Sohn aus der Therapiesitzung entlassen:

[101] JHW: Sie haben es nicht leicht gehabt, Ihren Sohn unter Kontrolle zu behalten und ihn richtig zu erziehen. Es scheint, er hört nicht gerade gut zu. Ich habe den Eindruck, das meiste geht zum einen Ohr rein und zum anderen wieder raus. Er antwortet Ihnen generell nicht viel, und wenn, dann macht er eine freche Bemerkung wie: »Ich habe es schon getan«, obwohl er es nicht getan hat. Manche Kinder sagen »ja, ja«, aber dann machen sie doch nicht, was sie sollen. Macht er so etwas auch?
M.: Andauernd. Vielleicht hat das ja auch eine Menge mit mir zu tun, wissen Sie, dass ich ihn alleine großgezogen habe ... weil, einen Großteil der Zeit kann ich einfach nicht da sein.
JHW: Haben Sie ihn von Anfang an alleine erzogen, oder war sein Vater noch eine Weile da, bevor Sie sich getrennt haben, oder wie?
M.: Schon seit er gezeugt wurde, war er immer mal da und dann wieder weg.

[105] JHW: Rein und raus, vor und zurück?
M.: Rein und raus, vor und zurück.

Später:

[111] JHW: Sie möchten, dass Neal sich besser benimmt, besser auf Sie hört, mehr Rücksicht auf Sie nimmt, aber es ist ja unwahrscheinlich, dass er sich völlig verbessert, auf einmal, über Nacht. Wahrscheinlich geht das eher langsam, Schritt für Schritt. Aber was wäre für Sie das erste Anzeichen seiner Verbesserung? Was wäre, wenn Sie sehen würden, dass er ...
M.: [unterbricht ihn] Ich möchte bloß, dass er zuverlässig ist.
JHW: ... Würden Sie sagen, o. k. Ich denke es hilft, wenn Sie über diese Dinge so genau wie möglich nachdenken. Was wäre das, wo Sie sich sagen würden, »er macht den ersten Schritt zum Besseren«, wenn Sie sehen würden, dass er es tut? Denken Sie so klein wie möglich. Es ist wahrscheinlicher, dass diese Sachen klein anfangen und dann wachsen, als dass sie sich über Nacht großartig verändern.
M.: Schularbeiten.
[115] JHW: Schularbeiten.
M.: In der Schule besser werden.
JHW: O. K. Was benötigen Sie: Denken Sie an positive Worte von einem seiner Lehrer? Oder etwas auf seinem Zeugnis? Oder dass Sie ihn zu Hause, bei den Hausarbeiten, anders arbeiten sehen, oder was sonst?
M.: Also, im Grunde ein gutes Zeugnis und dass er seine Hausaufgaben macht. Das wäre das erste Anzeichen von Verbesserung.
JHW: Gut. Aber mit der Schule, meinen Sie, Sie würden mit einem der Lehrer sprechen, oder meinen Sie sein Zeugnis?
[120] M.: Sein Zeugnis.

Weakland geht später zu dem Thema über, dass die Mutter Dinge wegnimmt, was nach ihren Aussagen nicht funktioniert hat.

[130] JHW: Liege ich da richtig, dass Sie ihm mit dem Dinge-Wegnehmen irgendwie sagen wollen, dass Sie das tun, damit es ihm eine Lehre ist?
M.: Mm hm.
JHW: Manchmal hat es mehr Wirkung, wenn auf mysteriöse Weise einfach etwas für eine Weile verschwindet. Aber das greift uns jetzt ein wenig vor.

Weakland konzentriert sich später auf die Reaktionen der Mutter auf das »Ich hasse dich« ihres Sohnes, wiederum etwas, was nicht gerade gut funktioniert hat.

[140] JHW: Ich denke noch an etwas anderes. Vorhin klang das für mich so – verbessern Sie mich, wenn ich da falsch liege –, dass, wenn er sagt: »Ich hasse dich«, und vielleicht auch schon bei etwas, was in diese Richtung geht, so wie: »Ich mag dich nicht«, »Ich hab mit dir nichts zu tun«, ich habe den Eindruck, dass Sie das irgendwie völlig auf die Palme bringt, oder?

M.: Ja, das tut es.

JHW: Wie kommt das bei Ihnen an?

M.: Es lässt mich zweifeln, warum ich mich so bemühe. Ich meine, schon wie der mich manchmal anguckt. Oh, das wühlt mich auf.

JHW: Wühlt Sie auf? Wie?

[145] M.: Also, ich schätze, das ist einfach, ich kann das wirklich nicht erklären. Das macht mich wütend, wissen Sie, gibt mir das Gefühl, es ist ihm wirklich einfach egal.

JHW: So was wie: Sie arbeiten hart und unter schwierigen Umständen, um eine gute Mutter zu sein, und es scheint nichts dabei rauszukommen?

M.: Genau.

JHW: Das muss wehtun. Ich frage mich, was Sie da vielleicht tun könnten. Ich kann Ihren Schmerz gut verstehen. Aber – mit Absicht oder nicht – er nutzt das in einer Weise aus, die ihn stärker und Sie schwächer werden lässt. Und das ist nichts Gutes, wenn Sie ein Kind aufziehen.

Später:

[151] JHW: Das klingt, als würden Sie sich selber auf die Palme bringen, auch wenn er es nicht tut, als würden Sie sich selber runtermachen, als eine Niete von Mutter usw. Für mich sieht das viel eher so aus: Sie haben sich in einer sehr schwierigen Situation befunden, Sie haben sich wirklich sehr gekümmert, und ich finde das sehr beeindruckend, wie sehr Sie an dieser schwierigen Situation arbeiten. Kinder sind noch unter den besten Umständen schwierig genug zu erziehen.

Ich werde Ihnen etwas sagen – ich weiß nicht, ob Sie das machen können, aber wenn Sie können –, was in der Situation einen ersten Unterschied machen würde. Es könnte ein Schritt sein, ihn so weit zu bekommen, dass er umkehrt – ich weiß nicht, ob Sie das machen können. Wahrscheinlich denken Sie, es ist eine verrückte Idee und Sie könnten das nicht machen. Es könnte sein, ich weiß, Sie sind sehr offen, aber vielleicht ist es schon zuviel verlangt, Sie zu bitten, das überhaupt in Erwägung zu ziehen oder zu überlegen, ob das für ihn nützlich sein könnte. Das wäre, dass Sie das nächste Mal, wenn er – ich hoffe, er sagt

so schnell nicht wieder: »Ich hasse dich«, aber das muss es gar nicht sein. Es würde schon reichen, wenn er Sie nerven würde oder wenn er Ihnen auch nur diesen richtig fiesen Blick zuwerfen würde – wenn Sie darauf reagieren könnten, indem Sie sagen: »Neal, du gehst mir wirklich auf die Nerven. Scheinbar habe ich das verdient, ich war wohl eine schlechte Mutter«. Ich bitte Sie nicht, das zu glauben, sondern nur, ihm das zu sagen.
M.: [Breit lächelnd] Ich schätze, das ist einen Versuch wert.
JHW: Na ja, es wird wahrscheinlich nicht ganz einfach.

Diese »kleine Aufgabe« hat sich schon seit dem Anfang des Gesprächs entwickelt (Einheiten 42–52 und 140–148), wo beschrieben wird, dass es ziemlich hart ist für eine Mutter, wenn der Sohn ihr sagt: »Ich hasse dich«, und dass das etwas ist, was dem Jungen mehr Macht verleiht und der Mutter weniger. (Siehe das Beispiel in Kapitel 12, in dem eine Klientin im Verlauf einer Sitzung dieselbe Aufgabe neu erfindet.)

John H. Weaklands Gespräch unterscheidet sich sowohl von Nathan Ackermans als auch von James Gustafsons. Weakland gibt sich alle Mühe, »nur die Zeilen zu lesen«, sich auf den Text selbst zu konzentrieren, nichts als gegeben hinzunehmen und keinerlei Annahmen zu machen. Die Frage, auf die das Gespräch sich konzentriert, heißt nicht: »Was ist falsch?«, sondern vielmehr: »Vorausgesetzt, irgendetwas ist falsch, was tun Sie dagegen?«

Weaklands Fokus ist in keiner Weise das Problem. Er ist vielmehr die Lösung dieses Problems. Die gesamte Aufmerksamkeit, die er den Details vergeblicher Lösungsversuche widmet, dient dazu, (1) herauszufinden, was nicht funktioniert hat, um es nicht zu wiederholen, und (2) herauszufinden, was für die Klientin wirklich zählt (in diesem Falle emotional).

Offensichtlich sind Batesons Kurzzusammenfassung, Ackermans Gespräch, Gustafsons Gespräch, Weaklands Gespräch und ein Gedicht (z. B. eines von Dylan Thomas) sehr verschiedene Aktivitäten in überaus unterschiedlichen Kontexten. Und doch benutzen alle diese Aktivitäten Sprache und sind in Sprache eingebettet. In Gedichten und in Kurzzusammenfassungen für professionelle Zeitschriften wird Sprache sehr überlegt und sorgfältiger als in psychotherapeutischen Sitzungen verwendet.

Paul de Man (1986) hebt einen Aspekt der Sprache hervor, der mindestens interessant, wenn nicht provokativ (im Sinne von irritie-

rend wie im Sinne von erregend) ist, wenn man die Verwendung von
Sprache in therapeutischen Sitzungen betrachtet (obwohl de Man sich
auf Literatur bezieht):

> »Literatur ist nicht deshalb Fiktion, weil sie es ablehnt, die ›Realität‹ anzuerkennen, sondern weil nicht *a priori* sicher ist, dass Sprache nach den Prinzipien der phänomenalen Welt oder zumindest nach Prinzipien, die diesen *entsprechen*, funktioniert. Es ist daher nicht a priori gesichert, dass Literatur eine Quelle verlässlicher Information über irgendetwas anderes als ihre eigene Sprache ist« (1986, S. 11).

Lacans [W]Hole vorausgesetzt, ist es auch nicht *a priori* gesichert, dass Therapiesitzungen eine verlässliche Quelle für irgendetwas außer ihrer eigenen Sprache sind, denn »was wir Ideologie nennen, ist genau das Vermischen der sprachlichen mit der natürlichen Realität, der Referenz mit dem Phänomenalismus« (de Man 1986, S. 11). Henry Staten (1984) findet, indem er (in seiner Studie über Wittgenstein und Derrida) Wittgenstein paraphrasiert, sehr klare Worte für dieses Rätsel: »Es ist die Sprache, die verhext, aber es ist auch die Sprache, in der wir bleiben müssen, um diese Verhexung kurieren zu können« (S. 91).

De Mans Gebrauch des Begriffes »Ideologie« scheint sich von dem der Frankfurter Schule (Geuss 1981) ziemlich deutlich zu unterscheiden. Um unsere Schwierigkeiten damit zu minimieren, greife ich auf das Lexikon zurück, das auf eine Familienähnlichkeit der beiden Arten der Verwendung hinweist:

Ideologie:
1) die Lehre der Ideen, ihres Wesens und Ursprungs,
2) die Theorie, dass alle Ideen ausschließlich durch die Sinne vermittelt werden,
3) Denken, Spekulieren oder Theoretisieren, insbesondere, wenn die Theorie bzw. das theoretische System idealistisch, abstrakt, nutzlos, unpragmatisch und weithergeholt ist,
4) die Doktrin, Meinung oder Denkweise einer Person, Klasse o. Ä.[44]

---

44 Anm. d. Übers.: *Das große Fremdwörterbuch* des Duden definiert »Ideologie« folgendermaßen: »eigtl. ›Lehre von den Ideen‹ [...]: a) an eine soziale Gruppe, eine Kultur o. Ä. gebundenes System von Weltanschauungen, Grundeinstellungen u. Wertungen; b) weltanschauliche Konzeption, in der Ideen [...] der Erreichung politischer u. wirtschaftlicher Ziele dienen.«

Es bleibt offen, ob die Schlussfolgerung, zu der Gustafson und seine Klientin kommen, ein Ergebnis ist

1. des natürlichen, logischen Ablaufs eines Gespräches, oder
2. einer Reihe aufeinanderfolgender Versuche, die fehlenden Teile zu finden, die erst mit seiner Überzeugung enden, dass »wir weit genug gekommen sind« (Gustafson 1986, S. 191), was bedeuten könnte, dass der Grund des Problems erreicht ist, oder
3. »weit genug gekommen« zu sein, was einfach heißen könnte, dass sie jetzt genug Informationen besitzen, um die Suche nach fehlenden Teilen beenden zu können, oder
4. einer Theorie, die im vorhinein und für alle Zeit festlegt, dass es notwendig ist, die (Erinnerung an die) Vergangenheit auf Kausalität zu untersuchen, oder
5. von Ereignissen in der (wie de Man sie nennt) »phänomenalen Welt«.

Aber wie kann sich Gustafson, Lacans [W]Hole vorausgesetzt, sicher sein, dass sie »weit genug gekommen sind«? Ist es nicht möglich, dass noch »weiter« oder noch »tiefer« zu gehen, keineswegs heißen muss, zu weit zu gehen? Woher nimmt er die Sicherheit zu sagen: »Der Auslöser der Migräne hätte für uns beide nicht klarer sein können« (S. 191)? Aus seiner Theorie, aus dem Gespräch, aus der Logik, aus allen dreien zusammen, aus zweien dieser drei oder aus etwas ganz anderem?

Auf der anderen Seite scheint es klar, dass die Schlussfolgerungen aus Ackermans Gespräch ideologisch und von seiner Theorie geleitet sind und nicht von irgendetwas in der »phänomenalen Welt«. Sie basieren somit auf seiner Doktrin, seiner Meinung, seiner Denkweise als interpretierender Experte: auf leserfokussiertem Lesen. Nichts oder kaum etwas basiert auf den konversationalen Aspekten des Gespräches. Die Denkweise basiert vielmehr auf einer Theorie oder einem System von Theorien, das für uns als Leserinnen nicht durchschaubar ist.

Im Gegensatz dazu scheint es relativ klar zu sein, dass die Schlussfolgerungen aus Weaklands Gespräch (nämlich was los ist und was dagegen zu tun ist) zumindest in enger Beziehung zu dem natürlichen, logischen Gesprächsablauf selbst und zu den Beschreibungen der Ereignisse in der »phänomenalen Welt« durch die Klientin zu stehen. Dies ist ein Ergebnis textfokussierten Lesens.

Die Beziehungen zwischen Therapeut und Klient sowie die Organisation der Sitzungen selbst verändern sich von Ackerman über Gustafson zu Weakland erheblich. Im Grunde lassen sich die von den Beteiligten konstruierten Definitionen von Therapie[45] (ein Ereignis, eine Reihe von Ereignissen, eine Praxis) kaum zusammenbringen, vielleicht schließen sie sich gegenseitig aus. Das heißt, wenn Ackermans Sitzung prototypisch Therapie definieren würde, würde Weaklands Sitzung wahrscheinlich aus dieser Definition herausfallen und umgekehrt. Die Konstruktion eines jeden Beteiligten, Klientin, Therapeutin, Leser, unterscheidet sich in den drei Fällen radikal. Als Leser erleben wir die Interaktion, die Position der Klientin und die des Therapeuten in jedem der drei Fälle sehr unterschiedlich.

Bei Ackerman wird der Therapeut als machtvoller Interpret verdeckter Zeichen konstruiert. Das unterstellt, dass nur er und nicht der Klient weiß, was wirklich vorgeht. Der Therapeut ist als Experte konstruiert und der Klient als jemand, der nicht weiß, was er tut. Somit muss in diesem Falle der konstruierte Widerstand genauso stark sein wie die Macht des Therapeuten.

Bei Gustafson ist die Position der Klientin ganz anders konstruiert. Während der Therapeut wiederum als Experte mit Spezialwissen konstruiert ist, ist die Position der Klientin, im Gegensatz zu der Situation bei Ackerman, eher kooperativ. Die Klientin ist so konstruiert, dass sie alle für das Verständnis eines klinischen Problems notwendigen Informationen besitzt, während die Konstruktion des Therapeuten das Wissen darüber einschließt, wo er nach diesen Informationen zu suchen hat. Der Therapeut weiß als Experte genau, wo (in der Vergangenheit) und wonach (unangenehme oder traumatische Ereignisse, die als kausal für das aktuelle Problem konstruiert werden) er suchen muss. Im Ergebnis ist der konstruierte Widerstand minimal (im Vergleich zu Ackermans Fallbeispiel), da die Zustimmung der Klientin als notwendig für den Erfolg der Therapie konstruiert ist.

Sowohl Therapeut als auch Klientin sind bei Weakland anders konstruiert. Während der Therapeut als Besitzer von Spezialwissen (darüber, wie Probleme aufrechterhalten werden) konstruiert ist,

---

[45] Siehe Kapitel 1.

wird die Klientin als Besitzerin des gesamten Wissens/der gesamten Information konstruiert, die benötigt wird, um das Problem zu lösen. Der Therapeut ist als Detektiv konstruiert, der lediglich den Hinweisen überall hin folgt. Die Konstruktion der Klientin steht also im Vordergrund und wird ernst genommen, ganz im Gegensatz zu der Situation in Ackermans Fallbeispiel, in dem die Konstruktion der Klientin abqualifiziert und unter die des Therapeuten gestellt wird.

Kapitel 8

Zu den »Problemen« an der Oberfläche gelangen

> *»›Alles abgerissen, Sir, aber steigen Sie ruhig ein.‹*
> *Er öffnete mir die hintere Tür des Taxis. ›Ich fahre Sie runter*
> *zu Nummer sieben [Blooms Haus in der Eccles Street 7],*
> *außer, verstehen Sie, es gibt sie nicht, aber das kostet*
> *Sie dann auch nichts, Sir, ich kann doch kein Geld nehmen*
> *für eine Adresse, die gar nicht existiert, oder?‹«*
> Dubliner Taxifahrer[46]

Eccles Street 7 war die Dubliner Adresse der von James Joyce erdachten Figur Leopold Bloom. Obwohl man also sagen könnte, sie hat nie existiert, sucht jemand Nummer sieben, und der Taxifahrer ist gewillt, ihn dorthin zu bringen – ohne dafür Geld zu verlangen, weil die Adresse ja nicht existiert. Oder tut sie es doch? (Wie Gertrude Stein angeblich über Oakland, Kalifornien, gesagt haben soll: »Da ist kein da da«.)

Mit Zahlen eine Brücke bauen

> *»Das Leben ist die Kunst, aus unzureichenden Prämissen*
> *hinreichende Schlussfolgerungen zu ziehen.«*
> Samuel Butler

Um Wittgenstein (1958, S. 43) zu paraphrasieren: Für eine große Klasse von Bereichen oder Themen – wenn auch nicht für alle –, in denen wir Skalierungsfragen benützen, ist die Bedeutung einer Zahl ihr Gebrauch, insbesondere in Relation zu den anderen Zahlen auf der Skala.

Wie jede weiß, die schon einmal mit Zahlen herumgespielt hat, sind Zahlen, ebenso wie Worte, Zauber. So wie üblich haben wir auch hier auf ein Stichwort unserer Klienten reagiert, die spontan Skalen verwendet haben. Wir haben dieses Stichwort aufgegriffen und Möglichkeiten entwickelt, Skalen als einfaches therapeutisches Werkzeug zu gebrauchen. Anders als die meisten Skalen, die Dinge messen sollen, die auf normativen Standards beruhen (z. B. eine Skala, die

---

46 C. Barnard (1993)

das Funktionieren der Klientin misst und mit dem der Allgemeinpopulation auf der Normalverteilung vergleicht), dienen unsere Skalen in erster Linie dazu, die Behandlung zu erleichtern. Wir verwenden unsere Skalen nicht nur, um die Eigenwahrnehmung der Klientin zu »messen«, sondern auch, um zu motivieren und Mut zu machen, um Ziele, Lösungen und alles, was jeder einzelnen Klientin sonst noch wichtig ist, zu beleuchten. John Weakland beschreibt die Verwendung unserer Skalen:

> »Wenn etwas nicht konkret ist, konkretisiert man es auf eine Weise, die von Ferne ziemlich merkwürdig aussieht: Man erfindet eine dieser Skalen. Indem man dies tut, kann man eine komplette, verfluchte, amorphe Sache nehmen und auf eine Zahl reduzieren; schon ist sie real und konkret. Im logischen Sinne ist das eine unmögliche Aufgabe. Aber man macht es, und schon ist sie real ... wenn die Sache also global, allgemein, amorph und vage ist – gibt man ihr eine Zahl« (1993b).

Skalen erlauben es der Therapeutin und der Klientin, das natürliche Funktionieren eines Dialoges auszunutzen, indem sie einen beiderseits akzeptierten Begriff (z. B. »6«) und ein ganz offensichtlich vielseitiges und flexibles Konzept (z. B. ist auf einer Skala, wo »10« für die Lösung steht und »0« für den Ausgangspunkt, »6« eindeutig besser als »5«) entwickeln. Da man nie absolut sicher sein kann, was eine andere Person mit ihrer Verwendung eines Wortes oder Konzeptes gemeint hat, erlauben es Skalierungsfragen der Therapeutin und der Klientin, gemeinsam eine Brücke zu konstruieren, einen Weg, über schwer zu beschreibende Dinge zu sprechen – einschließlich des Fortschrittes in Richtung auf die Lösung der Klientin.

Eine junge Frau meinte beispielsweise, sie sei auf halbem Wege zu ihrem Ziel »10« (vage definiert als »sich besser fühlen«), und gab sich selbst daher eine »5«. Als sie gefragt wurde, was denn anders wäre, wenn sie bei »6« wäre, sagte sie einfach: »Ich würde mich mehr sechslich fühlen.« Der Therapeut hätte natürlich gerne konkretere und spezifischere Beschreibungen von »5« und »6« gehabt, aber die Klientin war nicht in der Lage, die Dinge konkret zu schildern, obwohl sie sich sicher war, sie würde es merken, wenn sie bei »6« wäre. Skalen eröffnen uns eine Möglichkeit, uns in kreativer Weise misszuverstehen. Indem wir diese Zahlen benutzen, können wir das Unbeschreibliche beschreiben und uns dennoch einigermaßen darauf verlassen, dass wir als Therapeutinnen die Arbeit machen, für die uns die Klientin engagiert hat.

Die Bedeutungen von »5« werden im Verlauf der Interaktion zwischen Therapeutin und Klientin konstruiert. Diese Bedeutungen von »5« werden in keiner Weise von einer Person zu einer anderen übermittelt. Vielmehr können Therapeutin und Klientin oftmals unterschiedliche und vielleicht sogar widersprüchliche Bedeutungen im Kopf haben – und haben sie tatsächlich auch. Der Gebrauch von Zahlen privilegiert und akzeptiert dabei unhinterfragt die Bedeutung(en) der Klientin. Somit ist es unnötig, nicht erforderlich und vielleicht sogar respektlos, »die Klientin zu lehren, die kontextuellen Hinweise zu erkennen, die ihre Verhaltenskontrolle verbessern würden« (Efran a. Schenker 1993, S. 74). Die »5« bekommt ihre Bedeutung für die Klientin und die Therapeutin in erster Linie von der Skala, zu der sie gehört: »5« ist besser als »4«, aber nicht ganz so gut wie »6«.

Ursprünglich wurden diese Skalierungsfragen entwickelt, um sowohl dem Therapeuten als auch dem Klienten dabei zu helfen, über unspezifische, vage Themen zu sprechen, die Gefühlszustände wie »Depression« und undurchschaubare Themen wie »Kommunikation« umfassen. Allzu oft wird über Themen wie diese in einer Weise gesprochen, als ob das mit diesen Begriffen bezeichnete Erleben über einen An-Aus-Schalter bedient würde. Entweder man ist depressiv oder nicht, entweder kommunizieren Paare miteinander oder sie tun es nicht. Allerdings ist die Sache zum Glück nicht so schwarz-weiß. Sogar Menschen, die sagen, sie seien seit Jahren depressiv, werden normalerweise in der Lage sein, Zeiten (Minuten, Stunden, Tage) zu beschreiben, in denen sie weniger depressiv gewesen sind. Durch die Entwicklung einer Skala werden der Bereich depressiver Gefühle sowie Beschwerde und Fortschritt in mehr oder weniger voneinander abgrenzbare Schritte zerteilt. Wenn beispielsweise eine Skala aufgestellt wird, auf der »0« für die größte Depression steht, die der Klient in den letzten Wochen erlebt hat (oder besser, auf der »0« dafür steht, wie sich der Klient gefühlt hat, als er ursprünglich angerufen und um Therapie nachgesucht hat), und auf der »10« für den Tag steht, nachdem sich das (die) Problem(e), das ihn die Therapie hat beginnen lassen, auf wunderbare Weise gelöst hat (was das Fehlen oder wenigstens das Nicht-Spüren depressiver Gefühle und damit die Fähigkeit einschließt, Dinge zu tun, zu denen der Klient im Moment nicht in der Lage ist), dann sagt jede Bewertung, die größer als »0« ist, nicht nur, dass die Beschwerde weniger bedrückend ist, sondern auch, dass sich die Dinge bereits verbessert haben und dass ein Fortschritt in Richtung auf die Lösung gemacht wurde. Egal, wie vage und unspezifisch sie auch beschrieben ist, in dieser Situation ist die Lösung nicht einfach das Fehlen depressiver Gefühle, sondern das Erreichen von »10«. Die Zahlen erlauben uns diese gleichzeitige doppelte Bedeutung, ohne zweideutig oder widersprüchlich zu werden. Eine »6« heißt also zugleich, dass der Klient bereits 60 % des Lösungsweges gegangen ist und dass die Beschwerde um 60 % weniger besorgniserregend ist. Die Beschwerde übt also nur noch 40 % ihres früheren »Einflusses« aus.

Die überwiegende Mehrzahl der Skalen, die wir gebrauchen, reicht von 0 bis 10, wobei 10 für das angestrebte Ergebnis steht. Dem liegt der Gedanke zugrunde, dass eine Veränderung von 100 % zu 99 % nur eine relative Veränderung von 1 % ausmacht. Eine Veränderung von 0 % zu 1 % nähert sich hingegen mathematisch der Unendlichkeit an. Gedanken von Veränderung und Fortschritt (und sogar »magische« Zahlen) wachsen natürlich mit allem, was ihnen hinzugefügt wird. Fortschritt, der auf Fortschritt gehäuft wird, führt schließlich zu ausreichendem Fortschritt. Die Skalen sind mit Absicht so konstruiert und erstellt, dass sie erweiterbar sind. Weder der Klient noch die Therapeutin können im vorhinein wissen, in welche Richtung die Erweiterung gehen wird. Da die Details nicht a priori existieren, dient die Wunderfrage (de Shazer 1985, 1988, 1991) dazu, den Klientinnen dabei zu helfen, sich genau vorzustellen, welche Art von Dingen sie als Erweiterungen der verschiedenen Skalen verstehen würden.

Da nur die Sprecherin weiß, was sie mit »5« meint, können Skalen nicht als »inhaltsleer« gedacht werden. Andere Menschen, z. B. Therapeuten, haben diese Tatsachen einfach zu akzeptieren. Therapeuten können diskutieren, inwiefern sich das Leben der Klientin verändert haben wird, wenn sie sich von 5 nach 6 bewegt hat. Der Antwort auf diese Frage folgt natürlich die Frage, was die Klientin tun muss, um von 5 nach 6 zu gelangen. (»Wenn Sie sich von 5 nach 6 bewegen, was wird sich in Ihrem Leben verändert haben? Was wird Ihre Mutter anders machen, wenn sie die Veränderung bei Ihnen bemerkt?«)

Wir haben herausgefunden, dass sich diese Skalen mit kleinen Kindern, mit in ihrer Entwicklung behinderten Erwachsenen und sogar mit Menschen verwenden lassen, die dazu neigen, sehr konkret zu denken. Mit anderen Worten, jeder kann mit Leichtigkeit auf Skalierungsfragen antworten, der erfasst, dass 10 in mancher Hinsicht »besser« als 0 ist und dass auf dieser Art Skala 5 besser ist als 4.

Zum Beispiel wurde ein süßes, kleines achtjähriges Kind zur Therapie gebracht, nachdem es in einem Einkaufszentrum von einem Fremden belästigt worden war. Während der vierten Sitzung malte der Therapeut einen Pfeil von 0 bis 10 an die Tafel, wobei 10 für den Zeitpunkt stand, an dem die Therapie beendet sein würde. Der Therapeut bat das Mädchen, mit einem Kreuz zu markieren, wie weit sie in der Therapie gekommen war. Das Mädchen machte ihr Kreuz etwa bei 7. Sie wurde gefragt, was ihrer Meinung nach passieren müsste, um von dem Kreuz zur 10 zu gelangen. Nach einigen Minuten, in denen sie von einem Fuß auf den anderen trat, hatte sie eine Idee und sagte: »Ich weiß was!« »Was?«, fragte der Therapeut. Das kleine Mädchen antwortete mit sehr dunkler Stimme: »Wir verbrennen die Kleider, die ich anhatte, als es passiert ist!« Begeistert von dieser kreativen Idee, sagte der Therapeut: »Das ist eine wunderbare Idee!« Kurz nach dieser Sitzung verbrannte das Kind gemeinsam mit seinen Eltern rituell die Kleider. Anschließend gingen sie aus zum Abendessen in ein gutes Restaurant, um den Anlass (das Ende der Therapie) zu markieren.

Antworten/Fragen

> »Die Dummheit der Menschen kommt daher,
> dass sie auf alles eine Antwort haben.
> Die Weisheit des Romans kommt daher, dass er auf
> alles eine Frage hat. Der Romanautor lehrt den Leser,
> die Welt als Frage zu begreifen.
> In dieser Haltung liegen Weisheit und Toleranz.«
> Milan Kundera[47]

Wie Kunderas Roman(autor) nehmen wir nichts als gegeben hin und haben deshalb für alles eine Frage, auch für Wunder: »Stellen Sie sich vor, heute Nacht, während Sie schlafen, geschieht ein Wunder, und die Probleme, die Sie in die Therapie geführt haben, sind plötzlich gelöst. Aber da Sie ja geschlafen haben, können Sie nicht wissen, dass dieses Wunder geschehen ist. Wie entdecken Sie, dass ein Wunder geschehen

---

47 Zitiert nach Madigan 1993, S. 219

ist, wenn Sie morgens aufwachen? Woran werden andere merken, dass ein Wunder geschehen ist, ohne dass Sie es ihnen sagen?« Natürlich ist das unrealistisch und unmöglich: Die meisten Menschen glauben nicht an Wunder. Und sogar für diejenigen, die daran glauben, sind solche Geschehnisse äußerst selten. Offensichtlich ist die realistischste Antwort, die eine Therapeutin von ihrem Klienten auf diese Frage erwarten kann: »Ich weiß nicht.« (Dies ist das wirklich seltene Geschehnis.)

Die »Wunderfrage« ist ein möglicher Ausgangspunkt, von dem aus eine Brücke zwischen Therapeutin und Klientin zum (zukünftigen) Erfolg der Therapie errichtet werden kann. Weil wir bemerkt haben, dass die Entwicklung einer Lösung nicht notwendigerweise in irgendeiner Beziehung zu den Problemen und Beschwerden steht, macht die Phrasierung der Frage einen radikalen Unterschied zwischen Problem und Lösung (de Shazer 1985). Das Fehlen des Problems bzw. der Beschwerde wird vorausgesetzt, und die Klientin wird gebeten, die Auswirkungen dieses Fehlens zu beschreiben, z. B. den Morgen nach dem Wunder oder den Tag nach dem Erfolg, der keine oder zumindest keine erkennbare Ursache hat. (Ein Wunder kann als Wirkung ohne Ursache definiert werden.) Die Antwort der Klientin auf diese Frage, die Beschreibungen des Tages nach dem Wunder, geben der Klientin und der Therapeutin eine Ahnung davon, was die Klientin mit der Therapie erreichen will.

Verglichen mit einem »normalen« Gespräch zweier Menschen beim Mittagessen muss ein lösungsorientiertes Gespräch (oder sein Transkript) »merkwürdig *unkonversational*« erscheinen (Efran a. Schenker 1993, S. 72), da das therapeutische Gespräch einen klar umrissenen Fokus und Zweck hat. Ein Gespräch mit einem Architekten über Ihr Traumhaus wird sich darum drehen, wo Sie die Türen, Fenster, Kamine, Treppen, Wände usw. haben wollen. Auch dieses Gespräch wird wegen seines fokussierten Zweckes unkonversational erscheinen. Am Ende des Gespräches mit Ihrem Architekten wird Ihre Zufriedenheit davon abhängen, ob Sie meinen, fühlen und glauben, das bekommen zu haben, was Sie wollten, während die Belohnung für den Architekten (zusätzlich zu seiner Bezahlung) davon abhängt, ob er das in seiner Macht Stehende getan hat, um Ihnen zu dem zu verhelfen, was Sie wollten. In der Natur dieser Art von Gespräch liegt nichts, was verlangen würde, dass es dem Architekten »Spaß« (Efran a. Schenker 1993, S. 72) machen müsste.

8. Zu den »Problemen« an der Oberfläche gelangen

In den letzten Jahren ist viel über Fragen in der Therapie geschrieben worden, und viele, viele Male habe ich den Kommentar gehört: »Was für eine tolle Frage!« Dies spiegelt den sich entwickelnden Fokus des Feldes auf die linguistischen, interaktionalen und konversationalen Aspekte des Tuns von Therapie wider. Fragen, die ursprünglich in erster Linie zur Informationssammlung gedacht waren, sind als Intervention neu gedacht worden. Für Karl Tomm beispielsweise, einen Frager von Fragen, sind die *reflexiven* Fragen der Therapeutin in einer Weise formuliert, die auslösen soll, »dass die Familienmitglieder die Implikationen ihrer aktuellen Wahrnehmungen und Handlungen reflektieren und neue Möglichkeiten in Betracht ziehen« (1988, S. 9). Andere Arten von Fragen (direkte, zirkuläre, strategische usw.) funktionieren auf andere Weise. Die Unterscheidungen zwischen den verschiedenen Typen von Fragen basieren, wenigstens zum Teil, auf den Annahmen und Absichten der Therapeutin (Tomm 1987, 1988). Selbstverständlich ist es wichtig und notwendig, die Beziehung zwischen Annahmen und Absichten, zwischen Theorie und Praxis zu betrachten. Andernfalls könnte das Tun von Therapie mit irgendeinem x-beliebigen Partygespräch verwechselt werden.

Tomm (1988) gibt das folgende Beispiel für eine *reflexive Frage:* »Stellen wir uns vor, es gäbe etwas, worüber er sich ärgert, aber aus Angst, Ihre Gefühle zu verletzen, möchte er es Ihnen nicht sagen. Wie könnten Sie ihn davon überzeugen, dass Sie stark genug sind, um das auszuhalten?« Diese Frage zielt auf eine *reflexive Antwort* ab: »Ich schätze, ich müsste es ihm einfach sagen« (Tomm, S. 9). Die Vorannahmen und Absichten der Therapeutin sind in Tomms Beispiel hinreichend klar.

Dies führt zu einer Reihe von Fragen:

1. Was an der Reaktion des Klienten macht diese zu einer *reflexiven* Reaktion?
2. Ist die Reaktion schon allein deshalb *reflexiv*, weil sie die Antwort auf eine von der Therapeutin *reflexiv* gemeinte *Frage* ist?
3. Was an der Frage der Therapeutin macht diese zu einer im eigentlichen Sinne *reflexiven* Frage?

Selbstverständlich wollen Therapeuten, dass ihre Klienten »die Implikationen ihrer aktuellen Wahrnehmungen und Handlungen reflektieren und neue Möglichkeiten in Betracht ziehen« (Tomm 1988, S. 9). Aber kontrolliert die Absicht des Therapeuten in irgendeiner Weise das Geschehen? Bestimmt die Intention des Therapeuten die Reaktion des Klienten in stärkerem Maße als die Absicht der Autorin die Reaktion der Leserin? Wahrscheinlich nicht. Es ist keineswegs klar, dass die Dinge so einfach und unkompliziert sind. Im Grunde ist ziemlich offensichtlich, dass die Intention des Therapeuten die Reaktion des Klienten kaum oder gar nicht kontrolliert. Die Reaktion der Leserin unterliegt nicht der Kontrolle durch die Absichten der Autorin, und die Reaktion des Klienten wird nicht von der Frage des Therapeuten bestimmt. Fragen eröffnen einerseits Möglichkeiten für verschiedene Typen von Antworten, während sie andererseits gleichzeitig die möglichen Antworten beschränken und eingrenzen.

Lassen Sie uns als Experiment einige Ausschnitte eines Erstgespräches betrachten (Deutsch a. Murphy 1955). Wir steigen bei der ersten Aussage des Klienten ein: Einheit 2 »Also, ich habe mich recht gut gefühlt, Doktor. [Pause] Viel besser.« Das sieht nach einer »guten Antwort« aus, der logischerweise eine »gute Frage« vorausgegangen sein müsste. Was war die Frage des Doktors?

Interessanterweise war die Frage des Doktors: Einheit 1 »Könnten Sie mir sagen, wie es kam, dass Sie im Krankenhaus gelandet sind?«! Der Arzt nimmt die Antwort des Klienten so hin, wie sie ist. Daher ist seine nächste Frage: Einheit 3 »In welcher Hinsicht viel besser?« (S. 29).

Nur wenn die Antwort nützlich ist, können wir sagen, dass die (sogenannte gute) Frage nützlich war. Tatsächlich beobachten wir oft, dass sich erst aus der Antwort erkennen lässt, was die Frage wirklich bedeutet. Wenn wir also von der Antwort aus zurückblicken, können wir mehr darüber sagen, was für eine Art Frage eine Frage war. Eine Frage kann nur eine »gute Frage« werden, wenn sie einer »guten Antwort« vorausgeht. Eine »gute Antwort« wird dann und nur dann als »gut« beurteilt, wenn sie dem Zweck der Therapie dienlich ist.

In Köln

Diese Konsultationssitzung wurde als Teil eines Seminars vor einer großen Gruppe von Therapeutinnen gehalten. Da das Paar nur deutsch sprach, war ein Übersetzer beteiligt. In dieser Situation kommen Skalen voll zum Tragen, nicht nur als Brücke zwischen Therapeut und

Klienten, sondern auch als Brücke über die Unterschiede der Sprache hinweg (die sich sowohl auf Worte als auch auf Konzepte beziehen).

[1] de Shazer: Also, tun Sie einfach so, als ob die [das Publikum] nicht da wären.
  Ich möchte Ihnen beiden zunächst danken, dass Sie heute gekommen sind. Ich hoffe, es wird nützlich für Sie sein, aber es gibt dafür keine Garantie. Ich bin mir da sicherer, dass es für die unsichtbaren Leute da draußen nützlich sein wird. Wir werden versuchen, es für Sie so nützlich wie möglich zu machen.
  Meine erste Frage ist: Sagen wir, dass »10« für das steht, was Sie in der Therapie erreichen wollen, und »0« für die Situation, bevor Sie die Therapie begonnen haben. Wo zwischen »0« und »10«, würden Sie sagen, befinden Sie sich heute?
[2] Frau K.: 5.
[3] Herr K.: 8.
[4] SdS: 8, Sie sind von 0 bis 8 gekommen, und Sie [zeigt auf Frau K.] von 0 bis 5.
[5] Frau K./Herr K.: Ja.
[6] SdS: Wie haben Sie das gemacht?
[7] Herr K.: 0 ist völlig hilflos, keine Freiheit. Das Ziel 10 wäre, sich frei zu fühlen bei allem, was man tut und denkt.
[8] SdS: O. K. Wie sind Sie von 0 bis 8 gekommen? Wie haben Sie das gemacht?
[9] Herr K.: Durch Selbstreflexion, ein bisschen Egoismus.
[10] SdS: O. K. Machen Sie weiter, wie noch?
Herr K.: Abspringen davon, ein Mann zu sein, der nach sehr engen und rigiden Normen erzogen wurde, und das tun, was ich will, was ich wirklich tun will.
SdS: O. K. Wie ist es bei Ihnen? [zu Frau K.] Wie sind Sie von 0 bis 5 gekommen?
Frau K.: Ich lebe außerhalb der Klinik. Ich habe ein Kind.
SdS: Mmmm. Gut. Und was noch?
[15] Frau K.: Ich fange an zu leben.
SdS: Was machen Sie jetzt, wo Sie bei 5 sind, anders als bei 0?
Frau K.: Mehr Verantwortung für mich selbst übernehmen.
SdS: O. K. Gut. In irgendwelchen bestimmten Situationen?
Frau K.: Nein. In meinem ganzen Leben.
[20] SdS: In Ihrem ganzen Leben.
Frau K.: Ja.
SdS: Gut, gut gut. Er sagt 8, und Sie sagen 5. Wie kommt das? Was meinen Sie, was er sieht, das ihm sagt, es ist 8, verglichen mit Ihrer 5?
Frau K.: Er war nicht so fertig wie ich.

SdS: O. K. Was meinen Sie? Wie kommt es, dass Sie bei 8 sind und sie bei 5 ist? Wie kommt es, dass Sie drei Punkte höher liegen?
[25] Herr K.: Ich kann nicht sagen, ob es wirklich 8 ist, das ist nur eine Selbstbeschreibung.
SdS: Natürlich, klar.
Herr K.: Es kommt darauf an, wie man über die beiden Krankheiten denkt, die wir haben. Ich kann nicht sagen, welche ernster ist.

Es wird deutlich, dass beide mehr als Individuen antworten denn als Teil eines Paares. Dass sie in Therapie sind, muss also eher mit ihren oder mit seinen Problemen zusammenhängen als mit einem »Beziehungsproblem«. Wie man sieht, ist die Frage (Einheit 1) für beide Lesarten offen.

SdS: Das ist der Punkt. Was machen Sie bei 8 anders, verglichen mit 0?
Herr K.: Ich musste am Anfang eine Willensanstrengung machen, und das war der erste Schritt. Ich weiß nicht, ob sie in der Lage war, das zu tun, ich war es.
[30] SdS: [zu Frau K.] Wenn ich Sie gefragt hätte, was er sagen würde, hätten Sie 8 gesagt?
Frau K.: Ja, ja.
SdS: Ja. Gut, dieselbe Frage: Wenn ich Sie gefragt hätte, was sie sagen würde ...
Herr K.: Vielleicht sogar 6.
SdS: Interessant, interessant. War das viel Arbeit oder nur ein bisschen, von 0 bis 5, von 0 bis 8 zu kommen?
[35] Frau K.: Sehr viel Arbeit. Ich war Maskenbildnerin an einer Oper und Tänzerin. Ich ging zur Schule. Ich war immer jemand gewesen in der Gesellschaft, und dann plötzlich war ich überhaupt nichts mehr.
SdS: Hmmm, hmmm. Was sagen Sie: viel Arbeit oder nur ein bisschen?
Herr K.: Sehr viel.
SdS: O. K. Ich habe eine etwas merkwürdige Frage: Meinen Sie, es wird mehr oder weniger Arbeit, bis auf 10 zu kommen, als es war, von 0 auf 5, von 0 auf 8 zu kommen?
Herr K.: Ich glaube nicht, dass ich auf 10 kommen muss. Wahrscheinlich kann ich das gar nicht.
[40] SdS: O. K. O. K. 8 ist also gut genug?
Herr K.: Es könnte immer besser sein, aber, ja.
SdS: Wie ist es bei Ihnen? Was meinen sie? Wird es mehr oder weniger Arbeit sein, von 5 auf 10 zu kommen?
Frau K.: Weniger.
SdS: Gut, gut. Ich bin froh, das zu hören. Stellen wir uns vor, Sie haben wirklich Glück und heute Nacht geschieht ein Wunder, und während

Sie schlafen, erreichen Sie die 10. Aber Sie können nicht wissen, dass dieses Wunder geschehen ist, weil Sie ja schlafen. Wie werden Sie morgen früh entdecken, dass Sie die 10 erreicht haben?

[45] Frau K.: Ich würde das mit Sicherheit merken, weil jeden Morgen, wenn ich aufwache, meine Krankheit da ist.

SdS: Richtig, und nach dem Wunder ist sie verschwunden.

Frau K.: Ja.

SdS: Was wäre an deren Stelle da?

Frau K.: Meine eigene Liebe für mich selbst.

[50] SdS: Und als Ergebnis davon, was würden Sie anders machen?

Frau K.: Ich würde mich selbst akzeptieren.

SdS: Hmmm, hmmm. Richtig. Und was meinen Sie, wie würde er es merken? Ohne dass Sie es ihm sagen?

Frau K.: Er würde sehen, dass ich aufstehe und zur Schule gehe.

SdS: Hmm, hmm. [zu Herrn K.] Dieselbe Frage: Wie würden Sie entdecken, dass dieses Wunder geschehen ist?

[55] Herr K.: Ich würde es nicht in mir selbst merken, sondern daran, wie andere Leute sich verhalten.

SdS: Wie das? Was würden Sie bemerken?

Herr K.: Es ist so schwer, in dieser Gesellschaft mit dieser Krankheit zu leben. Wenn man ganz unten ist, dann treten sie sogar auf einen. Und wenn es einem so fifty-fifty geht, geben manche einem immer noch einen Tritt, während andere einen hochkommen lassen. Ich werde eine Veränderung darin bemerken, wie andere mich behandeln.

SdS: Hmm, hmm. Wie wird sie wissen, dass bei Ihnen dieses Wunder geschehen ist?

Herr K.: Ich glaube nicht, dass sie das merken würde. Es wäre möglich und es könnte sein, dass, wenn das Wunder geschieht, wir beide wissen würden, ob wir zusammengehören oder ob wir getrennte Wege gehen sollten.

[60] SdS: O. K., o. k., zwei mögliche Wunder.

Herr K.: Ja, wenn sie zur Schule gehen würde, würde ich das gar nicht als Wunder bemerken, weil sie das jetzt auch tun möchte.

SdS: Richtig, richtig. Aber sie würde es tun und nicht nur darüber reden.

Herr K.: Sie wollte das sogar, als sie sehr krank war.

SdS: Ich verstehe. Gibt es Tage oder Teile von Tagen, an die Sie sich erinnern, an denen es so war, wie es bei 10 sein wird?

[65] Frau K.: Für ihn, ja.

SdS: Ja? Wie nahe dran?

Frau K.: Nah.

SdS: 9?

Frau K.: Noch mehr.

[70] SdS: Noch mehr? 9,5? Wann war das zuletzt?

Frau K.: Vor vier Monaten.

SdS: Vor vier Monaten. Stimmen Sie zu?
Herr K.: Ja, das letzte Mal war sogar noch näher dran.
SdS: Von Ihrer Seite.
[75] Herr K.: Es gab auch Tage, wo ich bei 2 oder 3 war.
SdS: Sicher, sicher. O. K. Was meinen Sie, dort, wo Sie beide jetzt sind, bei 5 und 8, wie können Sie es schaffen, das wenigstens zu halten? Wie können Sie die 8 halten?
Herr K.: Ein gesunder Egoismus. Ich lasse mich nicht verführen.
SdS: Hmm, hmm. Wie machen Sie das?
Herr K.: Die letzten sechs Jahre hatte ich das Gefühl, ich lebe mein Leben zum zweiten Mal. Die Kindheit ist sehr wichtig. Als Kind muss man alles machen, was die Eltern wollen. Das alles hat mich, hat meine Entscheidung sehr bestärkt, es nicht zuzulassen, ... dass ich wieder in den Krieg geschickt werde, niemandem, und ...
[80] SdS: Wow. Wie haben Sie das gemacht? Das ist eine große ...
Herr K.: Ich muss Tag für Tag darum kämpfen.
SdS: Hm hmm.
Herr K.: Und ich sehne mich nach dem Tag, an dem ich darum nicht mehr kämpfen muss.
SdS: Das glaube ich. [zu Frau K.] Wie ist es bei Ihnen? Was meinen Sie, was Sie brauchen, um sich dort zu halten, wo Sie jetzt sind, bei 5?
[85] Frau K.: Ich habe eine Rente, und dadurch fühle ich mich so niedergeschlagen.
SdS: Sicher. Was werden Sie also tun?
Frau K.: Andere haben für mich entschieden.
SdS: Ja, also, was werden Sie tun?
Frau K.: Bis zu meinem letzten Atemzug werde ich gegen die Krankheit kämpfen.
[90] SdS: Ja, gut. Werden Sie auch gegen die Leute kämpfen, die Sie berentet haben?
Frau K.: Ja!
SdS Wird er Ihnen helfen?
Frau K.: Ja.
SdS: Wer wird noch helfen?
[95] Frau K.: Meine Tochter, denke ich.
SdS: Klingt nach einer großen Aufgabe, die Sie sich da gestellt haben. [Lange Pause] Könnten wir darauf wetten, dass Sie diesen Kampf gewinnen?
Frau K.: Ja.
SdS: Ja? Gut, gut. Natürlich kommt man nicht einfach auf 10 und bleibt da, wenn man die 10 erreicht, nicht wahr? Es wird immer eine gewisse Schwankung geben. Wie weit hinunter von 10 wird immer noch »o. k.« sein, nur ein Teil der normalen Schwankung?
Herr K.: Bis runter auf 1, weil ich das für mich normal finde.
[100] SdS: Oh, o. k. Wie ist es bei Ihnen?

8. Zu den »Problemen« an der Oberfläche gelangen

Frau K.: Nicht niedriger als 5.
SdS: Nicht niedriger als 5. O. K. Dann befinden Sie sich jetzt also an der unteren Grenze dessen, was Sie normal finden.
Frau K.: Ja.
SdS: O. K. Also, wenn ich das richtig verstanden habe, wenn es nicht schlechter wird in den nächsten sechs Monaten, als es jetzt ist, für Sie beide, dann ist das zumindest o. k.?
[105] Herr K.: Es könnte sogar noch ein bisschen niedriger sein, ich muss damit leben.
Frau K.: Ich möchte nicht, dass es schlechter wird, weil ich total fertig war.
SdS: Nicht schlechter. Das wäre o. k.?
Herr K./Frau K.: Ja.
SdS: Gut. Glückwunsch. Das bedeutet, dass Sie beide Ihre Sache gut gemacht haben. [Schüttelt ihnen und ihrem Therapeuten die Hand. Zum Therapeuten] Aber im Grunde sind es die beiden, die das geschafft haben. [Lange Pause] Aber die Frage ist jetzt: Wie zuversichtlich sind Sie, dass Sie in den nächsten sechs Monaten innerhalb dieses normalen Bereiches bleiben? Sehr zuversichtlich ist 10, nicht so zuversichtlich ist 0, oder irgendwo dazwischen?
[110] Herr K.: Ich für meinen Teil bin mir sicher, dass ich das halten kann und mit den Höhen und Tiefen leben kann.
SdS: Richtig. Und Sie?
Frau K.: Etwa bei 5.
SdS: 5. Und was würde Ihre Tochter sagen? Wie zuversichtlich ist Ihre Tochter, dass Sie bei 5 bleiben können, im unteren Bereich von »normal«?
Frau K.: Vollkommen zuversichtlich.
[115] SdS: Kennt sie Sie besser als Sie sich selbst? [Alle lachen.]
Frau K.: Ja.
SdS: Meinen Sie, wir sollten ihr glauben?
Frau K.: Ja.
SdS: Sie sagen 5, sie würde 10 sagen, wir sollten also ihrer 10 glauben?
[120] Frau K.: Ja.
SdS: Stimmen Sie dem zu?
Herr K.: Ja, ja.
SdS: Aha!

Bedeutet diese Sequenz, dass Frau K. sich mit 5 selbst unterschätzt, zumal sie nun sagt, wir sollten ihrer Tochter glauben, die sie bei 10 einschätzen würde? Hat diese Sequenz der Einheiten 113–123 die ganze Situation in einen neuen Rahmen gestellt? Dieses ist ein wunderbares Beispiel für eine »gute Antwort«, aber heißt das, dass Einheit 113 eine »gute Frage« war?

Frau K.: Sie ist ein wundervolles Mädchen!
[125] SdS: Hm hmmm. Wenn sie heute hier wäre, was würde sie vorschlagen, was Sie beide tun können, um zur nächsten Stufe auf der Skala zu gelangen?
Frau K.: Sie würde sich für alles interessieren, was hier passiert. Sie ist erst drei.
SdS: Ich weiß. [Alle lachen] Stellen Sie sich für einen Moment vor, sie könnte Vorschläge machen.
Herr K.: Sie würde uns lassen, wie wir sind. [Frau K. nickt.]
SdS: O. K. Gut für sie. Was ist mit Ihren besten Freunden, wo auf der Skala würden Ihre besten Freunde Sie sehen?
[130] Frau K.: Wir haben keine Freunde, außer einer Freundin.
SdS: Was meinen Sie, was die sagen würde?
Herr K.: Sie lebt in der Schweiz. Sie würde unserer Tochter zustimmen.

Ist die 5 nun durch die Tochter und die Freundin zur 10 umgedeutet worden?

SdS: O. K. Gibt es noch etwas anderes, von dem Sie meinen, dass wir darüber sprechen sollten, bevor wir eine Pause zum Nachdenken einlegen?
Frau K.: Ich würde Sie gerne etwas fragen. Kann Schizophrenie völlig geheilt werden, ist das möglich? Oder ist es möglich, dass ich mein eigenes Leben führe?
[135] SdS: Das machen Sie ja bereits.
Frau K.: Ja.
SdS: Ich werde über Ihre Frage nachdenken. Noch etwas?
Frau K.: Was halten Sie von Medikation? Sind Sie dafür oder dagegen?
SdS: Weder noch. Wenn es nützlich ist ...
[140] Herr K.: Wer weiß?
SdS: Ja, wer weiß?
Frau K.: Für mich ist sie nicht nützlich. Ich muss das alleine schaffen.
SdS: Das ist harte Arbeit.
Frau K.: Und ich muss gesund werden.
[145] SdS: O. K. Sagen wir etwa 10 Minuten. Sie können sich ein bisschen die Füße vertreten, Kaffee trinken.

Die im ganzen Gespräch dominierenden Skalierungsfragen erleichtern es allen Beteiligten, auf der Seite der Lösung zu bleiben. Die Skalen sind so angelegt, dass alle ihre Zahlen auf der Lösungsseite liegen. Das heißt, »1 bis 10« wird verwendet, um Erfolge zu bezeichnen, wogegen »0« einfach den Ausgangspunkt vor Beginn der Therapie markieren soll. Da Klientinnen oft schon vor Beginn der Therapie positive Veränderungen wahrnehmen, kann schon die erste Therapiesitzung mithilfe der Verwendung von Skalen auf die Lösungsseite gebracht werden.

Obwohl wir keine Ahnung haben können, wofür »5« oder »8« wirklich steht, im Sinne von Verhalten, Gedanken, Gefühlen, Wahrnehmungen usw., beschreiben diese Zahlen doch die Wahrnehmung des Klienten von Unterschieden, Veränderungen, Fortschritten und Bewegung in Richtung einer Lösung. Ich frage z. B. Frau K. an einer Stelle in der Sitzung, wie zuversichtlich sie sei, dass sie über »5« bleiben und die Lösung also weiter voranschreiten würde, und sie sagt »5«. Dann frage ich sie, wie zuversichtlich ihre Tochter ist, dass sich die Lösung weiter entwickelt, und sie sagt »10«. Offenbar meint Frau K., ihre Tochter habe mehr Vertrauen in sie als sie selbst. Ich frage sie dann, ob wir eher ihrer dreijährigen Tochter glauben sollten als ihr! Sowohl die Mutter als auch der Vater bejahen das. An dieser Stelle habe ich den Unterschied zwischen ihrer Wahrnehmung der eigenen Zuversichtlichkeit (»5«) und ihrer Wahrnehmung der Zuversichtlichkeit ihrer Tochter (»10«) genutzt, um sie dabei zu unterstützen, ihre Zuversicht zu stärken: Sie sagt, die »10« ihrer Tochter sei glaubwürdiger als ihre eigene »5«!

Nach der Pause

SdS: Ich möchte Ihnen noch einmal danken, dass Sie heute gekommen sind. Ich war wirklich beeindruckt davon, was Sie bereits erreicht haben. Und die harte Arbeit, die Sie daran gesetzt haben, das ist wirklich beeindruckend. Und ich glaube, ich stimme mit Ihnen darin überein, dass der nächste Teil leichter sein wird, als es der erste Teil war. Das heißt allerdings nicht, dass es leicht werden wird, es könnte einfach weniger hart werden. Ich habe ein paar Vorschläge für Sie, aber zuvor beantworte ich Ihre Fragen.

Ich kann Ihre Fragen nur im Sinne der Forschung beantworten und nicht von Ihnen persönlich sprechen. Die Forschung sagt im Prinzip, dass »Schizophrenie langfristig heilbar« ist – das heißt, die betroffenen Menschen können ein normales Leben führen. Und diese Forschung sagt auch, als Antwort auf den zweiten Teil Ihrer Frage, dass die Mehrzahl der Menschen aufhört, Medikamente zu nehmen, während sie mehr Erfolge erlebt. Ob das für Sie in diesem Falle zutrifft, wer weiß?

Gut. Ich habe ein paar Vorschläge, die mir in den Sinn gekommen sind, von denen ich meine, Sie könnten sie vielleicht nützlich finden. [zu Frau K.] Die Hauptsache, die Sie tun müssen, ist, mit dem weiterzumachen, was Sie bisher schon tun, denn das hat bisher ja gut funktioniert. [zu Herrn K.] Und Sie, insbesondere weil Sie sagen, Sie sind auf der Skala schon höher gekommen, das, was Sie tun müssen, ist mehr davon. Und, ich denke, Sie haben beide einen Sinn für Humor?

Frau K./Herr K.: Ja, ja.
SdS: Das habe ich mir gedacht. Also habe ich einen Vorschlag für Sie [Frau K.], von dem ich meine, er könnte Ihnen nützen. Und er lautet, besorgen Sie sich eine Münze, und jede Nacht, bevor Sie zu Bett gehen, werfen Sie die Münze. [Führt es vor.] Und wenn diese Seite oben ist, bedeutet das, dass Sie am nächsten Tag so tun sollen, als seien Sie bei 7 anstatt bei 5. Tun Sie einfach insgeheim so, als seien sie bei 7. Aber erzählen Sie ihm nichts davon. Sagen Sie ihm nicht, wie die Münze gefallen ist oder ob Sie gerade vortäuschen, Sie seien bei 7. O. K.? [Sie nickt.] Und an den anderen Tagen, wenn die Münze anders fällt, brauchen Sie nichts vorzutäuschen. Und schauen Sie, ob Sie ihn mit diesem So-tun-als-Ob überlisten können. [zu Herrn K.] Und wenn Sie zu der Überzeugung kommen, dass sie bei 7 ist und nicht nur so tut, von der Minute an, in der Sie diesen Gedanken haben, heißt das, dass Sie sie 24 Stunden danach auf irgendeine Art belohnen. Verstehen Sie? [Beide nicken.] Ich möchte Ihnen beiden Glück wünschen und danke Ihnen dafür, dass Sie heute gekommen sind.[48]

Da die »5« für Frau K. die Grenze dessen war, was sie für sich als normalen Bereich betrachtete, repräsentierte die »7« die Mitte dieses Bereiches zwischen »5« und »10«. Frau K. hatte über ihre Tochter sehr viel Zuversicht gewonnen, dass sie »10« erreichen würde. Niemand, nicht einmal sie selbst, weiß genau, welche Gedanken, Gefühle, Verhaltensweisen usw. diese »7« repräsentiert. Alles, was wir wissen, ist, dass sie dazu verwendet werden kann, um bemerkbare Verbesserungen zu beschreiben. Interessanterweise muss sie, damit die Aufgabe ihre Wirkung entfaltet, nicht einmal wirklich etwas vortäuschen: Alles, was geschehen muss, ist, dass Herr K. *wahrnimmt*, dass sie etwas tut, was ihm zeigt, dass sie entweder (a) so tut, als wäre sie bei »7«, oder (b) wirklich bei »7« ist. Nur, wie kann er den Unterschied erkennen? Schließlich verlangt die Vereinbarung, dass er entweder glaubt, (a) sie täusche das Vortäuschen nur vor oder (b) sie täte nur so, als sei sie bei »7«, obwohl sie noch bei »5« ist, oder (c) sie wäre an einem Tag bei »7«, an dem nicht verlangt ist, dass sie es vortäuscht. Das heißt, es ist klar, dass sie an Tagen, wo sie »Kopf« geworfen hat, so tun muss, als wäre sie bei »7«, aber was sie an den Tagen tun muss, wenn sie »Zahl« geworfen hat, ist keineswegs klar, weil sie dann ja »nicht vortäuschen muss«. Heißt das, dass sie sich an den Tagen, wenn sie »Zahl« wirft,

---

[48] Laut Dr. Thomas Keller, dem Therapeuten, entschied Herr K., dass er keine Therapie mehr bräuchte, und hörte auf zu kommen. Frau K. hatte in den nächsten sechs Monaten noch fünf weitere Sitzungen. Während dieser Zeit beendete sie langsam die Medikation und fand nach einigen hektischen Tagen von alleine Stabilität. Sie redet mehr mit Menschen und spürt, dass sie Fortschritte dabei gemacht hat, eine erwachsene Beziehung zu ihren Eltern zu entwickeln. Alles in allem scheint sich die Situation sehr verbessert und stabilisiert zu haben.

und daher nicht vortäuschen muss, bei »7« zu sein, so verhält, als sei sie bei »5«, oder heißt das, dass sie wirklich und ohne Vortäuschen bei »7« sein sollte?

Dessen ungeachtet ist Herr K. gebeten, sie an den Tagen zu belohnen, an denen er meint, es ginge ihr wirklich besser und sie täusche das nicht nur vor. Und alles, was er für sie tut, von dem sie meint, es könnte eine Belohnung dafür sein, dass es ihr wirklich besser geht, verstärkt ihre Besserung – wiederum ungeachtet dessen, ob das seine Motivation dafür war, etwas für sie zu tun.

Die Aufgabe ist also so angelegt, dass jeder der beiden jedes Verhalten des anderen als Anzeichen dafür interpretieren kann, dass es eine Verbesserung gibt.

»Schizophrenie« ist ein Wort, das Psychiater (und andere) benutzen, um die extreme Abweichung eines Patienten von einer hypothetischen Norm auszudrücken[49]. Diese Norm existiert als solche nicht: Jeder Einzelne weicht von dieser Norm mehr oder weniger deutlich ab, und der Grad der Abweichung jeder Einzelnen kann zu bestimmten Zeiten und/oder in bestimmten Situationen variieren. Aber kein Individuum ist zu irgendeinem bestimmten Zeitpunkt jemals völlig normal. Das Konzept »normal« ist im Grunde leer: Es gibt immer nur Abweichung.

Frau K. wurde zu irgendeinem Zeitpunkt von irgendeinem Psychiater als »schizophren« diagnostiziert bzw. als Fall von »Schizophrenie«. Er oder sie meinte also, Frau K. sei zu diesem bestimmten Zeitpunkt an diesem bestimmten Ort »extrem abweichend« gewesen. Nach Thomas Szasz (1970) »verleiht das diagnostische Etikett dem Patienten eine schadhafte persönliche Identität. Es wird ihn von nun an gegenüber anderen ausweisen und deren Umgang mit ihm sowie seinen Umgang mit ihnen bestimmen. Der psychiatrische Nosologe beschreibt also nicht nur die sogenannte Krankheit seines Patienten, sondern er verschreibt seinen zukünftigen Umgang« (S. 203). Ungeachtet der Absicht des Psychiaters und der offiziellen psychiatrischen Bedeutungen des Wortes »Schizophrenie« hat Frau K. die Bedeutung dieser Diagnose als »einmal schizophren, immer schizophren« gelesen. Dieser Gedanke ist ihr unangenehm, sie möchte eine Heilung, weiß aber nicht, ob eine Heilung möglich ist.

---

49 Dies ist natürlich nicht die einzige Art, wie die Psychiatrie den Begriff »Schizophrenie« verwendet. Die anderen Verwendungsarten zu beschreiben, liegt jenseits des in diesem Kapitel möglichen. Siehe z. B. Szasz (1970).

Auf der anderen Seite lautet ihre aktuelle Eigendiagnose »5«, was für sie bedeutet, dass sie sich am unteren Ende dessen befindet, was sie als »normal« ansieht. Dies ist deutlich besser als »0«. Aus meiner Sicht ist es ihre Aufgabe, bei »5« zu bleiben oder sich auf der Skala noch weiter nach oben zu bewegen. Die Aufgabe des Therapeuten besteht darin, ihr dabei zu helfen, indem er weiterhin den Fokus darauf richtet,

a) was geschieht,
b) was sie dafür tut,
c) was ihr Mann dafür tut und
d) was der Therapeut und die Therapie dafür tun, sie dabei zu unterstützen, innerhalb des Bereiches »5–10« zu bleiben.

Für sie ist der Bereich »5–10«, der die Höhen und Tiefen des alltäglichen Lebens einschließt, »normal«. Natürlich weicht ihr »normal«, ebenso wie das eines jeden von uns, einschließlich Ihrem, meinem und dem des diagnostizierenden Psychiaters, von der hypothetischen Norm des Psychiaters ab. Die Normalität jedes Einzelnen ist immer schon eine Abweichung!

Solange sie und ihr Ehemann mit ihrem »normal« zufrieden sind, ist es irrelevant, ob der diagnostizierende Psychiater ihr »normal« für »normal genug« hält.

»Schizophrenie« war ursprünglich der Name für ein Konzept, wurde nach und nach verdinglicht und wird somit häufig[50] als statisch, als nicht über die Zeit veränderlich gelesen oder interpretiert. Der Begriff wird üblicherweise so gelesen, dass eine Heilung nicht möglich ist: Möglich ist lediglich eine Remission, bei der permanent hinter der nächsten Ecke ein Rückfall lauert. Die Eigendiagnose von Frau K. dagegen ist im Fluss und veränderlich (von »5« bis »10«).

Die Unterschiede zwischen der psychiatrischen und der Eigendiagnose weisen auf die radikale Unterscheidung hin, die meine Kollegen und ich zwischen »Problemen« und »Lösungen« machen, sowie auf die Unterscheidung zwischen »leserfokussiertem« und »textfokussiertem Lesen«. Bevor Frau K. den Begriff »Schizophrenie« erwähnt hat, gab es im ganzen Gespräch keinen Hinweis auf irgendeine extreme Abweichung. Meine Vermutung ist, dass sie keinen Psychiater mehr

---

50 Manche Psychiaterinnen und auch das Feld der Psychiatrie mögen den Begriff »Schizophrenie« auf andere Weise lesen. Auf diese einzugehen, liegt außerhalb der begrenzten Möglichkeiten dieses Kapitels.

brauchen wird, wenn sie sich selbst weiterhin im Bereich »5–10« sieht. Sie wird daher nicht länger in Situationen geraten, in denen ein Psychiater in der Lage sein wird, ihre Abweichung als extrem zu lesen, und sie wird damit im wahrsten Sinne des Wortes nicht länger »schizophren« sein bzw. nicht länger eine »Schizophrenie« haben. Dies ist schon deshalb »wahr«, weil jemand, der keinen Kontakt zu einem Psychiater hat, in dessen hypothetische Norm passt (de jure, wenn nicht de facto). Das soll nicht heißen, dass ein Psychiater sie nicht möglicherweise auch dann noch extrem abweichend finden würde, wenn sie nach fünf Jahren in ihrem normalen Bereich wieder einem begegnete. Aber wenn dieser normale Bereich für sie und ihren Mann zufriedenstellend bleibt, ist dies alles, was zählt. Wenn für sie keine Beschwerden in ihrem Leben auftreten, gibt es keinen Grund, warum sie nochmals einen Psychiater aufsuchen sollte.

Kapitel 9

Zuhören oder: Ernst nehmen, was die Klientin sagt

> »Es ist ein kapitaler Fehler, eine Theorie aufzustellen,
> bevor alle Hinweise und Beweise vorliegen.
> Es verfälscht das Urteil.«
> Sherlock Holmes (Arthur Conan Doyle, A Study in Scarlet)

John H. Weakland (JHW): Ja. Ich finde, das klingt sehr einfach, aber ich glaube nicht, dass das einfach ist … ich glaube, das ist ein ziemlich kompliziertes Unterfangen.

Steve de Shazer (SdS): Ja, das ist es. Es ist so einfach, sich »hineinzulesen« … Man muss da aufpassen. Den Leuten, Therapeuten insbesondere, glaube ich, wird beigebracht, »zwischen den Zeilen zu lesen« …

Michael Hoyt (MH): »Mit dem sechsten Sinn hinzuhören.«

SdS: Diagnose, Interpretation, Verstehen …

JHW: »Scharfsinnigkeit.«

SdS: Ja. Für mich besteht die Gefahr beim Lesen zwischen den Zeilen darin, dass es da vielleicht gar nichts zu lesen gibt. Man darf also nur auf das hören, was der Klient sagt. Man muss dem Wortlaut folgen. Wenn der Klient sagt, es wird für ihn ein besserer Tag, wenn er auf der Südseite aus dem Bett steigt statt auf der Nordseite, dann sag ihm, er soll, verdammt noch mal, auf der Südseite aus dem Bett steigen! So verrückt das vielleicht klingt.

MH: Wenn es funktioniert, repariere es nicht[51]. Tue mehr.

SdS: Ja, tue mehr davon. Ich hatte mal so einen Fall. Der hat sein Bett so verschoben, dass er auf der Nordseite nicht rauskonnte. Beim Versuch, auf der Nordseite aufzustehen, wäre er an die Wand gestoßen. Das wäre mal eine wirklich neue Herausforderung – anstatt eines »Scharfsinnigkeitstrainings« ein »Einfachheitstraining« zu haben, oder ein »Anfängermentalitäts-« oder ein »Begriffstutzigkeitstraining«.

MH: »Bleibe einfach.«

SdS: »Blödheitstraining.«

MH: Vielleicht ist die Tatsache, dass du ursprünglich keine Psychologieausbildung hattest …

JHW: Das ist eine große Hilfe.

---

51 Was natürlich auch heißt: »Wenn es nicht kaputt ist, mache es nicht kaputt« (G. Miller 1993).

9. Zuhören oder: Ernstnehmen, was die Klientin sagt

SdS: Ich glaube, meine Musikausbildung hilft.

JHW: [zu MH] Frag ihn noch ein bisschen mehr nach dem »Ernstnehmen«, weil ich das Gefühl habe, dass das nicht nur eine einfache Bedeutung hat, sondern dass damit vielleicht eine ganze Menge von Varianten gemeint sind zu diesem Punkt: »Ernstnehmen«. Und ich habe dein Beispiel verstanden, das war klar. Aber ich glaube, es ist nicht immer die Seite des Bettes gemeint oder so etwas.

SdS: Genau. Ein Gegenbeispiel für »Ernstnehmen« ist, wenn Klienten kommen und dir sagen: »Das ist das Problem. Und es ist ein großes, schweres, ungeheures Problem.« Für dich sieht es trivial aus. Und du fängst an und erzählst ihnen von all diesen anderen Leuten, die wirklich Probleme haben.

JHW: Ja, ja.

SdS: Das ist ein Gegenbeispiel ... Wenn Klienten dir sagen, sie haben ein Problem, dann haben sie ein Problem, und du solltest es besser ernst nehmen. Genauso akzeptierst du es dem äußeren Anschein nach, wenn sie dir sagen, sie haben kein Problem. Das ist die andere Seite. Ein Klient kommt rein, und jemand hat ihn geschickt, weil er zuviel trinkt. Er sagt, er trinkt nicht zuviel oder dass es kein Problem ist. Lass es sein: Nimm es ernst[52].

Wenn wir Therapie machen, versuchen meine Kolleginnen und ich, darauf zu achten, was die Klientinnen sagen und wie sie es sagen, während wir uns gleichzeitig weigern, irgendetwas einfach so zu glauben (was manchmal bedeutet, dass wir scheinbar dumme Fragen stellen). Gleichzeitig versuchen wir, einem konversationalen »Prinzip des Wohlwollens« zu folgen. Das heißt, wir sind bereit anzunehmen, dass andere Menschen ihr Erleben in einer Weise verstehen, die sich nicht völlig von der unsrigen unterscheidet. Das heißt, jeder, der sich einmal in der *gleichen* Situation befunden hat, wie sie die Klientin beschreibt, würde diese Situation wahrscheinlich in etwa in der gleichen Weise beschreiben. Außerdem schließt dieses »Prinzip des Wohlwollens« die Annahme ein, »dass für sie [z. B. die Klientinnen] ... die Einstellung des Für-Wahr-Haltens – denjenigen Sätzen eine besondere Bedeutung zuzuschreiben, die die Dinge richtig darstellen – genauso wichtig ist wie für uns [z. B. die Therapeutinnen]« (Norris 1989, S. 60). »Ernstnehmen« bedeutet auch, dass das, was Klientinnen sagen, mit dem gebotenen Respekt behandelt und durch das Beachten von Details verantwortungsvoll aufgenommen wird.

---

52 Dieses Transkript ist ein Auszug aus einem von Michael Hoyt organisierten Interview mit John H. Weakland und mir, das am 3.12.1992 stattfand. Das vollständige Interview ist erschienen in Hoyt (1994).

Jedes Gespräch dreht sich um drei Hauptpunkte. (1) Was können uns Klientinnen mitteilen (was können wir wissen), was sie (und wir) nützlich für die Konstruktion einer Lösung finden? (2) Worauf können Klientinnen (und ihre Therapeutinnen) vernünftigerweise hoffen? Und (3) für Klientinnen und uns gleichermaßen, was sollen wir tun?

Ihren eigenen Kopf machen

> »Wenn Patienten in mein Büro kommen,
> empfange ich sie mit einem leeren Kopf und betrachte sie,
> um zu sehen, wer und was und warum sie sind,
> ohne dass ich irgendetwas als gegeben hinnehme.«
> Milton H. Erickson (Haley 1985, S. 114)

Bei dem Versuch, dem Rat von Sherlock Holmes und Milton H. Erickson zu folgen und die Klienten »mit leerem Kopf zu empfangen«, habe ich die Erfahrung gemacht, dass es normalerweise am besten ist, mich zu dieser Leere zu zwingen, indem ich nur das Nötigste von ihnen weiß, nämlich Name, Adresse, Alter, Beruf (soweit vorhanden) usw.

[1] Klientin: Ich bin seit eineinhalb Jahren bei der ... Firma.
[2] Steve de Shazer: Mm hm.
[3] K.: Und seit etwa sechs Monaten arbeite ich ... Teilzeit ...
[4] SdS: Was ist besser für Sie?
[5] K.: Mir gefällt beides.
[6] SdS: O. K. ... und soll ich Sie lieber Candace nennen oder Candy?
[7] K.: Das ist eigentlich egal.
[8] SdS: Wie nennen Ihre Freunde Sie?
[9] K.: Candy.
[10] SdS: Candy. O. K. Dann [lacht] Sollte ich Sie vielleicht Candace nennen.
K.: [lacht] Candace.
SdS: O. K. Ähm, schauen wir mal. O. K. Sollen wir direkt einsteigen? Was führt Sie hierher? Oh, bevor Sie damit anfangen, nach etwa einer halben Stunde oder so werde ich mir etwas Zeit zum Nachdenken nehmen, um das zu durchdenken, was Sie gesagt haben, und falls welche von meinem Team da hinten sind, werde ich mit denen darüber sprechen. Und ... dann komme ich zurück und lasse Sie wissen, was wir uns überlegt haben. Bevor ich vergesse, Ihnen das zu sagen. Also, was führt Sie heute hierher?
K.:. Mmm. Ich habe echt Probleme.

SdS: Mm hm.
[15] K.: Mich an meine Situation anzupassen.
SdS: Mm hm.
K.: Ich war, ich war neun Jahre lang verheiratet, und jetzt ist es aus.
SdS: Mm hm.
K.: Und wissen Sie, jetzt bin ich wieder bei meiner Mutter gelandet.
[20] SdS: Ah. O. K.
K.: Und jetzt komme ich mit überhaupt niemandem mehr klar.
SdS: Aha. O. K. Wie lange leben Sie jetzt schon wieder bei ihrer Mutter?
K.: Ähmmmmmm, ich glaube ungefähr seit sieben Monaten jetzt.
SdS: Mm hm. Das ist nicht einfach.
[25] K.: Nein.
SdS: Nein.
K.: Überhaupt nicht.
SdS: Ja, o. k., und äh ...
K.: Ich kann nicht gut reden.
[30] SdS: Nein?
K.: Nein, ich kann Ihre Fragen beantworten und versuchen, das zu erklären, aber ich kann nicht gut einfach so reden.
SdS: O. K., nun, ich kann das auch nicht gut, ... ich bin besser im Zuhören. [Beide lachen.]
K.: Heh.
SdS: Also Ihre Mutter ... um meine andere Frage zu beantworten, Ihre Mutter passt auf die Kinder auf, während Sie arbeiten?
[35] K.: Zeitweise, so ähnlich.
SdS: So ähnlich. Mm hm.
K.: Sie verstehen?
SdS: Äh nein, aber äh ...
K.: Also gut, es ist, es ist, o. k. – wenn ich arbeite, sagt sie, nimmt sie sie selbst, aber ... sie nimmt sie, ja, allerdings.
[40] SdS: Mm hm.
K.: Und ich sag ja. Entweder nimmt sie sie oder ihr Vater.
SdS: O. K. Ihr Vater ist also auch noch auf der Bildfläche. Mm hm. Und Sie wünschten, er wäre es besser nicht, schließe ich aus dem, was Sie sagen ...
K.: Genau.
SdS: Und aus dem Gesicht, das Sie machen.
[45] K.: [Nickt]
SdS: Mm hm, o. k. [Pause]

Ihr Gesichtsausdruck ist natürlich Teil ihrer Sprache, und wie sie ihn benutzt, muss untersucht werden, anstatt darüber zu spekulieren. Ihre Worte und ihr Gesichtsausdruck passen zusammen. Das eine bestätigt das andere. An dieser Stelle des Gespräches scheint ausreichend klar zu sein, dass sie etwas zu mir geführt hat, was auch sonst im Allgemeinen Menschen in Therapie bringt.

Aus meiner Sicht sind Beschwerden so etwas wie U-Bahn-Fahrkarten. Sie bringen die Betreffende durch das Eingangstor, aber das bestimmt weder, welchen Zug sie nehmen, noch an welcher Station sie aussteigen wird. Wo die Betreffende hinmöchte, wird durch ihren Ausgangspunkt nicht vorherbestimmt.

Aus der Tatsache, dass wir beide eine Pause machen, nachdem ich »O. K.« gesagt habe [Einheit 47], schließe ich, dass ich jetzt an der Reihe bin, da sie weder weiter über den Vater ihrer Kinder spricht, noch ein neues Thema anschneidet.

Der Tag nach dem Wunder oder: »Wo gehen wir hin?«

[Fortsetzung 47] Also das ist jetzt vielleicht eine komische Frage für Sie, aber, äh, ich stelle sie trotzdem. Stellen Sie sich vor, eines Nachts geschieht ein Wunder.
K.: Mm hm.
SdS: Und die Probleme, die Sie hierher geführt haben sind gelöst. O. K.? Das passiert, während Sie schlafen, Sie können also nicht wissen, dass es passiert ist.
[50] K.: O. K.
SdS: O. K.? Am nächsten Tag, wie würden Sie bemerken, dass es ein Wunder gegeben hat? Was wäre anders, das Ihnen sagen würde, dass ein Wunder geschehen ist?
K.: [Lange Pause] Mmmm ... Ich weiß nicht. [Lange Pause]

Nichts anderes als »Ich weiß nicht« ist die wirklich angemessene Antwort auf diese »Wunderfrage«. Warte also einfach in Ruhe ab, und gib ihr eine Chance nachzudenken. Da jedes Gespräch abwechselndes Sprechen verlangt, heißt mein Schweigen, dass immer noch sie dran ist. Es gibt keinen Grund zu drängeln, indem man die ursprüngliche Frage erweitert oder neu formuliert.

[Fortsetzung 52] Kann ich eigentlich nicht sagen ... ähm ... zunächst mal wäre es eine Entlastung, aufzustehen, ohne meine Mutter über irgendwas streiten zu hören.
SdS: O. K. Was würde sie statt dessen tun? Was würde sie statt dessen tun?
K.: Mir »Guten Morgen« wünschen und mich fragen, wie es mir geht.
[55] SdS: Mm hm. O. K.

K.: Und sich so verhalten, als ob ihr etwas an meinen Kindern gelegen wäre.
SdS: Mm hm, o. k.
K.: Und, ich weiß nicht, ich glaube, es wäre auch ein viel hellerer Tag.
SdS: In welcher Hinsicht?
[60] K.: Ich weiß nicht, ich glaube, ich würde aufstehen und mich mit mir selbst sehr viel glücklicher fühlen.
SdS: Mm hm. O. K. Und was würden Sie dann tun? Was wäre anders, wenn Sie sich glücklicher und heller fühlen, was würden Sie dann tun, was anders wäre?
K.: Ich weiß nicht, ich würde wahrscheinlich verrückt werden.
SdS: Na ja. Vielleicht, ja. Wie würde es sich zeigen? Was würden Sie tun ...
K.: Ähmmmmm.
[65] SdS: ... was Sie jetzt nicht tun?
K.: Ähmmmm. Ich weiß nicht, ich glaube, ich würde ein bisschen mehr lächeln.
SdS: O. K.
K.: Und ich hätte eine andere Einstellung.
SdS: Richtig.
[70] K.: Mmmm, ich weiß nicht, ich glaube, ich wäre ein sehr viel glücklicherer Mensch.

So weit, so gut. Wir bekommen langsam einen Eindruck davon, was sie mit der Therapie erreichen möchte. Der nächste Schritt besteht darin, dies auf ihre unmittelbare Umgebung und ihre Interaktionen mit anderen zu erweitern.

[71] SdS: Mm hm. O. K. Und, äh, glücklicher zu sein und mehr zu lächeln und so weiter, würde einen Unterschied machen, dabei, wie es Ihnen ... mit anderen Menschen geht?
K.: Mm hm.
SdS: Und wenn Ihre Mutter glücklicher ist, was noch? Ah, o. k. Also was würde jemand anderes noch sehen? Was würde Ihre Mutter bemerken? Inwiefern würde Ihre Mutter Sie nach diesem Wunder anders sehen?
K.: Ich glaube, meine Mutter würde überhaupt nichts merken. Ich meine, nicht mal wenn ich eine Million Dollar gewinnen würde, würde das ihre Einstellung mir gegenüber verändern.
[75] SdS: Mm hm.
K.: Ich glaube also nicht, dass sie irgendetwas bemerkt.
SdS: O. K., aber wenn sie es könnte ... was würde sie bemerken, wenn sie könnte oder wollte?
K.: Dass ich ein viel glücklicherer Mensch bin.
SdS: Mm hm.

[80] K.: Dass man mit mir besser auskommt.
SdS: Mm hm.
K.: Ich hätte mehr Gewicht. Ah ...
SdS: Mm hm?
K.: Móment, ähmmmm, ich glaube, das ist es.
[85] SdS: O. K. Und wenn die Kinder uns das sagen könnten, was würden sie uns darüber erzählen, was sie an dem Tag nach dem Wunder bemerken würden?
K.: Was meine Kinder bemerken würden? Eine Mutter, die viel mehr Spaß bringt.
SdS: Mm hm.
K.: Dass ich mehr Zeit mit ihnen verbringe.
SdS: Mm hm. O. K. Mehr Spaß mit den Kindern, mehr Zeit für sie. Was würden sie noch bemerken?
[90] K.: Das ist eigentlich alles.
SdS: O. K.
K.: Was mir jetzt einfällt.
SdS: Gut, gut. Wie steht es mit dem Vater Ihrer Kinder? Was meinen Sie, was er an Veränderungen bei Ihnen bemerken würde?
K.: Mmm, er würde sehen, wie viel glücklicher – kein Stress oder so was.
[95] SdS: Mm hm.
K.: Ich glaube, das ist alles, weil er mich jetzt hasst.
SdS: Mm hm. Mm hm. Aber das heißt ja nicht, dass er nicht etwas anderes an Ihnen bemerkt, wenn Sie sich verändern, oder? ... Nur weil er Sie hasst.
K.: Vermutlich.
SdS: Manchmal ... manchmal ... macht es einen Unterschied. O. K. Also, äh, was ist mit den Leuten auf der Arbeit? Was meinen Sie, was die an dem Tag nach dem Wunder bemerken würden?
[100] K.: Im Grunde würden alle einfach bemerken, dass ich sehr viel glücklicher wäre, sehr viel entspannter, und ähmmmm, einfach entspannt, glücklich.

Jetzt, wo wir langsam ein Bild von ihrem Leben ohne das Problem (die Probleme), das sie zu mir geführt hat, bekommen, müssen wir etwas darüber herausfinden, welche Erfahrungen sie damit hat, glücklicher und entspannter zu sein, mehr zu lächeln usw. Wenn wir sehen, dass sie solche Erfahrungen gemacht hat, können wir darauf vertrauen, dass sie es merken wird, wenn sie sie wieder macht.

Ausnahmen konstruieren oder:
»Wann ist das schon mal vorgekommen?«

[101] SdS: Mm hm. Und wann gibt es im Moment Zeiten, in denen Sie ein bisschen entspannter und glücklicher sind?
K.: Wenn ich mit meinem Freund zusammen bin.
SdS: Mm hm. O. K.
K.: Manchmal.
[105] SdS: Manchmal. O. K. Was würde er uns darüber erzählen? An dem Tag nach dem Wunder? Was würde er sagen?
K.: Ähmmmm, er würde merken, dass ich sehr viel glücklicher bin, ... genau wie, hey, jeder würde merken, dass ich viel glücklicher bin, ...
SdS: Jaa.
K.: ... und ein bisschen lockerer,
SdS: Mm hm.
[110] K.: Wissen Sie.
SdS: Gibt es irgendetwas, was er Sie tun sehen könnte, was ihm ganz sicher sagen würde, dass dieses Wunder geschehen ist, dass Sie glücklicher sind, etwas, was Sie tun würden, das ihm das signalisiert?
K.: Dass ich mit Selbstvertrauen rede.
SdS: Mm hm.
K.: Eigentlich, dass ich weiß, wer ich bin, was ich mag und was ich will.
[115] SdS: O. K.

Bis hierhin bleibt ihre Beschreibung des Tages nach dem Wunder, davon, wie sie und andere dieses bemerken werden, ziemlich vage und global. Interessanterweise beschreibt sie nirgends das Fehlen eines »Problems«, sondern vielmehr die Gegenwart von etwas Wünschenswertem. Zusätzliche Details wären wahrscheinlich hilfreich dafür, dass sie sich genauer vorstellen kann, wonach sie sucht. Aber alles, was sie bisher gesagt hat, weist darauf hin, dass sie nach etwas sucht, worauf viele Klienten als Therapieergebnis hoffen.

[116] K.: Ich bin ein hoffnungsloser Fall.
SdS: Wie meinen Sie das?
K.: Ich bin einfach, wissen Sie, einfach ein bisschen verdreht.
SdS: Wie meinen Sie das?
[120] K.: Ich bin, ich weiß nicht, ich, ich, ich weiß nicht, ob ich durcheinander bin oder was. Ah, ich weiß nicht.
SdS: Was macht das, äh, warum glauben Sie, dass Sie durcheinander sind?
K.: Darum.

SdS: Dass Sie ein hoffnungsloser Fall sind?
K.: Weil, ich weiß, was ich will, aber, aber zu wissen, was ich will, und es zu tun, sind zwei verschiedene Sachen für mich.
[125] SdS: Mm hm.
K.: Ich meine, ich kann es sagen und davon überzeugt sein, aber es zu tun, ist einfach eine ganz andere Sache.
SdS: Jaa. Und was wollen Sie?
K.: Ich möchte in Ruhe gelassen werden.
SdS: Von wem?
[130] K.: Meinem Mann ...
SdS: Mm hm.
K.: Meiner Mutter.
SdS: Mm hm.
K.: Und meinen Schwestern.
[135] SdS: Mm hm.
K.: Das ist alles.
SdS: O. K. Wenn Sie also wollen, dass ...
K.: Eigentlich muss ich hier einfach nur raus.
SdS: Mm hm.
[140] K.: Wissen Sie, ich habe einfach, mmmm, so als ob ich, ich hatte nie Zeit für mich selbst, bis ich ihn verlassen habe.
SdS: Ja, richtig.
K.: Und es ist, als ob jetzt, wo ich nicht mit ihm zusammen bin, ich ein bisschen besseres Gefühl zu mir selbst habe, und als ob ich so etwas will wie ... Unabhängigkeit.
SdS: Mm hm.
K.: Wissen Sie.
[145] SdS: Mm hm.
K.: Möchte jetzt Sachen für mich selbst machen.
SdS: Mm hm. Richtig.
K.: Mal eine Weile alleine sein.
SdS: Mm hm, aber?
[150] K.: Aber niemand glaubt, dass ich einen eigenen Kopf habe, um das zu machen, und alle wollen mir sagen: »Mach dies nicht, mach das nicht« und »mach das so, mach das anders«, aber keiner gibt mir eine Chance, wissen Sie, zu sehen, ob ich das alleine kann.
SdS: Mm hm.
K.: Oder nicht.

Sie gibt mir sehr deutlich zu verstehen, ich solle sehr vorsichtig damit sein, ihr irgendwelche Anweisungen zu geben. Offensichtlich wäre es im Grunde genau falsch, wenn ich ihr Vorschläge machen würde, was sie tun soll. Ich greife also ihren Wink auf und frage sie, was sie tun wird, anstatt zu versuchen, ihr Anweisungen zu geben.

[153] SdS: Was werden Sie also tun?
K.: Ich weiß nicht. Weglaufen wahrscheinlich. Ich weiß nicht.
[155] SdS: O. K. Vielleicht. Was werden Sie tun, wenn Sie weglaufen?
K.: Na ja, ich weiß noch nicht mal, wo ich hin will.
SdS: Mm hm. O. K. Ja.
K.: [Pause] Ich weiß nicht, ich habe Ihnen ja gesagt, ich bin ein bisschen verdreht.
SdS: Na ja, verdreht, weiß ich nicht, aber äh, aber vielleicht, wir werden sehen, ob ich dem später zustimmen werde.
[160] K.: Heh.
SdS: Aber Sie sagen, Sie würden gerne weglaufen, Sie würden gerne alleine sein. Sie wollen, dass die Leute Sie ... respektieren.
K.: Jaa.
SdS: Also äh, ähhhh, ... wenn Sie das machen würden, wo würden Sie hinlaufen? Also was könnten Sie, außer zu laufen, noch tun?
K.: Ähhh, ... schreien?
[165] SdS: Schreien.
K.: Ich weiß nicht.
SdS: Mm hm. Haben Sie das mal versucht?
K.: Nein.
SdS: Nicht. Haben Sie jemals versucht wegzulaufen?
[170] K.: Jaaah.
SdS: Ja?
K.: Das bringt nichts ...
SdS: O. K. O. K. Haben Sie Schreien ausprobiert?
K.: Mmm. [Nickt]
[175] SdS: Wen haben Sie angeschrien?
K.: Mich selbst, eigentlich, weil, um es kurz zu machen, alles was ich will, ist einfach glücklich sein, wissen Sie?
SdS: Klar.
K.: Es scheint einfach so unmöglich zu sein für mich, dass ich glücklich bin, bzw. will wohl keiner, dass ich glücklich bin, das ist es eigentlich.
SdS: Mm hm.
[180] K.: Es ist so, als ob das nicht richtig ist, dass ich was für mich selbst will, oder dass ich will, dass ich glücklich bin, oder ...
SdS: Mm hm.
K.: Dass ich tue, was ich meine, das mich glücklich macht.
SdS: Richtig. O. K. Sie meinen, Ihr Mann, Ihre Mutter usw. meinen, dass Sie nicht glücklich sein sollten, oder wissen Sie nicht ...
K.: Na ja, die, ich meine, die haben diese Einstellung, so als ob, ich meine, als ich meinen Mann verlassen habe, hatte ich einen Grund dafür.
[185] SdS: Klar.

K.: Und, es war furchtbar, die ganze Zeit, während wir verheiratet waren, wissen Sie, ich lag krank im Bett, verstehen Sie, und es ging einfach immer und immer weiter, bis ich einfach müde war, verstehen Sie. Und dann bin ich gegangen.
SdS: Mm hm.
K.: O. K., ich bin gegangen, und ich wollte alleine sein, verstehen Sie.
SdS: Richtig.
[190] K.: Zuallererst bin ich zu alt dafür, um bei meiner Mutter zu leben mit den Kindern.
SdS: Klar.
K.: Also, sie war so, ich meine: »Zieh bei mir für eine Weile ein und dann«, verstehen Sie, »bis sich dein Mann beruhigt hat«, verstehen Sie, »und dann kannst du in deine eigene Wohnung ziehen«. Aber jetzt, wissen Sie, wir kommen nicht klar. Ich kann ihr nichts recht machen.
SdS: Mm hm.
K.: Alles was ich tue, geht ihr auf die Nerven.
[195] SdS: Mm hm.
K.: Und sie bringt es nicht fertig, sich mit mir hinzusetzen und zu reden, verstehen Sie. Niemand setzt sich jemals mit mir hin und redet mit mir.
SdS: Mm hm.
K.: Wissen Sie, jeder will mir immer nur was sagen, aber keiner will mit mir reden.
SdS: O. K. Und wenn die mit Ihnen reden würden, was würden Sie denen sagen?
[200] K.: Ich glaube, ich würde ihnen erzählen, wie ich mich fühle.
SdS: Mm hm.
K.: Aber wie ich mich fühle, das will keiner hören, also gehe ich einfach weiter.
SdS: Mm hm. Und, könnten Sie eine eigene Wohnung bekommen?
K.: Nun, Sie ..., ähm, ja, kann ich.
[205] SdS: Mm hm. Würde es das besser machen?
K.: Ich denke, es würde mir ziemlich helfen.
SdS: Mm hm.
K.: Eine ganze Menge, ich meine, würde mich ein bisschen mehr in die Gänge bringen als jetzt, weil, so wie jetzt, bei meiner Mutter bleiben, das haut nicht hin. Ich bin niedergeschlagen und aufgebracht und wütend und ...
SdS: Hm hm. Hm hm.
[210] K.: Ich komme einfach nicht klar.
SdS: Hm hm. Sie wissen, Sie wissen, wenn Sie zurück zu Ihrer Mutter gehen und mit ihr leben, ... 30 Jahre alt, und Sie fangen an, sich wieder wie 17 zu fühlen, oder nicht?

K.: Mm hm.
SdS: ... »Komm nicht so spät nach Hause«... und der ganze Kram.
K.: Hm hm.
[215] SdS: Ja. Sie könnten also, auch wenn das vielleicht schwierig werden könnte, aber sie könnten sich eine eigene Wohnung nehmen.
K.: Hm hm.
SdS: Hm hm.
K.: Es wäre für eine Weile schon auch ein bisschen unsicher, aber ...
SdS: Hm hm.
[220] K.: ... bis mein Mann vom Erdboden verschwindet. Dann würde es mir gut gehen.
SdS: Mm hm. Sie haben Angst, er könnte Ihnen etwas antun?
K.: Na ja, ich, er, er sagt immer, er kann ohne mich nicht leben und ich bin der einzige Mensch auf der Welt für ihn und er möchte nicht noch einmal mit jemand anderem von vorne anfangen ...
SdS: Mm hm.
K.: Und wenn ich ihm, wissen Sie, einfach sage: »Ich möchte nichts mehr mit dir zu tun haben, lass mich einfach in Ruhe, hau ab«, dann versucht er, mich zu bedrohen.
[225] SdS: Mm hm.
K.: Also musste ich für eine Weile weggehen, die Kinder und ich, und meine Arbeit und alles, weil er gedroht hat, er kommt da rauf und verprügelt mich, oder er lässt jemand anderes mich verprügeln oder ...
SdS: Mm hm. Mm hm.
K.: Wie auch immer. Er hat mich immer und immer wieder verprügelt.
SdS: Das ist also wirklich passiert.
[230] K.: Ja.
SdS: Mm hm.
K.: Und es ist so, er lässt mich einfach nicht in Ruhe.
SdS: Mm hm. O. K. Und wenn Sie ... ist das sicherer, wenn Sie bei Ihrer Mutter leben? Spielt das eine Rolle?
[235] K.: Äh, sie meint, es ist so. Ich glaube das nicht, weil das letzte Mal, als er mich geschlagen hat, war das im Haus meiner Mutter.
SdS: Mmmm.
K.: So.
SdS: Mm hm.
K.: Und sie war nicht da, ich sehe da also keinen Unterschied ...
SdS: Mm hm.
[240] K.: Verstehen Sie.
SdS: Richtig. Richtig. Und haben Sie auch die Polizei gerufen, usw.?
K.: Nein.
SdS: Nein. Hm hm. Wie kommt es, dass Sie sich entschieden haben, das nicht zu tun?

K.: Ähm, ich weiß nicht, ich hatte Angst, und alles, woran ich denken konnte, war, nur weg, nur abhauen.
[245] SdS: Mm hm. O. K.
K.: Damit er mir nichts mehr tun kann.
SdS: Mm hm. Aber Sie sind nicht weit genug weggekommen? ... Oder wie?
K.: Doch, ich bin weit genug weggekommen, aber meine Mutter, verstehen Sie, die wusste, wo ich war, und verstehen Sie, die hat mich jeden Tag angerufen, und dann war sie so, sie fand das nicht gut, unter was für Umständen ich da lebe, deshalb wollte sie, dass ich zurückkomme.
SdS: Mm hm.
[250] K.: Und bei ihr bleibe.
SdS: Mm hm.
K.: Meine Mutter, ich weiß nicht, wir, irgendwie, ich meine, sie verhält sich so, als würde sie sich um mich kümmern, aber sie tut es nicht.
SdS: Wie das?
K.: Weil, irgendwie will sie mich gerne da bei sich haben.
[255] SdS: Richtig.
K.: Aber sie tut es nicht. Es ist irgendwie, ähm, ich kann das nicht richtig erklären, es ist so, sie, ich meine, sie beschwert sich über jedes kleine bisschen, was ich mache, wissen Sie. »Jeder erwachsene Mensch braucht seine eigene Wohnung«, aber wenn ich dann sage, »Ich werde mir eine Wohnung suchen«, dann sagt sie, ähm, »Du weißt, es ist einfach noch nicht sicher genug für dich auszuziehen«, verstehen Sie, »Warum willst du immer alles überstürzen? Warum willst du da raus, wo er dir wehtun kann?« und so weiter, verstehen Sie, aber ...
SdS: Mm hm. Mm hm.
K.: Mit ihr dazubleiben, sie, ich meine, wir kommen nicht miteinander aus, wir reden nicht, wir sprechen nicht allzu viel miteinander.
SdS: Mm hm.
[260] K.: Wissen Sie, es ist irgendwie so, ich habe zu ihr gesagt, dass sie mich hasst, weil sie nicht mit mir redet, ...
SdS: Mm hm, ich verstehe, also, ... ist es für Ihre Mutter genau so schwierig, dass ein Kind zu ihr zurückkommt, vermute ich, wie für Sie, wieder zurückzugehen[53].
K.: Eigentlich nicht, weil ...
SdS: Ja?
K.: Ich habe, ich habe noch zwei Schwestern da, die mit ihr leben, und bei ihr dreht sich immer alles nur um die eine von den beiden.
[265] SdS: Mmmm. Mm hm.
K.: Das ist ihr Liebling ... oder was auch immer.

---

53 Ein Fehler: Argumentieren, bevor die Daten vorliegen.

SdS: Oh ja, o. k. Was können Sie also tun, was es für Sie ausreichend sicher macht?
K.: Ein Besuchsverbot erwirken, das habe ich nicht.
SdS: Aber wenn Sie es bekommen, ja.
[270] K.: ... einfach ausziehen.
SdS: Wird er sich an ein Besuchsverbot halten?
K.: Ich weiß nicht, er benimmt sich manchmal verrückt.
SdS: Hm hm.
K.: Ich meine, er dreht richtig durch.
[275] SdS: Mm hm.
K.: Ich weiß nicht. Ich wäre in Sicherheit, wenn er einfach vom Erdboden verschwinden würde.
SdS: Ja. Aber das ist ...
K.: ... Nein.
SdS: Wahrscheinlich ...
[280] K.: ... passiert das nicht.
SdS: Passiert das nicht.
K.: Nein.
SdS: Sie müssen also etwas anderes tun.
K.: Und alles, was mir einfällt, ist, ein Besuchsverbot zu erwirken.
[285] SdS: O. K.
K.: Das ist alles.
SdS: O. K. Und, haben Sie da schon Schritte unternommen?
K.: Nein, weil er mich jetzt mehr in Ruhe gelassen hat, er war so: »O. K., ich gebe dir ja alles, was du willst. Wenn du die Scheidung willst, gebe ich dir die Scheidung und lasse dich in Ruhe.«
SdS: Mm hm.
[290] K.: Aber, ich weiß nicht, ich meine, er hat mich nicht mehr bedroht oder so was ...
SdS: Hmmm.
K.: Oder sonst was.
SdS: O. K.
K.: Er ist bloß ...
[295] SdS: O. K.
K.: Er ist so, ne, er ist ziemlich raffiniert, ich weiß nie ...
SdS: O. K.
K.: ... was mich erwartet.
SdS: Aber er hat jetzt gesagt, Sie können sich scheiden lassen, und er lässt Sie in Ruhe?
[300] K.: Mm hm.
SdS: Und seitdem hat er Sie auch in Ruhe gelassen?
K.: Mmm, ja.
SdS: Ja.

K.: Ich meine, er hat mich nicht mehr belästigt oder so was, er ruft nur noch an und kontrolliert, wann ich nach Hause komme.
[305] SdS: Mm hm.
K.: Verstehen Sie, ...
SdS: Mm hm.
K.: Und so'n Zeug.
SdS: Aber er hat Sie in letzter Zeit nicht mehr bedroht, von da an, wo er gesagt hat, er würde es nicht mehr tun?
[310] K.: Nein. Er hat mich nicht bedroht ...
SdS: Wie lange schon ...?
K.: Er hat nur ...
SdS: Wie lange ist das her?
K.: Oh, ich glaube, ungefähr zwei Wochen.
[315] SdS: Mm, mm hm.
K.: Vielleicht.
SdS: O. K.
K.: Er ruft nur noch an und erzählt mir, wie sehr ich im Unrecht bin.
SdS: Mm hm. Mm hm. O. K. Ja. Und äh, das macht das Leben nicht gerade leichter.
[320] K.: Nein.
SdS: Nein. Es ist leichter, als von ihm verprügelt zu werden.
K.: Ja. Mm hm. Das ist kein Spaß.
SdS: Nein ... nein. O. K., Sie müssen also irgendwie, um das tun zu können, was Sie wollen, und um zu sein, wer Sie sind, um zu machen, was Sie wollen, müssen Sie sich irgendwie absichern.
K.: Mm hm.
[325] SdS: Fühlen Sie sich bei Ihrer Mutter sicherer, als Sie sich alleine fühlen würden?
K.: Ich, na ja, ich meine, ich ...
SdS: Ob das nun wirklich so ist oder nicht, fühlen Sie sich sicherer oder nicht?
K.: Nein, ich habe, ich habe keine Angst vor irgend so was, ich bin, ich bin daran gewöhnt, alleine zu sein, das ist also nicht das Problem, und sich sicher zu fühlen oder so, ist nicht das Problem, Sicher-Sein ist das Problem.
SdS: Nein, ja, richtig. Aber Sie sagen, was das Sicher-Sein angeht, dass es da nicht sicherer ist, dass Sie bei Ihrer Mutter nicht unbedingt sicherer als irgendwo anders sind.
[330] K.: Richtig.
SdS: Deshalb habe ich nach dem Sicherer-Fühlen gefragt.
K.: Mm hm.
SdS: Aber Sie fühlen sich da auch nicht sicherer?
K.: Nein.
[335] SdS: Nein, o. k. O. K. Und was wollen Sie machen?

K.: Ich weiß nicht. [Lange Pause] Ich weiß nicht, was ich machen soll. Ich weiß nicht, was ich will, aber eh, ich weiß nicht, was ich machen soll.
SdS: Ja, Sie wollen, ja, was ist es, was Sie machen wollen?
K.: Ich glaube, ich, was ich will, ist, für eine Weile alleine sein.
SdS: Richtig.
[340] K.: Einfach in meine eigene Wohnung ziehen und für eine Weile alleine sein.
SdS: Mm hm.
K.: Um etwas von der Spannung abzulassen, die ich in mir aufgebaut habe.
SdS: O. K. O. K. Eine Weile alleine sein, auszuziehen, heißt das, Sie und Ihre Kinder oder nur Sie alleine?
K.: Ja, ich und meine Jungs.
[345] SdS: Ja, o. k. O. K.
K.: Ich glaube, wir wären viel glücklicher.
SdS: O. K., und welche Schritte müssen Sie machen, um das zu tun?
K.: Ähm, einfach eine Gegend finden, die gut genug ist, um sie großzuziehen, ich meine, ich habe so, so kleine Jungs.
SdS: Ja.
[350] K.: Und, einfach einen Ort finden, verstehen Sie, eine Gegend oder so, sicher genug für uns.
SdS: Mm hm.
K.: Und dann versuchen, eine ungefähre Vorstellung davon zu kriegen, wie mein Einkommen jeden Monat aussehen wird, um die Miete zu bezahlen.
SdS: Richtig, richtig.
K.: Und ich muss das mit meinen Krediten klären, weil er immer alles auf meinen Namen gemacht hat. Jetzt kommen die Banken zu mir, um mich daran zu erinnern, dass da Rechnungen auf meinen Namen offen sind, das verdanke ich ihm ...
[355] SdS: Mm hm.
K.: ... dass ich dafür zahlen muss.
SdS: Mm hm. Mm hm. Ah, ich verstehe, warum Sie ans Weglaufen denken.
K.: Das ist erst die Hälfte. [Lange Pause]
SdS: Da bin ich mir sicher. [Pause] Wie nahe sind Sie dran anzufangen, diese Schritte zu gehen und einen Ort zu finden, der sicher genug ist?
[360] K.: Ähm, ich komme dem näher. Ich, ich möchte einfach gehen und ...
SdS: Ja.
K.: ... es einfach tun.
SdS: O. K.
K.: Aber ...

[365] SdS: Was hat Sie davon abgehalten, es einfach zu tun?
K.: Ich weiß nicht, ich weiß nicht, ob ich jetzt Angst habe oder was.
SdS: Mm hm.
K.: Aber ich sollte keine Angst haben, weil das etwas ist, was ich mir so sehr wünsche zu tun.
SdS: Mm hm.
[370] K.: Ich weiß nicht. Wenn ich vielleicht jemanden hätte, der mich so, na ja, unterstützt, vielleicht ...
SdS: Mm hm.
K.: ... würde ich dann einfach losgehen und es machen.
SdS: In welcher Weise unterstützen?
K.: Wissen Sie, einfach dass er sagt, na ja, Sie wissen schon, sagt: »Du schaffst das«, verstehen Sie, »das ist es, was du tun willst, das schaffst du auch«, verstehen Sie.
[375] SdS: Mm hm.
K.: Der mir so lange sagt, dass ich das schaffe, bis ich selber das Vertrauen fasse ...
SdS: Was ist mit Ihrem Freund?
K.: Ja, ich weiß nicht. Ich meine, er ist gut, er macht das.
SdS: Mm hm.
[380] K.: Aber ich glaube, äh, der hat jetzt selbst Probleme, und ...
SdS: Mm hm.
K.: Wenn ich versuche, mit meinen fertig zu werden und ihm zu helfen, das haut nicht hin.
SdS: Nein. Nein. O. K. Äh, wie ist es mit Freundinnen?
K.: Nein. Nein. Ich habe keine Freundinnen, ...
[385] SdS: Mm hm.
K.: ... überhaupt keine.
SdS: Wie kommt das?
K.: Sehen Sie, ich hatte, na ja, sehen Sie, ich hatte eine Menge, ähm, ich weiß nicht, wie ich das sagen soll, eine Menge schlechter Erfahrungen mit Freundinnen, ...
SdS: Mm hm.
[390] K.: Wegen meiner Ehe, ich mache mir jetzt gar nichts mehr aus Freundinnen.
SdS: O. K. Was ist mit Leuten aus der Kirche, aus Ihrer Gemeinde?
K.: Ja, aber ich habe schon meinen Mann durch die Gemeinde kennengelernt, also ...
SdS: Mm hm. Mm hm.
K.: Da ist auch keiner dabei.
[395] SdS: Mm hm.
K.: Ich habe niemanden ...
SdS: Mm hm.
K.: ... außer mir selbst.

SdS: Nur Sie selbst.
[400] K.: Na? Bin ich nun verdreht?
SdS: [Zuckt die Schultern, Pause] Aber, also, o. k., aber Sie haben diese Gedanken, Sie wissen, was Sie wollen, Sie meinen, dass Sie das auch tun sollten, also müssen Sie sich selbst dazu überreden. Wenn es sonst keiner tut.
K.: Das ist aber nicht so einfach. Wenn mir sonst keiner zuhört, warum soll ich mir zuhören?
SdS: Ja, richtig, genau. Wie können Sie sich davon überzeugen, sich selber zuzuhören?
K.: Ja, ich weiß nicht. Sehen Sie, darum brauche ich jemanden an meiner Seite, irgendwie.
[405] SdS: Mm hm.
K.: Keiner ist an meiner Seite und nichts, jeder erzählt mir bloß, was an mir falsch ist oder was sie an mir nicht mögen, aber ich habe keinen, der mir sagt: »Das ist gut an dir, mach das« oder »Du hast einen eigenen Kopf, warum probierst du es nicht aus und guckst, was passiert«. Ich habe keinen, der mir so was sagt.
SdS: Mm hm. Mm hm. In dem Falle müssen Sie das wohl selber tun.
K.: Ja, aber das ist nicht einfach, ...
SdS: Nein, nein.
[410] K.: ... weil, ich kann das nicht, ich meine, ich kann mir das sagen, aber dann mache ich es doch nicht.

Eine Brücke zwischen dem zukünftigen und dem früheren Erfolg konstruieren

SdS: Aber, also, also bis jetzt glauben Sie sich nicht, wenn Sie sich das sagen. Ich verstehe. Ich verstehe. Und, hat es in der Vergangenheit mal Zeiten gegeben, wo Sie sich diese Dinge gesagt und sie dann auch getan haben?
K.: Ja. Als ich meinen Mann schließlich verlassen habe.
SdS: Mm hm.
K.: Ich, ich, äh, habe mir immer und immer wieder gesagt, dass ich das tun würde, und es hat eine Weile gedauert, aber ich habe es getan.
[415] SdS: Mm hm.
K.: Und ich habe ein gutes Gefühl dazu.
SdS: Mm hm.
K.: Verstehen Sie.
SdS: O. K.
[420] K.: Ich schaffe also auch ein bisschen was Gutes.
SdS: Mm hm.
K.: Aber ...

SdS: O. K. Das ist also, was Sie denken – dass Sie sich selbst dazu überredet haben und dass das richtig war.
K.: Mm hm.
[425] SdS: Und obwohl noch lange nichts perfekt ist, läuft es bei Ihnen besser, seit Sie das getan haben.
K.: Mm hm.
SdS: O. K. Wie war es davor, hat es da Zeiten gegeben, wo Sie sich selbst dazu überredet haben, etwas zu tun, was ...
K.: Vorher hatte ich noch nicht mal eine Meinung, ich meine, ich habe einfach, es war wie, ich habe bloß darauf gehört, was andere gesagt haben, und mach dies, mach das, und verstehen Sie, ich war einfach so damit beschäftigt, zu versuchen, es allen recht zu machen, zu versuchen, immer das zu tun, was alle anderen, was alle anderen glücklich gemacht hat, und nicht, was mich glücklich gemacht hat.

Sie hat gerade eine wichtige Ausnahme beschrieben: eine Situation, in der sie ihrer Meinung nach ihren eigenen Kopf gebraucht hat. Sie hat entschieden, was sie zu tun hatte, und hat es getan, und, und das ist wichtig, sie sieht, dass das ihre Lage verbessert hat. Das ist genau das, wonach sie gesucht hat. Das ist das, wovon sie sich in ihrem Leben mehr wünscht. Jetzt sehen wir klarer, in welche Richtung die Therapie für sie gehen soll, und wir wissen auch, dass sie die nötigen Fähigkeiten usw. besitzt.

SdS: Mm hm. Mm hm.
[430] K.: Es war, als ob ich keinen eigenen Kopf hätte.
SdS: Mm hm.
K.: Mit dem ich mir auch nur irgendetwas selber sagen könnte.
SdS: Wenn das stimmt, dann sind Sie ja schon ziemlich weit gekommen?
K.: Ja.
[435] SdS: Schön für Sie. O. K. Also, Sie müssen wirklich bei sich selbst das Ruder übernehmen, oder? Junge, Junge. Wie werden Sie das machen? Diese anderen Leute werden ziemlich viel Krach schlagen, oder?
K.: Mm hm.
SdS: Also, ... Ihre Mutter, Ihre Schwestern, schätze ich.
K.: Mm hm.
SdS: Sie sind daran gewöhnt, sich das anzuhören.
[440] K.: Mm hm. Sehen Sie, ich kann zuhören, verstehen Sie, Sie wissen, dass mir das klar ist, dass ich mich einfach nicht so gut ausdrücken kann, oder ...
SdS: Können Sie Ihre Ohren auf Durchzug stellen? Nicht hinhören, auch wenn die weiter tratschen über ...

K.: Ich, ich weiß nicht, ich bin ziemlich schnell und leicht verletzlich.
SdS: Mm hm.
K.: Wissen Sie, wenn, wenn es jemand ist, der mir wichtig ist, verstehen Sie, und ich fühle mich einfach so mies, wenn jemand, der mir wirklich am Herzen liegt, und die dann, die scheinbar nichts Gutes an mir finden oder mir helfen können.
[445] SdS: Richtig.
K.: Oder irgendwas, wo sie sagen, sie wollen mir helfen, aber Sie wissen schon, ...
SdS: Mm hm.
K.: Die kritisieren einfach zuviel. Ich meine, ich höre mehr Kritik, als was ich – ich höre überhaupt nichts davon, verstehen Sie, was ich kann, oder: »Ich helfe dir dabei«, oder irgend so was.
SdS: Richtig.
[450] K.: Wissen Sie, ich, ich lebe bei meiner Mutter, ich versuche alles Mögliche, um es ihr recht zu machen, aber dann sagt sie mir, ich würde es nicht schätzen, da bei ihr zu leben.
SdS: Richtig.
K.: Und ...
SdS: Richtig, O. K.
K.: Es ist schwer.
[455] SdS: Ja, ja. Und Sie hören sich das an.
K.: Ja.
SdS: Und am Ende verletzt Sie das, haben Sie gesagt. Was würde passieren, wenn Sie gar nicht hinhören würden?
K.: Dann habe ich »so eine Art«, sagt sie.
SdS: Mm hm.
[460] K.: Ich will es einfach nicht hören, was auch immer.
SdS: Mm hm.
K.: Ich habe versucht, sie zu ignorieren, verstehen Sie. Das ist nicht so einfach. Ich muss dann weggehen, verstehen Sie, und das mache ich nicht so gerne, einfach raus und weggehen und nicht sagen, wo ich hingehe, oder so. Und wenn ich dann ...
SdS: Richtig.
K.: ... schließlich zurückkomme, ist sie aufgebracht, weil ich gegangen bin und nicht gesagt habe, dass ich irgendwo hingehe und wann ich zurückkomme und so, aber ich muss einfach da weg, und ich habe schon zuviel geheult, ich habe neun Jahre geheult, und ich bin müde.
[465] SdS: Mm hm. Mm hm.
K.: Wissen Sie, ich bin es leid zu heulen, ich möchte einfach nur glücklich sein, verstehen Sie, ich möchte einfach, ...
SdS: Sicher, sicher.
K.: ... dass es manchmal auch für mich läuft.
SdS: Sicher, sicher. Sicher. Mm hm. O. K., also ...

[470] K.: Verstehen Sie mich?
SdS: Na ja, nein, ich bin noch nicht ganz sicher.
K.: [lacht] Sie sind sich noch nicht sicher?
SdS: Ich bin mir noch nicht sicher.
K.: Ich verstehe mich selbst nicht.
[475] SdS: Ich glaube, dass, ähm ...
K.: Dass ich durcheinander bin?
SdS: Nein, ich glaube nicht, dass Sie durcheinander sind, ich glaube, dass Sie einfach, äh ...
K.: Verängstigt?
SdS: ... lernen, Sie selbst zu sein.
[480] K.: Oh.
SdS: Dass Sie immer noch lernen, wie das geht.
K.: Das ist wahr.
SdS: Und vorhin haben Sie gesagt, Sie sind dabei, sich Ihren eigenen Kopf zu machen oder wenigstens auf ihn zu hören.
K.: Mm hm.
[485] SdS: Dass Sie zum ersten Mal auf sich selbst hören.
K.: Brauche ich Hilfe?
SdS: Meinen Sie? Sie sagen, Sie brauchen welche.
K.: Ja.
SdS: Hm ja, wenn Sie sagen, Sie brauchen welche, vielleicht brauchen Sie dann welche.
[490] K.: Und Sie wissen das nicht?
SdS: Ich weiß das nicht.
K.: Oh.
SdS: Ich vermute, was ich nicht weiß, ist, ob Sie die Hilfe brauchen oder ob Sie nur glauben, dass Sie die Hilfe brauchen.
K.: Oh. Ooooh, ich glaube, es ist beides.
[495] SdS: Beides. O. K. Ich nehme Sie beim Wort. Also, die Frage, die ich trotzdem noch habe, ist, äh, wie Sie das anstellen werden, wenn Sie sich mehr Ihren eigenen Kopf machen, mehr und mehr Ihren eigenen Kopf gebrauchen und, äh, auf sich selbst hören und tun, was Sie sich selbst sagen, was Sie tun sollen, und was Sie tun wollen, was Sie mit diesen Ohren machen, die so empfindlich dafür sind, was andere Leute sagen?
K.: Ich weiß nicht, ich meine, ich bin schon so oft verletzt worden, dass man meint, ich sollte immun dagegen sein und es einfach ausblenden, aber es ist so, es ist hart, wenn Sie alleine mit dem Rücken zur Wand stehen, und Sie haben Menschen, die Ihnen am Herzen liegen, und, und die Sie lieben, und die denken nicht mal dran, verstehen Sie, zu versuchen, Ihnen zu helfen oder ...
SdS: Mm hm.

K.: ... zu gucken, wie es Ihnen geht.
SdS: Mm hm. Mm hm. Und ...
[500] K.: Ich weiß nicht, was ich machen soll.
SdS: Ja.
K.: Und ich möchte sie nicht hassen.
SdS: Nein.
K.: Ich weiß nicht, was ich machen soll. Weglaufen, schätze ich.
[505] SdS: Sie haben gesagt, Sie, Sie würden weglaufen. Wohin würden Sie laufen?
K.: Ähm, ich mag das nicht an verschiedenen Orten, ich weiß nicht. Ich weiß nicht. Ich weiß nicht, wo ich hingehen will.
SdS: Mm hm. Es hat keinen Sinn wegzulaufen, ohne zu wissen, dass Sie auf irgendetwas hinlaufen.
K.: Richtig.
SdS: Oder wenigstens irgendwohin.
[510] K.: Ich weiß nicht, alles, was ich einfach weiß, ist, dass ich einfach weggehen will. Weggehen, irgendwohin, das ist egal.
SdS: Das ist egal, o. k. Und warum machen Sie das nicht?
K.: Ich weiß nicht, wohin.
SdS: Na ja, Sie haben gerade gesagt, egal wohin.
K.: Sehen Sie, ich bin durcheinander, ich weiß nicht, ich will einfach weg, aber ich weiß nicht, wohin.
[515] SdS: Mm hm. Mm hm.
K.: Da habe ich gesagt »egal wohin«.
SdS: Richtig.
K.: Aber ich möchte eigentlich nicht einfach »egal wo« sein.
SdS: Richtig. Sie wollen wo sein?
[520] K.: Mmmm, ich schätze, einfach irgendwo für mich alleine.
SdS: Mm hm.
K.: Für eine Zeit.
SdS: Mm hm. Auch wenn das hier in Milwaukee ist?
K.: Mmm, ja. Ja, hier.
[525] SdS: Mm hm.
K.: Ich fühle mich hier ganz gut sicher, eher als in einer anderen Stadt, wo ich keinen und nichts kenne.
SdS: Richtig, richtig.
K.: Aber warum sollte es mir hier eigentlich gefallen, wo ich sowieso allen egal bin? Eigentlich ist es, an einem Ort zu sein, wo es keinen gibt, den man kennt oder weiß ... das ist mir keine Hilfe.
SdS: Mm hm. Dann müssen Sie also was tun.
[530] K.: Ja, aber ich weiß nicht, was.
SdS: Ja [Pause]. Also ich glaube, dass ich, bevor ich mir etwas Zeit nehme, hierüber noch ein bisschen weiter nachzudenken, habe ich, glaube ich,

noch ein paar andere Fragen. Ähm, hat Ihr Mann versucht, Sie dazu zu überreden, dass Sie zurückkommen?
K.: Ja. Das macht er, seit ich ihn verlassen habe ...
SdS: Mm hm.
K.: ... als er mich geschlagen hat.
[535] SdS: Mm hm. Und versucht Ihre Mutter, Sie dazu zu überreden, dass Sie zu ihm zurückgehen, oder ...
K.: Irgendwie schon, möchte sie, dass ich dahin zurückgehe, aber, ich sehe nicht, warum sie das sagen sollte, ich meine, er, das ist jetzt das dritte Mal gewesen, dass er mich geschlagen hat, ich meine ...
SdS: Mm hm.
K.: Mein gesunder Menschenverstand sagt mir, dass er das wieder tut, wenn ich zurückgehe. Warum sie ...
SdS: Die Statistik spricht dafür, ja.
[540] K.: Warum sie nicht versteht, dass, verstehen Sie, dass er das wieder tun wird, wenn ich zurückgehe, verstehen Sie?
SdS: Mm hm. Mm hm.
K.: Ich bin dort nicht glücklich, ich will da nicht sein.
SdS: Richtig. O. K., gibt es sonst noch etwas, was ich wissen sollte, bevor ich mir eine Pause nehme, irgendetwas anderes, was Ihnen in den Kopf kommt, das für mich heute wichtig zu wissen wäre?

Diese letzte Frage ist oftmals nützlich, weil (1) ein »Nein« dem Gespräch einen Punkt zum Abbrechen, einen Abschluss gibt und weil (2) auch etwas, was die Klientin noch nicht gesagt hat, was sie aber für wichtig hält, als Stelle zum Aufhören dient, als Möglichkeit, das Gespräch abzurunden. Manchmal bedeutet das, dass das Gespräch noch eine kleine Weile weitergehen muss, allerdings markiert auch das das Ende dieses Teils der Sitzung.

[544] K.: Ähm, nein.
[545] SdS: O. K. Ich bin in fünf bis zehn Minuten wieder da. Entspannen Sie sich einfach ein bisschen. O. K.?
K.: Mm hm.
    Stellen Sie sich als Experiment vor, Sie säßen hinter der Einwegscheibe. Was würden Sie mir von dort aus mitgeben wollen, worauf soll ich besonders achten? Was sollte ich ignorieren? Was sollte ich tun? Was sollte ich auf keinen Fall tun? Was ist Ihnen am deutlichsten aufgefallen? Welche Schritte zur Konstruktion einer Lösung wurden gemacht? Wie kann ich ihr am besten helfen, das zu nutzen, was sie bereits getan hat, was sie bereits weiß? Was würden Sie als Nächstes tun, wenn Sie der Therapeut wären? Nehmen Sie sich mindestens 15, höchstens 30 Minuten Zeit, darüber nachzudenken, bevor Sie weiterlesen.

Wo Candace hinwill, kann zusammengefasst werden als »*ihren eigenen Kopf haben*«. Das heißt, Dinge für sich selbst zu durchdenken, zu entscheiden, was zu tun ist, und das dann auch zu tun. Wenn sie das erreicht, wird sie ihr Leben stärker so führen können, wie sie es für die Zeit, »nachdem das Wunder geschehen ist«, beschrieben hat. Sie wird glücklicher sein, mehr lächeln, mit mehr Zuversicht sprechen, entspannter sein und eine Mutter sein, die »mehr Spaß bringt« [Einheiten 47 bis 114].

Aus ihrer Sicht sind ihre Gefühle von Verwirrung eines der Dinge, die ihr im Weg stehen. Deshalb habe ich den Gedanken eingebracht, die Verwirrung könnte ein »Symptom« dafür sein, dass sie ihren eigenen Kopf hat. Es ist natürlich beides. Jedenfalls fühlt sie sich nicht verwirrt, wenn sie ihren eigenen Kopf hat.

Nach der Pause

[547] SdS: O. K., ich sage es Ihnen. Wirklich, ich bin beeindruckt davon, wie weit Sie schon dabei gekommen sind, Ihren eigenen Kopf zu entwickeln. Äh, ich glaube, Sie haben dieses Unternehmen bisher sehr gut gemacht.

K.: Meinen Sie?

SdS: Mm hm. Mm hm. Und Sie fühlen sich jetzt besser als früher, weil Sie Ihren eigenen Kopf entwickelt haben, hm?

[550] K.: Ja.

SdS: Und Sie sind Ihren eigenen Ideen darüber gefolgt, was für Sie gut ist. Und ich finde, das ist ein großer Schritt vorwärts. Vielleicht nicht nur ein Schritt, vielleicht steckt da schon mehr als ein Schritt drin. Und ich denke, Sie sind damit auf dem richtigen Weg, und ich glaube, dass es ganz gut ist, dass Sie sich jetzt im Moment durcheinander fühlen.

K.: Wirklich?

SdS: Und ich wette, Sie halten das für verdreht, nicht wahr?

K.: Ja.

[555] SdS: Ich sage Ihnen, warum ich meine, dass das ganz gut ist. Weil, dass Sie jetzt im Moment durcheinander sind, das hält Sie davon ab, etwas zu tun, bevor Sie sich sicher sind, dass es das Richtige ist. Es gehört dazu, dass Sie Ihren eigenen Kopf haben, dass Sie manchmal durcheinanderkommen, bevor Sie wissen, was zu tun ist, bevor das wirklich klar ist. Es schützt Sie davor, Fehler zu machen. Und, äh, zwingen Sie sich also nicht, etwas zu tun, bevor Sie sich sicher sind, dass es das Richtige für Sie ist. Lassen Sie sich einfach durcheinanderkommen, bis Sie sich Ihren Kopf gemacht haben, bis Ihnen klar ist, was Sie tun müssen. Äh, und, wie Sie sagen, sagen Ihnen andere Leute, was Sie zu tun haben, und äh, dass die Ihnen sagen, was Sie tun sollen, ist

nicht das, was Sie tun wollen, also sollten Sie auch nicht drauf hören. Also, was ich Ihnen rate, jetzt im Moment, ist, dass Sie nicht gegen dieses Durcheinander ankämpfen. Lassen Sie es einfach so. Und was ich möchte, was Sie tun, ich denke, das wäre hilfreich, damit Sie mehr über Ihren eigenen Kopf lernen, ist, dass Sie beobachten, zu welchen Zeiten in der Woche Sie sich weniger durcheinander fühlen, und dass Sie beobachten, darauf achten, was Sie dann tun, was sonst geschieht, wo Sie sich befinden und was andere Leute um Sie herum in diesen Zeiten tun. Bleiben Sie dem also auf der Spur und bringen Sie das das nächste Mal mit.
K.: O. K.
SdS: O. K. Lassen Sie uns nach vorne gehen und sehen, wann ein guter Termin wäre ...

An dieser Stelle haben wir uns vergewissert, dass sie alle verfügbaren Informationen über die verschiedenen Programme für Frauen in ihrer Situation besaß. Wie zu erwarten, wusste sie genauso viel oder mehr darüber als wir.

Obwohl ich mehrfach und absichtlich den Ausdruck »Was ich möchte, was Sie tun«, verwendet habe, habe ich ihr dennoch nicht gesagt, was sie zu tun hätte. Ich habe ihr lediglich gesagt, sie solle auf Situationen achten, in denen sie ihren eigenen Kopf gebraucht, und sie solle beobachten, wann sie klarer denkt, was, wie ich vermute, etwas mit den Zeiten zu tun hat, in denen sie nicht verwirrt war. Für mich lautete die Frage: Unter welchen Bedingungen ist es wahrscheinlicher, dass sie sich selbst als Besitzerin und Benutzerin ihres eigenen Kopfes wahrnimmt und damit Tage erlebt, die dem Tag nach dem Wunder in etwa ähneln?

Kapitel 10

»Was hat sich verbessert?« – Nach dem Erstgespräch

> »*Das Problem besteht nicht darin, die Therapie dieser bestimmten diagnostischen Klassifikation anzupassen, sondern: Welche Potenziale, dieses oder jenes zu tun, enthüllt Ihnen der Patient?*«
> Milton H. Erickson (Haley 1985, S. 126)

Im Allgemeinen kann das zweite Gespräch bzw. jedes Gespräch nach dem Erstgespräch (unter anderem) den folgenden Zwecken dienen:

1. den Zeitraum zwischen den Sitzungen so zu konstruieren, dass er eine gewisse Verbesserung mit sich gebracht hat,
2. zu kontrollieren, ob der Klient das als nützlich erlebt hat, was die Therapeutin und er in der letzten Sitzung getan haben; ob das dazu geführt bzw. dem Klienten erlaubt hat, eine Verbesserung wahrzunehmen oder nicht,
3. dem Klienten zu helfen, herauszufinden, was er tut und/oder was geschehen ist, was zu einer Verbesserung führt, damit sich der Klient darüber klar werden kann, wovon er mehr tun sollte,
4. herauszubekommen, ob die Verbesserung dazu geführt hat, dass es bei dem Klienten »gut genug« läuft, und ob damit die Therapie beendet werden kann oder nicht, und schließlich,
5. wenn der Klient keinerlei Verbesserung beschreibt, die Therapeutin und den Klienten davon abzuhalten, mehr desselben, was ja nicht funktioniert hat, zu tun, und so beide dazu zu bringen, etwas anderes zu tun.

Zweite Sitzung

[1] SdS: Ein alter Freund von mir war in der Stadt, mit dem ich zum Mittagessen gehen musste, vielen Dank also, dass Sie so nett waren, ein paar Stunden später zu kommen.
[2] K.: Das ist O. K.
[3] SdS: Also ... den wievielten haben wir heute? Den 22. ...
[4] K.: 23.

[5] SdS: 23. Ich komme damit immer durcheinander. Kann nicht so gut zählen. [Pause] Also, was, äh, was hat sich seit dem letzten Mal, als Sie hier waren, verbessert?

Am Ende der ersten Sitzung hatte ich ihr Wort »verdreht« auf mich bezogen, und jetzt beziehe ich ihr Wort »durcheinander« auf mich. Damit betrachte ich weder »verdreht« noch »durcheinander« notwendigerweise als »schlecht«.

[6] K.: Was sich verschlechtert hat.
[7] SdS: Lassen Sie uns damit anfangen, was sich verbessert hat.
[8] K.: Nichts.
[9] SdS: Sind Sie sich da sicher?
[10] K.: Ganz sicher.
SdS: Wie ist das möglich?
K.: Es ist einfach so. Es gibt einfach nichts Positives.

Verbesserungen konstruieren

SdS: Erzählen Sie mir darüber, seit Sie hier waren, letzten ...
K.: Dienstag.
[15] SdS: Dienstag, o. k. Also, wie war der Dienstag, nachdem Sie hier weggegangen sind?
K.: Äh, es lief so ganz o. k.
SdS: Ja.
K.: Nur so o. k.
SdS: Wie haben Sie das geschafft?
»So ganz o. k.« ist mindestens ein bisschen besser als »schlecht«. Ich möchte daher mehr über den Dienstag herausbekommen, um das, was auch immer passiert ist, eventuell als Material zur Konstruktion wenigstens eines minimalen Erfolges verwenden zu können.
[20] K.: Na ja, ich habe ein bisschen mehr geredet als normalerweise.
SdS: Mm hm.
K.: Mit meinen Freunden.
SdS: Mm hm.
K.: Und das war's ... Ich habe es bloß hingekriegt, ein bisschen mehr zu reden.
[25] SdS: Mm hm.
K.: Das ist alles.
SdS: Mm hm. Mm hm. O. K., was war dann am Mittwoch?
K.: Mittwoch, äh, ging es eigentlich gut, Mittwoch, Donnerstag, Freitag, bis zum Sonntag.

SdS: Mm hm.
[30] K.: Alles war o. k., ich habe mich unterhalten, und ich war auch einfach mal alleine.
SdS: Mm hm.
K.: Konnte machen, was ich wollte
SdS: Mm hm.
K.: Und dann war Montag, ich meine Sonntag.
[35] SeS: O. K. Das war Sonntag, was war mit Montag, haben Sie am Montag so weitergemacht?
K.: Nein.
SdS: Heute?
K.: Heute habe ich geheult.
SdS: Mm hm.
[40] K.: Den ganzen Tag, immer wieder, wirklich.
SdS: Mm hm. O. K., aber Dienstag, Mittwoch, Donnerstag, Freitag und Samstag waren o. k.?
K.: Mm hm.
SdS: Äh, mindestens o. k.?
K.: Ja.
[45] SdS: Mm hm. O. K. Wie haben Sie das geschafft? Sie haben gesagt, Sie haben mehr geredet, was noch?
K.: Äh, ich, ich, es, es war besser, weil mich keiner genervt hat, ich meine, mir reingeredet hat, was ich tun oder lassen soll ...
SdS: Richtig.
K.: Verstehen Sie, das Ganze, ich konnte einfach mein Selbst und meinen Kopf ziemlich weitgehend selbst bestimmen.
SdS: Wie haben Sie das gemacht?
[50] K.: Wie habe ich das gemacht? Ich muss entweder wütend oder eingeschüchtert werden, um so zu werden.
SdS: Mm hm.
K.: Und das ist der einzige Weg, dass ich es einfach so ... vergesse, wenn die was von mir wollen, dass ich tue, was ich tue.
SdS: O. K.
K.: Und ich lasse mich nicht umstimmen oder so.
[55] SdS: Mm hm.
K.: Ich muss bis an diese Grenze getrieben werden, und dann ...
SdS: Richtig.
K.: Also ...
SdS: O. K. Und das war aber in Ordnung für Sie, dass Sie ...
[60] K.: Mm hm.
SdS: O. K. Sie haben also, Sie hatten Ihren eigenen Kopf und Sie sind dabei geblieben.
K.: Mm hm.

SdS: Mittwoch, Donnerstag, Freitag und Samstag.
Sie beschreibt Dienstag, Mittwoch, Donnerstag, Freitag und Samstag in einer Weise, die dem sehr ähnlich ist, wo sie hingelangen will.
K.: Mm hm.
[65] SdS: O. K. O. K., und äh, und haben Sie sich auch weniger durcheinander gefühlt?
K.: Äähmmm, ja. Ich glaube, ich war eigentlich überhaupt nicht durcheinander.
SdS: Hmmm. Die ganze Woche! Seit Sie letztes Mal hier waren?
K.: Richtig, seit dem letzten Mal, als ich hier war.
SdS: Wie kommt das?
[70] K.: Ich weiß nicht, ich glaube, es war einfach gut für mich, mit jemandem zu reden, dass mir jemand zuhört.
SdS: Mm hm.
K.: Verstehen Sie. Ich glaube, dass ...
SdS: Ja, aber äh, Sie hatten eine ganze Woche Zeit, um wieder durcheinanderzukommen, durcheinander zu sein. Wie kommt es, dass Sie nicht durcheinandergekommen sind?
K.: Ähm, ich weiß nicht.
[75] SdS: Hmm. O. K., aber ...
K.: Verstehen Sie mich nicht?
SdS: Noch nicht. [lacht]
K.: [lacht]
SdS: Das ist in Ordnung. Sie bezahlen mich dafür, dass ich nicht verstehe.
[80] K.: [lacht]
SdS: Also, also gut, am Dienstag, Mittwoch, Donnerstag, Freitag und Samstag waren Sie sich über Ihren eigenen Kopf im Klaren, sind Sie bei Ihrer Meinung geblieben und waren kein bisschen durcheinander. Irgendwie.
K.: Mm hm.
SdS: Ich frage mich immer noch, wie Sie das gemacht haben.
K.: O. K., ich weiß nicht, ich schätze, ich bin einfach verdreht.
[85] SdS: O. K., ja, o. k., vielleicht. Aber wie stellen Sie das denn an, verdreht zu sein?
K.: Ähm.
SdS: Wenn Sie wüssten, wie Sie das machen, ...
K.: Ich, ich weiß nicht.
SdS: ... könnten Sie das tun, wann immer Sie wollen.
[90] K.: Ich weiß, aber, ich weiß nicht, ich, ich glaube, wenn andere mich einfach aufregen. Wissen Sie.
SdS: Mm hm.
K.: Ich weiß nicht.
SdS: Mm hm.

K.: Ich weiß nicht, wie ich das gemacht habe, ich habe es einfach gemacht.
[95] SdS: O. K. O. K., und, äh, können Sie das wiederholen?
K.: Hmmm?
SdS: Können Sie das morgen noch mal machen, in etwa so wie am letzten Mittwoch?
K.: Mmmmm.
SdS: Würden Sie wissen, wie Sie das anstellen müssten?
[100] K.: Nein.
SdS: Sie wissen also nicht, wie Sie das machen?
K.: Nein, ich mache es einfach.
SdS: Sie machen es einfach. O. K. Könnten Sie darauf wetten, dass Sie es morgen tun?
K.: Nein. Nein.
[105] SdS: Nein. Sie müssen also einfach Glück haben?
K.: Ja.
SdS: Ja, oh Gott, das ist furchtbar. [Pause] O. K., also gut, lassen Sie uns es mal kurz so probieren. Mittwoch, Donnerstag, Freitag und Samstag. Wenn die meisten Tage in den nächsten sechs Monaten so wären, wäre das für Sie in Ordnung?
K.: Das wäre schön.

Dass sie am Anfang der Sitzung gesagt hat, es habe sich »verschlechtert«, worüber ich meinen Zweifel zum Ausdruck gebracht habe, gilt nicht für den gesamten Zwischenraum zwischen den Sitzungen. Vielmehr gilt diese »Verschlechterung« nur für den Sonntag und vielleicht auch für den Montag und Dienstag (bis zur Sitzung). Für den gesamten Zeitraum berichtet sie, dass sie nicht durcheinander gewesen sei; sie war sich ihres eigenen Kopfes bewusst und ist bei ihrem Standpunkt geblieben. (Es zeigt sich oft, dass die Bewertung der Klientinnen nicht für den gesamten Zeitraum zwischen den Sitzungen gilt, wenn sie am Beginn einer Sitzung sagen, es sei »alles gleich geblieben« oder habe sich »verschlechtert«.)

Ihr Bericht, dass sie während der gesamten Woche nicht durcheinander war, mag manche dazu verleiten, meinen Vorschlag aus der vorherigen Sitzung – »Was ich Ihnen rate, jetzt im Moment, ist, dass Sie nicht gegen dieses Durcheinander ankämpfen. Lassen Sie es einfach so.« – als »paradoxe Intervention« zu lesen, die funktioniert hat, bzw. als hätte ich, als ich dieses sagte, eine »paradoxe Intention« im Hinterkopf gehabt. Das war allerdings keineswegs der Punkt, um den es mir bei dem Vorschlag ging. Er war vielmehr dazu gedacht, dass

»Sie mehr über Ihren eigenen Kopf lernen ... dass Sie beobachten, zu welchen Zeiten in der Woche Sie sich weniger durcheinander fühlen, und dass Sie darauf achten, was Sie dann tun, was sonst geschieht ... und was andere Leute um Sie herum in diesen Zeiten tun.« Das hat sie getan. Zumindest in diesem Falle kommt man auf die Idee einer »paradoxen Intervention« oder einer »paradoxen Intention« nur, wenn man zwischen den Zeilen liest bzw. leserfokussiert liest und nicht textfokussiert. Dieser Gedanke entstammt eher der Interpretation als dem Lesen dessen, was in den Zeilen steht.

Eine »Erfolgsskala« erfinden oder: Erfolg aus einer anderen Perspektive konstruieren

[109] SdS: O. K. Lassen Sie uns dazu, oh, ich weiß nicht, lassen Sie uns dazu 10 sagen, o. k.?
[110] K.: Mm hm.
SdS: Und der schlechteste Tag in der letzten Zeit, sagen wir, bevor Sie hierher kamen, am letzten Dienstag, ...
K.: Um hm.
SdS: ... das war o. O. K., und wo zwischen o und 10 war Sonntag?
K.: Null.
[115] SdS: O. K. Und Montag? Wo würden Sie den hinsetzen?
K.: Mmmm, Montag war ungefähr 5.
SdS: O. K., und, ähm, heute?
K.: Heute, ich weiß nicht, was heute ist. Mmmm, ungefähr 5.

Obwohl die Skala und die Zahl die Sache konkretisieren, bleibt auch diese Konkretisierung mehrdeutig. Es könnte beispielsweise für die Klientin eine Vielzahl von Möglichkeiten geben, sich von 0 auf 5 hochzuziehen, die alle durch diese Zahlen abgedeckt werden.

An verschiedenen Punkten in der Sitzung werden Skalen dazu verwendet, der Klientin zu helfen, Unterscheidungen zu treffen, verschiedene Aspekte ihrer Situation zu vergleichen und zu kontrastieren und sich auszumalen, welche Dinge Sie verändert haben will, wenn die Lösung konstruiert ist. Skalen werden auf diese Weise nicht nur im Gespräch verwendet, sondern können in gleicher Weise als Teil einer Hausaufgabe dienen.

Hier werden die Skalen benutzt, um eine Unterscheidung zwischen Sonntag und Montag/Dienstag zu treffen und sie dabei zu unterstützen, eine gewisse Veränderung zwischen Sonntag und Montag wahrzunehmen. Das Blatt hat begonnen sich zu wenden, und sie ist bereits bis auf 5 gekommen. In diesem Sinne sind wir nun dabei, den gesamten Zeitraum als »Fortschritt« zu konstruieren. Da es nach wie vor wahrscheinlich immer Tage geben wird, an denen sie der 0 näher ist als der 10, stellt sich nun die Frage, wie sie sich von einem schlechten Tag erholen kann.

[119] SdS: O. K. Also, es könnte morgen, verstehe ich das richtig, was Sie sagen, dass Sie bei 10 sein könnten, wenn Sie Glück haben, dass Sie aber auch bei 0 sein könnten, wenn Sie kein Glück haben, ohne dass Sie etwas dazu tun können?
[120] K.: Ich habe das nicht unter Kontrolle oder so, ich weiß nicht.
SdS: Hmm. O. K. Aber wie sind Sie denn dann von der 0 am Sonntag am Montag wieder auf die 5 gekommen? Wie haben Sie das gemacht?
K.: Ich schätze, ich hatte einfach Glück.
SdS: Glück?
K.: [lacht] Ich weiß nicht.
[125] SdS: Mm hm. Meinen Sie, dass Sie eventuell etwas damit zu tun hatten?
K.: Nein.
SdS: Nein. Gehen wir zurück ... Haben Sie etwas damit zu tun gehabt, dass Sie letzte Woche bei 10 waren?
K.: Na ja, ja, ein bisschen.
SdS: Mm hm.
[130] K.: Weil ...
SdS: O. K.
K.: Da, ich meine, da war das so, da war mir einfach alles egal.
SdS: Mm hm.
K.: Alles, und ...
[135] SdS: Außer Ihnen selbst.
K.: Ich habe einfach alles gemacht, was ich auch immer gesagt habe, dass ich es mache.
SdS: Richtig, o. k., das Einzige, worauf Sie gehört haben, war ihr eigener Kopf, aber die anderen haben ...
K.: Hm hm.
SdS: O. K. O. K., noch was, was Sie damit zu tun hatten?
[140] K.: Ähm, nein. Eigentlich nicht.
SdS: O. K. Dann, aber Sie haben jemanden gefunden, Leute mit denen Sie reden konnten?
K.: Freunde einfach.
SdS: Aha. Und äh, wenn Sie sich entscheiden, mit diesen Freunden zu reden, hilft das meistens?
K.: Mm hm.
[145] SdS: Mm hm.

K.: Ja, das tut es.
SdS: Mm hm. Gehört das also auch dazu? Wenn Sie das tun, sagen wir mal jeden Tag, würde das helfen?
K.: Das hilft mir sehr.
SdS: Mm hm. Mm hm.
[150] K.: Weil er [ihr Freund] der einzige ist, der zuhört, verstehen Sie, der mich eine eigene Meinung haben lässt, ob die nun richtig ist oder falsch.
SdS: Mm hm.
K.: Verstehen Sie.
SdS: Mm hm.
K.: Und wenn sie falsch ist, verstehen Sie, dann reden wir darüber, verstehen Sie. Was damit verkehrt ist, was ich getan habe, verstehen Sie, warum es falsch ist, was auch immer.
[155] SdS: Richtig.
K.: Aber alle anderen, denen ist das einfach egal, verstehen Sie, wenn die meinen, das ist falsch, dann ist das falsch und basta.
SdS: Mm hm.
K.: Verstehen Sie, oder wenn es richtig ist, dann sagen die nichts, verstehen Sie, irgendwas, einfach nur irgendwas, die gehen einfach, und sie haben dazu nichts zu sagen.
SdS: Mm hm. Ist es das, was Ihnen am Sonntag passiert ist?
[160] K.: Mm hm.
SdS: Dass andere Ihnen sagen, Sie hätten wieder unrecht, und dass die wieder Druck ausüben?
K.: Mm hm.
SdS: Mm hm. Wie kommt es, dass Sie auf die hören?
K.: Das war meine Mutter.
[165] SdS: Ihre Mutter, oh, oh, oh, oh.
K.: Man muss auf seine Mutter hören, oder? [lacht] Ich meine ...
SdS: Na ja ...
K.: Ich meine, ich höre auf sie, aber ich versuche, nicht den Respekt für sie zu verlieren, und das ist ganz schön schwer, beides gleichzeitig hinzukriegen.
SdS: Ja, ja, ja.
[170] K.: Und sehen Sie, als ich klein war, hatten wir Probleme, aber sie und ich, wir können uns nicht hinsetzen und darüber reden. Sie will davon nichts hören.
SdS: Richtig.
K.: Ich weiß also nicht, vielleicht hat sie ein Problem mit mir oder sonst was, aber zusammen kriegen wir es nicht hin.
SdS: Mm hm.
K.: Und was jetzt letzten Sonntag passiert ist, war, dass der Vater der Kinder angerufen hat und dass er sich jetzt einen Anwalt nehmen will, um die

Kinder von mir wegzubekommen, und jetzt versucht sie, sich auf seine Seite zu schlagen, und sagt, ich wäre als Mutter unfähig, verstehen Sie, aber ich fühle mich keineswegs unfähig für die Kinder, ich meine, ich schlage sie nicht, ich gebe ihnen zu essen, ich, verstehen Sie, ich bade sie, ich ziehe sie an, ich meine, ich mache alles, was eine Mutter für ihre Kinder tut, verstehen Sie, aber ...

[175] SdS: Mm hm.

K.: Ich weiß nicht, sie kriegt dann ihre fünf Minuten, und dann meint sie, ähm, ich wäre zu überhaupt nichts nutze.

SdS: Mm hm.

K.: Und er ist im Moment auch total wütend, weil er auch meint, ich wäre zu nichts zu gebrauchen.

SdS: Richtig. O. K., und Sie lassen das an sich herankommen.

[180] K.: Ja, weil das dann so aussieht, als wäre alle Welt auf ihrer Seite, als würde keiner meinen Standpunkt sehen wollen oder hören wollen, als wäre das allen egal.

SdS: Mm hm, mm hm. Und hat Ihr Mann versucht, Sie unter Druck zu setzen?

K.: Äh, ähm, ich weiß nicht, eigentlich nicht so richtig. Ich meine, er schreit und streitet eben einfach gerne die ganze Zeit, und ich kann das nicht mehr hören.

SdS: Mm hm. Mm hm. Aber Sie haben sich nicht bedroht gefühlt?

K.: Ich fange jetzt an, davon wegzukommen.

[185] SdS: Mm hm.

K.: Sie wissen schon, seine kleinen Drohungen und so was. Das nutzt sich langsam ab. Früher hat mir das richtig was ausgemacht, aber das tut es jetzt wirklich nicht mehr.

SdS: Mm hm. Und droht er Ihnen jetzt schon weniger?

K.: Äh, nein.

SdS: Sie haben gesagt, letztes Mal habe er weniger gedroht.

[190] K.: Na ja, das hat er, aber er, er ist immer noch derselbe geblieben, einfach so, ich weiß nicht, er ist so raffiniert ...

SdS: Mm hm.

K.: Verstehen Sie, es ist so, wenn andere dabei sind oder so, ich meine, dann sind seine Drohungen nicht so schlimm, wie wenn er mit mir alleine spricht, verstehen Sie.

SdS: Richtig, richtig. Mm hm. Aber Sie fühlen sich dadurch im Moment nicht besonders bedroht oder verängstigt?

K.: Nee ...

[195] SdS: Also, das war am Sonntag, aber Sie ... haben es irgendwie geschafft, am Montag wieder auf 5 zu kommen?

K.: Mm hm.

SdS: Und was unterscheidet jetzt z. B. den Montag, an dem Sie auf 5 waren, von dem Samstag, an dem Sie auf 10 waren?

K.:   Was das unterschei..., äh, ähm, ich weiß nicht, ich schätze, vor allem, dass ich für mich alleine war, dass ich einfach versucht habe, allen aus dem Weg zu gehen und einfach vor allem für mich alleine zu sein.
SdS: Mm hm.
[200] K.: ... Hauptsächlich aus dem Haus zu gehen ... und nicht ...
SdS: O. K., O. K., O. K. Gut, das hilft also. Was hilft noch?
K.:   Äh, im Moment, einfach nicht da zu sein.
SdS: Nicht da sein, ja. Was machen Sie also? Wie machen Sie ... was machen Sie, um wegzubleiben?
K.:   Ähm, manchmal bin ich bei der Arbeit.
[205] SdS: Richtig.
K.:   Manchmal bin ich einfach draußen und fahre durch die Gegend.
SdS: Mm hm. Mm hm. O. K., und das hilft?
K.:   Mm hm.
SdS: Mm hm.
[210] K.: Weil ich mir dann nichts anhören muss.
SdS: Ja richtig, richtig.
K.:   Sie wissen schon, wie schlecht ich bin oder wie verkehrt ich bin oder sonst was.
SdS: Und haben Sie sich dazu gebracht, nach einer eigenen Wohnung zu suchen oder darüber nachzudenken?
K.:   Mm hm. Darüber denke ich nicht mehr länger nach. Das mache ich.
[215]: SdS Das machen Sie?
K.:   Ja.
SdS: Mm hm.
K.:   Ich muss.
SdS: Wann haben Sie vor, das zu tun?
[220] K.: So bald wie möglich.
SdS: Ja.
K.:   Vielleicht Ende des Monats oder so.
SdS: Haben Sie genug Geld dafür?
K.:   Sollte ich bis Ende des Monats haben, ... irgendwo, das ist egal, eine Garage oder sonst was.
[225] SdS: Mm hm.
K.:   Das ist egal.
SdS: So weit sind Sie also gekommen?
K.:   Mm hm.
SdS: Egal wohin?
[230] K.: Ja, egal wohin.
SdS: Mm hm. O. K. Und inwiefern, inwiefern sind, wenn Sie diese Null-Tage haben, inwiefern betrifft das die Kinder?
K.:   Na ja, ich glaube, sie fühlen sich so, als würde ich sie nicht lieben oder sie wären mir egal oder so. Ich, wenn ich solche Tage habe, bin ich eigentlich auch nicht gerne mit ihnen zusammen.

SdS: Mm hm.
K.: Weil, verstehen Sie, alles, was ich dann tue, ist, sie anschreien.
[235] SdS: Richtig.
K.: Verstehen Sie. Das möchte ich nicht.
SdS: Und wenn Sie bei 5 sind, was ist dann anders?
K.: Ich verbringe ein bisschen Zeit mit ihnen.
SdS: Mm hm.
[240] K.: Wissen Sie, ich rede ein bisschen besser mit ihnen, verstehen Sie, ich schreie sie nicht an oder so was.
SdS: O. K. Und bei 10?
K.: 10? Ich meine, dann sind wir einfach die besten Kumpel.
SdS: Mm hm.
K.: Wir kommen einfach gut miteinander aus.
[245] SdS: Mm hm. Mm hm. [Lange Pause] Das klingt für mich so, äh, das letzte Mal, als Sie hier waren, haben Sie gesagt, sie fühlen sich durcheinander und wüssten nicht, was Sie machen sollten und wohin Sie gehen sollten.
K.: Ja, und geht es mir besser?
SdS: Es klingt besser. Sie haben gesagt, Sie waren die ganze Woche über nicht durcheinander. Ich fange an, Ihnen das zu glauben.
K.: Hmmm.
SdS: Klingt, als wären Sie auch jetzt im Moment nicht so schrecklich durcheinander.
[250] K.: [Nickt]
SdS: Ich frage mich also, was Ihre nächsten Schritte sind. Was meinen Sie, was Sie als Nächstes tun sollten, nach einer Wohnung suchen und so weiter, aber was meinen Sie, was Sie ansonsten als Nächstes tun sollten?
K.: Mm, ich möchte zur Schule gehen.
SdS: Mm hm.
K.: Ich möchte versuchen, auf eine Schule zu kommen. Das habe ich heute gemacht.
[255] SdS: Hm hm?
K.: Ich hoffe, ich werde zur Schule gehen.
SdS: O. K., und was für eine Schule, für was?
K.: Technische Schule und für EDV.
SdS: Mm hm. Meinen Sie, das könnte gut für Sie sein?
[260] K.: Na ja, schon, ich glaube, das wäre das Richtige für mich, weil ich drei Jungs habe, um die ich mich kümmern muss, und ich brauche eine Arbeit, wo ich mich um sie kümmern kann.
SdS: Richtig.
K.: Und ... wo ich mich um sie kümmern und auch alleine leben kann.
SdS: Richtig. Sie meinen also, damit können Sie genug Geld verdienen, so mehr oder weniger?

K.: Mmmm ...
[265] SdS: Mm hm.
K.: Ich glaube, das kann ich.
SdS: Und meinen Sie, dass das ein guter Beruf ist, der Ihnen Spaß macht?
K.: Ähm, ich arbeite sowieso als Sekretärin, ich schätze also, dass mir ein bisschen mehr Wissen auch mehr bringt.
SdS: Also Schule und, äh, ... und nach einer Wohnung suchen, wo Sie leben können, richtig. Welche anderen Schritte?
[270] K.: Mmm, danach weiß ich nicht, ich meine, wenn ich das so weit schaffe, tue ich mir was Gutes.
SdS: Mm hm. Mm hm. O. K. Ja, ja, für jemanden, der vor einem Jahr noch nicht mal einen eigenen Kopf hatte, klingt das nach einer ganzen Menge, und das geht sicher in die richtige Richtung. Was ist mit diesem – haben Sie ein paar Ideen, was Sie wegen diesem, wegen Ihrem Mann da machen?
K.: Ich weiß nicht. Ich wünschte, er würde einfach gehen und mich in Ruhe lassen. Ich meine, er sagt, er besorgt sich diesen Anwalt und er schickt mir die Scheidungsunterlagen und das ganze Zeug, und ich weiß nicht, woran ich bin. Er hat das noch nicht gemacht.
SdS: Er hat das noch nicht gemacht. Mm hm.
K.: Ich glaube, er will mich einfach nerven oder belästigen oder mir einfach mein Leben versauen.
[275] SdS: Mm hm. Mm hm.
K.: Ich glaube, je länger er das tun kann, wird er das einfach tun, schätze ich, ich weiß nicht.
SdS: Und äh, bis jetzt besteht alles, was er tut, darin, Sie zu belästigen.
K.: Ja, bis jetzt.
SdS: Mm hm. Mm hm.
[280] K.: Ja, bis jetzt ist das alles.
SdS: Ist es wahrscheinlich, dass das auch so bleibt?
K.: Nicht für lange.
SdS: Nein.
K.: Er wird was anderes finden, wo er sich richtig drüber aufregen kann, und dann ist er wieder hinter mir her.
[285] SdS: Mm hm. Und was machen Sie, wenn das passiert?
K.: Ich weiß nicht, was ich machen soll. Ich bin es einfach leid, wegzulaufen, und ich bin es leid, Angst zu haben.
SdS: Richtig. Was meinen Sie, was Sie tun können?
K.: Hm. Ich weiß nicht.
SdS: Haben Sie schon mal mit anderen Leuten in Ihrer Situation gesprochen?
[290] K.: Eigentlich nicht.
SdS: Nicht.

K.: Ich meine, ich habe mit meiner Mutter gesprochen, aber, an manchen Tagen meint sie, ich hätte recht, dass ich von ihm weg will, und wissen Sie, deshalb bin ich jetzt da bei ihr.
SdS: Richtig.
K.: Sie meint, da bin ich beschützt. Aber dann, an ihren anderen Tagen, tut sie so, als hätte er mit allem recht, und sie will, dass ich – ich weiß nicht, ob sie will, dass ich zu ihm zurückgehe oder was.
[295] SdS: Mm hm.
K.: Ich weiß nicht.
SdS: Mm hm. Ich vermute, am Sonntag war sie in dieser Stimmung, oder?
K.: Mm hm.
SdS: Das war ein Punkt, an dem Sie letztes Mal ziemlich sicher schienen, dass Sie nicht vorhaben zurückzugehen.
[300] K.: Nein, das ist etwas, was ich nicht will.
SdS: Und wie können Sie sichergehen, dass Sie das erreichen, und dass Sie das in Sicherheit erreichen?
K.: Nun ja, das ist ziemlich schwer.
SdS: Ja.
K.: Weil ich nie weiß, was er als Nächstes macht. Er ist ein großer Künstler im Bescheißen.
[305] SdS: Mm hm.
K.: ... Weil, es ist so, den einen Tag ist er echt nett und will alles für mich tun und tut auch alles, und dann, am nächsten Tag, ist er wie, oder eigentlich schon in der nächsten Minute, ist plötzlich völlig außer sich.
SdS: Mm hm.
K.: Ich versuche ja, alles hinzukriegen, ohne ihn aufzuregen, aber das funktioniert auch nicht.
SdS: Ja. Funktioniert das manchmal?
[310] K.: Ja, manchmal.
SdS: Mm hm.
K.: Nicht oft.
SdS: Aber, äh, bis jetzt ist er hier bei seinem Wort geblieben? Dieses Mal.
K.: Mmm, ja.
[315] SdS: Hmm. Aber Sie sind nicht bereit zu glauben, dass er für immer dabei bleibt?
K.: Nein.
SdS: Dann müssen Sie irgendeine Vorstellung entwickeln, wie Sie damit umgehen wollen.
K.: Mm hm. Und es wäre schön, wenn ich jemanden hätte, der mir dabei hilft oder so, aber niemand, niemand möchte das für mich tun, oder ich weiß es nicht, dass sie es machen würden oder so.
SdS: Mm hm. Was ist mit Ihrem Freund?

[320] K.: Er könnte etwas tun, aber sein Problem ist, dass er nicht ins Gefängnis kommen will.
SdS: Richtig.
K.: Und wenn er sich einmischt und etwas macht, dann würde das dabei rauskommen, also sagt er, was das betrifft, bin ich alleine damit und muss mich alleine darum kümmern.
SdS: Mm hm.
K.: Er kann mir dabei nicht helfen.
[325] SdS: Ja, gut, das sehe ich ein, wenn er meint, er würde im Gefängnis enden, wenn er was tut, dann sollte er das lieber lassen. Vielleicht kann er eher mit anderen Dingen helfen?
K.: Ich weiß nicht, ich sehe nicht, was er machen könnte, ich meine, weil mein Mann, der spricht mit überhaupt niemandem. Sie sind schließlich aneinandergeraten, aber ...
SdS: Hmmm.
K.: Aber es war, als ob er nicht wollte, dass der Junge was sagt, ich meine, er wollte noch nicht mal, dass er auch nur irgendetwas zu ihm sagt oder irgendwas.
SdS: Richtig. Gut, ich vermute, ich kann das nachvollziehen.
[330] K.: Obwohl das ja hart ist, so als ob man ihm eine Chance gibt, zu tun, was immer er sonst noch tun will, und jetzt will er es gar nicht tun.
SdS: Mm hm. Mm hm.
K.: Er hat alles, und ich habe nichts, und ich weiß nicht, warum er nicht einfach damit zufrieden sein kann und, verstehen Sie, mich einfach in Ruhe lassen kann, aber nein, ich habe nichts, und er wird dafür sorgen, dass ich auch niemals irgendetwas haben werde oder glücklich sein werde oder irgendwas.
SdS: Aber er kannte die Tatsache noch nicht, dass Sie Ihren eigenen Kopf haben.
K.: Nein, er will das nicht einsehen, dass, dass ich einen eigenen Kopf habe, aber, weil er ihn normalerweise immer kontrolliert hat ...
[335] SdS: Mm hm.
K.: ... ungefähr 13 Jahre lang.
SdS: Mm hm.
K.: Und zu sehen, dass ich, verstehen Sie, nicht mehr hören will, was er zu sagen hat, und nicht mehr tun will, was er sagt, das passt ihm nicht.
SdS: Richtig. So.
[340] K.: Da haben wir das Problem.
SdS: Richtig, richtig. Von seiner Seite.
K.: Mm hm.
SdS: Mm hm. Hier stehen Sie also, Sie haben jetzt Ihren eigenen Kopf, und ...
K.: Jetzt hasst mich jeder.
[345] SdS: Außer Ihnen selbst.

K.: Ja, außer mir selbst.
SdS: Und Ihrem Freund.
K.: Ja, das stimmt.
SdS: Wie ist es mit den Kindern?
[350] K.: Ähmmmm, die lieben mich immer noch, ich glaube, die wissen einfach nicht, wann sie mich lieben sollen, oder die sind ein bisschen durcheinander.
SdS: Wie das?
K.: Wegen meinen Tagen.
SdS: Richtig.
K.: Verstehen Sie.
[355] SdS: Richtig, o. k. Und wie machen Sie, wie machen Sie, wie gewöhnen Sie sich an sich selbst jetzt mit eigenem Kopf?
K.: Das ist nicht so einfach, überhaupt nicht. Manchmal mache ich mir selbst Angst.
SdS: Mm hm.
K.: Und manchmal fühle ich mich gut bei dem, was ich tue, und manchmal fühle ich mich schlecht bei dem, was ich tue, weil manchmal, wenn ich tue, was mir gefällt, verletze ich damit jemand anderen, und, verstehen Sie, ich möchte nicht gerne jemanden verletzen, ich würde lieber mir selber wehtun, als jemand anderen zu verletzen, damit es mir gut geht.
SdS: Mm hm.
[360] K.: Manchmal.
SdS: Mm hm. Sie sagen also, dass Sie sich selbst meistens leiden mögen? So, das macht Sinn, aber würden Sie auch sagen, dass Sie sich, verstehen Sie, selber damit überraschen, dass es Ihnen gut damit geht, dass Sie Ihren eigenen Kopf haben?
K.: Mm hm.
SdS: Mm hm. Es ist besser, als keinen zu haben, oder?
K.: Richtig.
[365] SdS: Ja, das haben Sie ja auch vorhin schon gesagt. Jetzt müssen Sie also lernen, äh, wie Sie damit umgehen können, und äh, ...
K.: Und wie ich ihn kontrollieren kann.
SdS: Und wie Sie ihn kontrollieren können.
K.: Mmm.
SdS: Und äh, ... vier Tage letzte Woche waren das, zumindest an diesen vier Tagen haben Sie ihn ziemlich gut kontrollieren können.
[370] K.: Ich habe das gut hingekriegt.
SdS: Und jetzt seit, wann ... wie werden Sie das machen? Wie werden Sie mit Situationen wie der am Sonntag in Zukunft anders umgehen, um zu verhindern, dass das wieder ganz bis auf 0 abrutscht?
K.: Darüber habe ich ...
SdS: Wenn das noch mal vorkommt.

K.: Darüber habe ich nachgedacht, aber ich weiß nicht, wie ich das schaffen kann. Meine Laune schwankt ziemlich stark.
[375] SdS: Ja.
K.: Ich weiß nicht, wenn ich das schaffe, meine Laune auf einen Punkt zu bringen und da zu halten, dann bin ich in Ordnung.
SdS: Jaaa, aber haben Sie das schon mal geschafft?
K.: Nein.
SdS: Nein. Meinen Sie, dass andere Leute dazu in der Lage sind?
[380] K.: Ja.
SdS: Ja?
K.: Mm hm.
SdS: O. K., und was glauben Sie, wie die das machen?
K.: Denen ist einfach alles egal, glaube ich.
[385] SdS: Oh.
K.: Ich habe eine Schwester, der ist einfach alles egal, und ich meine, ich habe sie kaum jemals unglücklich gesehen.
SdS: Mm hm.
K.: Weil sie sich einfach um nichts kümmert, ich meine, sie sagt, nein, das macht sie nicht, das macht sie nicht, und es ist ihr egal, wem sie damit wehtut, solange es nicht sie selbst ist.
SdS: Mm hm.
[390] K.: Verstehen Sie, und ihr geht es immer Spitze, verstehen Sie, ich sehe sie kaum mal unglücklich über irgendwas, so.
SdS: Wie macht die das?
K.: Der ist einfach alles egal.
SdS: Hmmm. Hmmm. Heißt das, dass sie auch keinen Spaß hat?
K.: Hmmm?
[395] SdS: Sie hätte dann doch auch nichts, was ihr Spaß macht?
K.: Na ja ...
SdS: Weder Freud noch ...
K.: Doch, sie hat welchen, ich meine, sie hat einfach, sie hat alles zusammen, sie macht, was sie will ...
SdS: Mm hm.
[400] K.: ... Verstehen Sie, und ob es Sie verletzt oder nicht, verstehen Sie, wenn es sie glücklich macht, dann tut sie es.
SdS: Ja, o. k., ich verstehe.
K.: Ich meine, sie kümmert sich nicht, sie kümmert sich einfach nicht um die Gefühle von irgendjemand anderem außer ihr selbst.
SdS: Mm hm. Ich verstehe.
K.: Aber ich, ich habe einfach, ich weiß nicht, ich habe einfach diese Schwäche, dass ich mich zu sehr kümmere oder so.
[405] SdS: Ist das etwas, was Sie ändern wollen?
K.: Nicht sehr viel, ich meine, nicht viel. Ich möchte das ein kleines Stück weit ändern, weil ich glaube, so kriege ich nichts geregelt.

Eine »Sich-Kümmern-Skala« erfinden

SdS: Sagen wir, nehmen wir noch mal neue Zahlen, sagen wir, 10 ist wieder das Allerschlimmste, dass Sie sich zu sehr kümmern, das Schlimmste, was Sie da erreichen können, richtig?
K.: Mm hm.
SdS: Und 0 ist, äh, dass Sie sich überhaupt um gar nichts mehr kümmern ... Äh, wo würden Sie da gerne sein?
[410] K.: Eine 2.
SdS: 2, O. K. Und, ähm, wie nahe waren Sie dem am Mittwoch, Donnerstag, Freitag und Samstag?
K.: Ich glaube, ich war bei 0.
SdS: Sie waren bei 0? O. K., und am Sonntag.
K.: Sonntag war ich bei 10.
[415] SdS: Sie waren ganz oben bei 10. Und jetzt heute?
K.: Ähm, ungefähr 5.
SdS: Ungefähr 5, o. k. Und wenn Sie die 2 erreichen würden, wäre das, wenn 2 das wäre, wo Sie die meiste Zeit sind, ist es das, was Sie erreichen möchten?
K.: Mm hm. Ich denke, ich würde mich als Mensch viel besser fühlen.
SdS: Mm hm. Mm hm. O. K. Dann, wie, sagen Sie mir, was der Unterschied zwischen 0 und 2 ist?
[420] K.: Na ja, bei 2, ich meine, ich kümmere mich um die Gefühle anderer Leute und so was, aber solange es sie nicht grob verletzt, sind sie mir eigentlich egal.
SdS: Mm hm. O. K.
K.: Verstehen Sie, so ist das.
SdS: Mm hm.
K.: Ich meine, ich möchte nicht dahin kommen, wo mir die Gefühle anderer Menschen völlig egal sind, aber verstehen Sie, wenn es keine größere Sache ist, so dass es sie gleich umbringt oder so, ...
[425] SdS: Richtig.
K.: ... dann ist es mir einfach egal.
SdS: Mm hm. Mm hm.
K.: Verstehen Sie.
SdS: Mm hm.
[430] K.: Du nervst, du nervst.
SdS: Mm hm.
K.: So will ich sein.
SdS: O. K., und wie wäre es bei 0?
K.: Bei 0?
[435] SdS: Was wäre der Unterschied?
K.: Na ja, bei 0 ist es mir einfach egal, ob ich sie verletze oder nicht.
SdS: Mmmmm.

K.:   So.
SdS: Mmm hm. Egal, wie sehr das jemand anderen verletzen könnte. Stimmt das?
[440] K.: Mm hm.
SdS: O. K. O. K. Ja, o. k. Ich verstehe, dass eine 2 besser als 0 wäre, ja. Und jetzt, in den letzten paar Monaten, wo waren Sie da hierbei?
K.:   Ähmm, ja, Freitag bin ich ja weg aus der Stadt, und Sonntag bin ich wiedergekommen, und das war, als alles einfach Schschsch...
SdS: Mmhm ... mm hm.
K.:   Davor war ich sozusagen in meiner eigenen Welt, ich meine, ich habe nur gemacht, was ich wollte.
[445] SdS: Mm hm.
K.:   Und ...
SdS: Bevor Sie das letzte Mal herkamen, wo würden Sie sagen, waren Sie da auf der Skala?
K.:   Äh, ähm, ich würde sagen, ungefähr bei 5.
SdS: Ungefähr 5. Mm hm. O. K. Und als Sie dann letztes Mal hier waren, haben Sie gesagt, Sie wären es nicht gewohnt zu reden, Sie hätten nicht ...
[450] K.: Mm hm.
SdS: Und äh, Reden wäre so, als ob Ihnen das fremd wäre und neu wäre, und ich habe mich gefragt, ob, äh, ob Sie alles gesagt haben, was Sie sagen wollten?
K.:   Ja.
SdS: Ja. Letztes Mal und heute auch?
K.:   Mm hm.
[455] SdS: O. K., o. k. Sie haben also nicht gefunden, dass das zu schwierig ist?
K.:   Nein.
SdS: Nicht so schwierig, wie Sie gedacht hatten?
K.:   Nein, mm mm.
SdS: Also, o. k. Gut. O. K. Ich äh, ...
[460] K.: Ich, ich fühle mich einfach, ich bin immer noch nicht gut dabei, nur sage ich trotzdem, was ich sagen will.
SdS: Mm hm.
K.:   Ich meine, solange Sie mich fragen, kann ich Ihnen das alles erzählen, aber das gehört immer noch dazu, dass ich es nur sage, und so.
SdS: Richtig.
K.:   Ich kann es immer noch nicht tun.
[465] SdS: Also, gibt es da, gibt es irgendetwas, was ich vergessen habe zu fragen?
K.:   Nein.
SdS: Nicht dass Sie wüssten? Nein?
K.:   Mm mm.

SdS: O. K., mir fällt auch nichts ein. Also dann, äh, ich nehme mir ein bisschen Zeit und denke darüber nach. Sie können sich solange entspannen, und ich bin in etwa zehn Minuten zurück.
[470] K.: O. K.

Darüber nachdenken

Da sie die Tage, an denen sie ihren eigenen Kopf hatte (Dienstag, Mittwoch, Donnerstag, Freitag und Samstag), mehr auf »Glück« als auf irgendetwas anderes zurückführt, wird das Erreichen ihrer Ziele als Glückssache konstruiert! Sie weiß natürlich ebenso gut wie ich, dass sie wenigstens ein bisschen etwas damit zu tun hatte, betrachtet es aber im wesentlichen als »außerhalb ihrer Kontrolle«. Es ist nicht zu leugnen, dass andere Menschen und bestimmte Ereignisse eine gewisse (vielleicht eine große) Rolle darin spielen, ob sie an einem Tag bei »10« oder bei »0« ist. Je mehr sie sich allerdings ihres eigenen Anteils dabei bewusst ist, umso mehr wird sie die Situation kontrollieren können, und umso wahrscheinlicher wird es, dass sie in der Lage ist, sich nach Tagen, an denen sie einer 0 näher war als einer 10, selber wieder aufzurappeln.

Sie hat die Sitzung mit der Aussage begonnen, es ginge ihr »schlechter« (dem widerspricht sie dann scheinbar im Rest der Sitzung) und nicht besser. Daher müssen wir (das Team und ich) etwas anderes tun. Da sie beobachtet hat, wann sie weniger durcheinander war, ist es nur wahrscheinlich, dass sie auch eine andere Aufgabe ausführen wird. Wir brauchen in dieser Situation eine Aufgabe, die sich von der Beobachtungsaufgabe aus der ersten Sitzung unterscheidet.

[471] SdS: O. K., ja, das Team und ich, wir waren wirklich beeindruckt, äh, dass Sie jetzt, wo Sie Ihren eigenen Kopf entdeckt haben, dass Sie sich selbst damit überraschen können. Das ist großartig. Und aus meiner Sicht ist es genauso großartig, dass Sie in der Lage waren, dass Sie wussten, dass Sie Ihren eigenen Kopf haben, und dass Sie sich mindestens vier Tage lang letzte Woche nur danach gerichtet haben.
K.: Mm hm.
SdS: Ich glaube, und das Team stimmt mir da zu, dass es sinnvoll ist, dass Sie die Schule weitermachen wollen, dass das eine gute Idee ist, und dass es eine gute Idee ist, sich nach einer eigenen Wohnung umzusehen.
K.: Mmm.
[475] SdS: Aber, und äh, aber ich glaube, was uns etwas verwirrt hat, was mich verwirrt hat, ist, äh, diese Sache mit dem Glück.

K.: Mmm. [Nickt]
SdS: Und äh, zunächst einmal, was wir vorschlagen, ist, dass Sie sicherstellen, dass Sie genau hingucken, wann Sie Glück haben.
K.: Mm hm.
SdS: Und dass, wir haben so ein Gefühl, dass Sie bessere Chancen haben, Glück zu haben, wenn Sie sicherstellen, dass Sie hinschauen. Also, was wir von Ihnen wollen, von jetzt an bis zum nächsten Mal, wenn Sie kommen, und zwar jeden Abend, bevor Sie zu Bett gehen, o. k.?
[480] K.: Mmm.
SdS: Machen Sie einfach mal eine Vorhersage darüber, wo auf dieser Skala von 10 bis 0, wobei 10 heißt, dass Sie Ihren eigenen Kopf haben und sich auch nach ihm richten, und 0 heißt das Gegenteil, o. k.?
K.: Mm hm.
SdS: Machen Sie also jeden Abend, bevor Sie zu Bett gehen, eine Vorhersage, wo auf dieser Skala Sie sich am nächsten Tag befinden werden. Und bevor Sie dann am nächsten Tag zu Bett gehen, überlegen Sie, wo Sie sich diesen Tag über befunden haben, und schauen Sie, ob das mit Ihrer Vorhersage übereinstimmt. Und wenn die anders war, dann versuchen Sie herauszufinden, wieso. Machen Sie das jeden Tag.
K.: Mm hm.
[485] SdS: Gut. Und vielleicht machen Sie sich ein paar Notizen davon, damit Sie die nächstes Mal mitbringen können und sehen können, was Sie, vielleicht, können Sie was davon lernen.
K.: O. K.
SdS: O. K. Was meinen Sie, wann sollten wir uns wiedersehen. Was meinen Sie, in einer Woche, zwei Wochen, drei Wochen oder wie?
K.: In zwei Wochen.
SdS: O. K. Lassen Sie uns nach vorne gehen und sehen, wann es am besten passt.

Wir hätten natürlich auch die »Sich-Kümmern-Skala« verwenden können, bei der die 10 für »sich zu sehr kümmern« und die 0 für »sich überhaupt nicht kümmern« steht. Es hätte wahrscheinlich keinen bedeutsamen Unterschied gemacht, da die Skalen miteinander in Verbindung zu stehen scheinen.

Es scheint mir häufig, dass die Klientinnen diejenigen sind, die am besten beurteilen können, wie groß der Abstand zwischen den Sitzungen sein sollte, und wenn möglich, folge ich ihren Wünschen. Hätte es auf weniger Selbstvertrauen hingewiesen, wenn Sie eine Woche gesagt hätte, oder hätte es auf mehr hingewiesen, wenn sie drei Wochen gesagt hätte? Ich habe sie nicht gefragt, denn zwei Wochen passte gut in meinen Terminkalender.

Es wurden dann allerdings doch drei Wochen bis zur nächsten Sitzung. In der Zwischenzeit hatte sie mit der Schule angefangen, eine neue Wohnung gefunden und war wirklich bereits umgezogen. In ihrer Selbstbeschreibung hatte sie zu 85 % des dreiwöchigen Zeitraums (8,5 auf der Skala von 0 bis 10) ihren eigenen Kopf gehabt und hatte sich nach ihm gerichtet. Am Ende der dritten Sitzung entschied sie, dass sie sich »genug verbessert« hatte, um alleine weiterzukommen. Es wurden daher keine weiteren Sitzungen mehr verabredet.

Kapitel 11
Erfolgsgeschichten konstruieren: Konsultationen

> »Ich möchte betonen, dass ich niemals
> irgendwelche Vorurteile hege, und dass ich ergebenst
> überall dorthin folge, wohin die Fakten mich führen.«
> Sherlock Holmes (Arthur Conan Doyle, The Reigate Squire)

Konsultationen werden von den meisten Therapeuten nur selten durchgeführt. Aber diese auf eine einzige Sitzung begrenzten Kontakte verdeutlichen meinen Ansatz oft sehr präzise, sehr gut strukturiert und manchmal auch in vereinfachter Form. Allerdings sind Konsultationen wegen ihres hoch komplexen Kontextes auch sehr zwiespältige Situationen.

Erstens haben die Zuschauer, die Teilnehmer des Seminars oder Workshops, gutes Geld dafür bezahlt, dass ich ihnen meine Art zu arbeiten beschreibe und demonstriere. Sie haben damit ein Recht zu erwarten, dass ein vor ihren Augen geführtes Gespräch wenigstens in gewisser Hinsicht repräsentativ ist. Die Teilnehmer müssen darüber hinaus so tun, als seien sie unsichtbar oder als gehörten sie zum Inventar eines ganz normalen Therapiezimmers. Ein bisschen einfacher wird der Kontext, wenn die Teilnehmer die Sitzung hinter der Einwegscheibe oder über Monitor verfolgen.

Zweitens möchten die Therapeutinnen, die ihre Klientinnen zur Konsultation mitbringen, sehen, wie ich mit dieser bestimmten Klientin arbeiten würde. Sie möchten damit in irgendeiner Weise ihre eigene Arbeit mit der meinigen vergleichen können. (Manchmal betrachtet die Therapeutin den Fall als irgendwie »festgefahren«. Das muss aber nicht der Grund sein, eine bestimmte Klientin zur Konsultation mitzubringen.) Die Organisatorinnen des Seminars wollen, dass ich ihren Kolleginnen meinen Ansatz verkaufe (oder ihre Kolleginnen wenigstens dazu überrede, sich einen anderen Ansatz anzusehen). In der Regel sind die Seminarteilnehmerinnen verständlicherweise ziemlich skeptisch, ob Kurzzeittherapie in ihren Kontexten durchführbar und nützlich ist.

Drittens haben die Klientinnen jedes Recht zu erwarten, dass die Konsultation für sie therapeutisch nützlich sein wird, insbesondere wenn sie mitgebracht wurden, um mit einem »ausländischen Fachmann« zu sprechen. Ungeachtet dessen, was die Therapeutin ihnen explizit gesagt haben mag, ist es gut möglich, dass die implizite Botschaft lautet, sie seien in gewisser Hinsicht ein schwieriger Fall, und die Therapeutin brauche daher Hilfe. Es wäre nur allzu verständlich, wenn sie sich unter diesen Umständen als Exponate unter dem Mikroskop der Therapeutin, des Konsultanten und der Seminarteilnehmer fühlten.

Schließlich muss ich aus meiner Perspektive erstens und vor allem anderen die Klientinnen vor sich selbst und ihren Erwartungen schützen. Ich eröffne das Gespräch daher für gewöhnlich mit Bemerkungen, die die Nützlichkeit der Konsultation infrage stellen. Zweitens muss ich die Therapeutin schützen und ihr helfen, die Nützlichkeit ihrer Arbeit zu sehen. Ich muss daher den Klientinnen dazu verhelfen, eine Beschreibung oder eine Geschichte zu konstruieren, in der sich ihre Lage in dem Zeitraum verbessert oder gebessert hat, in dem sie bei dieser Therapeutin in Therapie gewesen sind. Da dies genau der Typ von Geschichten ist, die mir meine erfolgreichen Klientinnen erzählen, nehme ich an, dass das auch diesen Klientinnen therapeutisch nützen wird.

Da ja mein Ansatz das Produkt ist, das ich dem Publikum verkaufen will, oder besser, von dessen Nützlichkeit bei der Arbeit mit diesen (oder anderen) Klientinnen ich die Teilnehmerinnen überzeugen will, muss ich nicht nur meine Methoden zur Konstruktion einer Erfolgsgeschichte vorführen, sondern diese auch benutzen, um zu illustrieren, wie diese Geschichte am Ende der Sitzung automatisch zu einer bestimmten, spezifischen Botschaft (einschließlich einer Aufgabe) führt.

Es mag vielleicht überraschen, aber es erleichtert mir die Situation, wenn eine Übersetzerin beteiligt ist, denn das zwingt die Klientinnen und mich zu Einfachheit. Keine von uns kann wie üblich automatisch davon ausgehen, dass die andere sie «versteht". Im Grunde hilft das Einschalten einer Dolmetscherin, den Kontext in einer Weise zu markieren, die »Missverstehen« bei weitem wahrscheinlicher werden lässt als »Verstehen«. Ich neige in diesem Kontext noch mehr, als wenn ich mit englischsprachigen Klientinnen arbeite, dazu, Skalierungsfragen zu benutzen, da die Klientinnen hierbei lediglich den Gedanken »verstehen« müssen, dass auf einer Skala von »1« bis »10«, »5« besser ist als »4«. Damit können wir ein Verstehen konstruieren oder zumindest ein gegenseitiges, funktionierendes Missverstehen.

Teil II

In Bremen

> »Haley: Was ist mit all den anderen Funktionen, die es [das Symptom] hat? Welche das auch immer sein mögen?
> Erickson: Dass es andere Funktionen hat, ist deine Annahme. Hast du jemals daran gedacht, dass sich die Symptomatologie in ihrer Funktionalität abnutzen und ein habituelles Muster werden kann?«
> Jay Haley (1985, S. 15)

Diese Konsultation wurde 1991 am Norddeutschen Institut für Kurzzeittherapie in Bremen durchgeführt. Der Klient ist Englischlehrer, und das Gespräch wurde auf Englisch geführt.

[1] Klient: Ich bin Lehrer.
[2] Steve de Shazer: Für Menschen in welchem Alter?
[3] K.: Ich, ich bin im Ruhestand. Ich bin vor einiger Zeit in den Ruhestand gegangen, aber, äh, das ist nicht festgelegt, äh, ob ich im Ruhestand bleibe oder nicht. Jedenfalls arbeite ich im Moment nicht. Aber ich bin ausgebildet als Lehrer für Englisch und Geographie.
[4] SdS: Für welches Alter?
[5] K.: Ich hatte Schüler von 12 bis 19.
[6] SdS: Aha.
[7] K.: [Unverständlich] ... Ich war inzwischen mit Schülergruppen schon dreimal in den USA, in Wisconsin.
[8] SdS: Da komme ich her.
[9] K.: Entschuldigung?
[10] SdS: Da komme ich her.
K.: Oh, Sie kommen aus ...?
SdS: Wisconsin.
K.: Wir haben eine Schule in Stevens Point besucht.
SdS: Aha.
[15] K.: Nördlich von Madison.
SdS: Mmm.
K.: Sie kommen woher?
SdS: Milwaukee.
K.: Ja, Milwaukee. Die Bier-Stadt.
[20] SdS: Ja, ja. Und, wollen Sie wieder unterrichten, wenn Sie die Wahl hätten?
K.: Ich bin mir nicht ganz sicher. Äh, vor einiger Zeit habe ich um Versetzung in den Ruhestand nachgesucht, äh, wegen dieser Störungen, die ich habe, ich war ... neurotische Depression und Ängste. Ich habe aufgehört zu unterrichten, aber die warten fünf Jahre, die warten fünf Jahre, bevor sie endgültig entscheiden, ob ich, äh, ...
SdS: Hm hm.

K.: Ob ich weitermachen kann. Im Moment unterrichte ich an einer Volkshochschule.
SdS: Richtig.
[25] K.: Aber nur zwei, äh, Kurse, vier Stunden.
SdS: Macht Ihnen das Spaß?
K.: Ja, das tut es, ja.
SdS: Gut, lassen Sie mich diese Frage stellen. [Geht zur Tafel] Lassen Sie uns mit dieser hier anfangen, jetzt, wo Sie das angesprochen haben. Meine Lieblingsfrage, eine meiner Lieblingsfragen, glaube ich. Sagen wir, 10 steht dafür, dass die Probleme, die Sie die Therapie haben beginnen lassen ...
K.: Ja.
[30] SdS: Dass die vollständig gelöst sind. Und 0 steht dafür, wie es war, bevor Sie mit der Therapie begonnen haben. O. K.?
K.: Ja.
SdS: Wo zwischen 0 und 10 würden Sie sich heute einstufen?
K.: 10 ist also ein schlechter Zustand?
SdS: Nein, nein, 10 ist ...
[35] K.: 10 ist ...
SdS: Das hier ist ganz unten [Zeigt auf die 0].
K.: Ah, ganz unten.
SdS: Wo würden Sie sich selbst einstufen?
K.: Ich würde mich einstufen, äh, Nummer 3 vielleicht, Nummer 3.

Dass der Klient sagt, dass ihm das Unterrichten Spaß macht und dass er sich selbst bei »3« einstuft, bedeutet, dass er einen Fortschritt sieht, den er seit Beginn der Therapie gemacht hat. Wir müssen soviel wie möglich über die Unterschiede zwischen 0 und 3 herausfinden. (Seine Schwierigkeit mit der Skala von 0 bis 10, die in Konsultationen nicht ungewöhnlich ist, ließ mich im Folgenden zu einer Version überwechseln, die einen Bereich von -10 bis 0 abdeckt [s. u.] und für Klienten in Konsultationen weniger schwierig zu sein scheint. Allerdings habe ich bemerkt, dass die 0-10 Skala in meinen Therapiesitzungen weniger Schwierigkeiten verursacht als die -10–0-Version. Der Unterschied könnte darin begründet liegen, dass die meisten Therapiemodelle zu »problemfokussierten« Sitzungen führen und dass die Skala mit den negativen Zahlen besser passt, wenn man sich mit »Problemen« beschäftigt und damit, wie man sie loswird.)

[40] SdS: O. K. Jetzt kommt meine nächste Lieblingsfrage. Wie haben Sie das gemacht? Wie sind Sie von 0 auf 3 gekommen?

K.: Das ist eine schwierige Frage. Ich bin ja kein Experte.
SdS: Ja. Aber Sie haben das geschafft!
K.: Ja, das habe ich, aber ich bin kein Experte, also ist es sehr schwierig für mich, das zu erklären.
SdS: Versuchen Sie es einfach.
[45] K.: Ich meine, manche von den Problemen reichen bis in meine Jugend zurück.
SdS: Klar.
K.: Sie reichen zurück, als ich in der Schule war, äh, ich kann mich da an bestimmte Situationen erinnern ... ähnliche Situationen, wie ich sie im Moment erlebe.
SdS: Richtig. Aber was ich gerne wissen würde, ist: Wie sind Sie von 0 auf 3 gekommen? Wie haben Sie das gemacht?
K.: Sie meinen, das ist ein guter Fortschritt?
[50] SdS: Ja, das ist ein Fortschritt.
K.: Na ja, ich weiß nicht, ob ich ganz unten angefangen habe, vielleicht habe ich woanders angefangen und bin dann von 5 zurück auf 3 gekommen. Habe ich ganz unten angefangen? Ich weiß nicht. Also ...
SdS: Geht es Ihnen jetzt besser als vor dem Beginn der Therapie?
K.: Vielleicht ein klein bisschen besser. Das Problem war, dass ich, dass ich die Sache immer verstehe, dass, oder dass ich einen Einblick in meine Psyche habe, was falsch ist oder wo die Fehler sind, aber es ist sehr schwierig für mich, das auch in der Praxis umzusetzen, das Wissen um, oder die Dinge, die ich weiß, ja, in die Praxis umzusetzen.
SdS: Hm hm.
[55] K.: Zum Beispiel kann man eine ganze Menge wissen, aber im praktischen Leben macht man einen Haufen Fehler.
SdS: Sicher. Und was wissen Sie darüber, was Sie richtig machen? Was funktioniert bei Ihnen?
K.: Was bei mir funktioniert? Vielleicht arbeitet die Zeit für mich, ich weiß nicht. Ich habe alle möglichen Bücher gelesen, um mir selbst zu helfen.
SdS: Ja.
K.: Wissenschaftliche Bücher und Bücher für Laien.
[60] SdS: Hm hm.
K.: Und ich gehe zur Therapie und ich bin in bestimmten Gruppen, Selbsthilfegruppen.
SdS: Aha.
K.: Selbsthilfegruppen für depressive Menschen zum Beispiel.
SdS: Hm hm.
[65] K.: Und ich mache noch andere Sachen. Ich nehme an vielen Kursen teil, ich bin also ziemlich aktiv.
SdS: O. K.

K.: Ich bin ziemlich aktiv. Aktiv ist mehr oder weniger das Gegenteil von depressiv.
SdS: Oh, o. k.

Der Klient macht Aktiv-Sein hier zum Gegenteil von Depressiv-Sein. Ich merke mir das an dieser Stelle der Sitzung zunächst einmal nur als etwas, das eventuell später geklärt werden muss.

K.: Ich wäre ja nicht hier, wenn ich mich, wenn ich glücklich und voller Freude wäre etc., etc.
[70] SdS: Wahrscheinlich nicht. Das ist wahr. Wie wäre das denn, so glücklich zu sein, dass Sie nicht mehr hierherkommen bräuchten? Was würden Sie dann machen?

Das Aktivitätsniveau des Klienten plus die Tatsache, dass ihm das Unterrichten Spaß macht, plus die 3 auf der Fortschrittsskala, das alles deutet darauf hin, dass es einen Bedarf gibt, Zeichen des Fortschritts zu entwickeln, herauszufinden, welche Unterschiede in seinem Leben ihm etwas bedeuten werden. Es stiftet ein wenig Verwirrung, dass er Selbsthilfegruppen für »depressive Menschen« besucht, sich aber als »aktiv« beschreibt, was er als das Gegenteil von depressiv bezeichnet. Wie wird er bemerken, wenn sich etwas verbessert? Vielleicht hat seine Schwierigkeit mit der Skalierungsfrage dazu geführt, dass ich die Skala zu früh aufgegeben habe. Vielleicht wäre es nützlicher gewesen, ihn danach zu fragen, wie er und andere es merken würden, dass er die 5 erreicht hat.

K.: Nein, das wäre ein Zustand von, äh, wo ich diese Symptome nicht hätte. Diese Symptome, z. B. fehlendes Selbstvertrauen, niedriger Selbstwert oder Minderwertigkeitskomplex, die sind sehr stark.
SdS: O. K., wenn das weg ist, was wäre anders?
K.: Was würde ich ... ich würde das Leben mehr genießen, zum Beispiel.
SdS: O. K. Wie? Wie würde sich das zeigen? Wie würde jemand anderes merken, dass Sie das Leben mehr genießen?

Manchmal hilft den Klienten die Frage danach, wie andere etwas bemerken würden, z. B. dass sie das Leben mehr genießen, die Dinge klarer und konkreter zu beschreiben.

[75] K.: Wie? Das betrifft meine Gefühle. Andere Leute würden das natürlich sehen, aber, äh, das ist etwas, was mich betrifft, und ich würde mich einfach besser fühlen, um es ganz einfach zu machen.
SdS: Ja.

K.: Ich würde mich einfach besser fühlen.
SdS: Richtig. Und ich glaube, ich frage mich, was Sie tun werden, wenn Sie sich besser fühlen, was Sie jetzt nicht tun?
K.: Dann wären bestimmte Sachen einfach nicht da, zum Beispiel. Jetzt sind da Ängste, die ich in bestimmten Situationen habe, in Gruppen zum Beispiel. Ich mache Fehler oder so, dass andere über mich lachen, dann würde es bestimmte Sachen nicht geben, und ich würde unter diesen Sachen nicht leiden, es wäre also ein fehlendes Leiden, vielleicht.
[80] SdS: Ja. O. K. Und wie würde Ihr bester Freund merken, dass Sie glücklich und voller Selbstvertrauen sind, ohne dass Sie es ihm sagen?
K.: Vielleicht würden wir über andere Dinge reden. Im Moment hat mein bester Freund so ähnliche Symptome. Ich kenne ihn aus einer Selbsthilfegruppe. Er hat ähnliche Symptome, depressive Symptome, und wir reden die ganze Zeit immer nur darüber. Ich würde ihn bitten, über andere Themen zu sprechen und nicht die ganze Zeit über Depression und Medizin.
SdS: Richtig.
K.: Und so weiter.
SdS: Sie würden sich über andere Dinge unterhalten?
[85] K.: Ja. Aber trotzdem, im Moment mache ich eine Menge Sachen. Zum Beispiel bin ich in einem Lateinkurs, und ich gebe zwei Englischkurse. Ich gehe zu Vorlesungen und so weiter. Ich mache also auch noch andere Sachen, abgesehen von diesen Symptomen.
SdS: Genau. Deshalb frage ich. Sie sagen, Sie tun all diese Dinge, deshalb frage ich: Was würden Sie anders machen, wenn es Ihnen besser geht? Ich glaube, es ist wichtig, das herauszufinden, damit Sie wissen, was Zeichen dafür sind, verstehen Sie?
K.: Ja, zum Beispiel hätte ich in bestimmten Situationen und bei bestimmten Ereignissen keine Angst.
SdS: Hm hm.
K.: Vielleicht, was im Moment ein Problem für mich ist, also vielleicht keine Ängste oder weniger Ängste, vielleicht.
[90] SdS: O. K. Von welcher Art Ereignisse sprechen Sie jetzt genau?
K.: Ich spreche über Gruppen. Gruppen, ich fühle mich in Gruppen nicht wohl, obwohl ich in diesen beiden Gruppen unterrichte, aber da bin ich, was das Thema angeht, viel besser als die Teilnehmer.
SdS: Richtig.
K.: Deshalb fühle ich mich ziemlich stark. Das ist o. k. Ich komme damit klar. Aber in anderen Gruppen, da denke ich immer, die anderen sind besser als ich. Das kommt natürlich von meinem Minderwertigkeitskomplex.
SdS: Richtig.

[95] K.: Ich denke immer, die sind besser, deshalb habe ich Angst vor Menschen, von denen ich glaube, dass Sie höher stehen als ich, von denen ich denke, sie sind sehr gut, sehr stark etc.
SdS: O. K. Und auf irgendeinem Wege wird das kein Problem mehr sein, wenn Sie bei 10 sind.
K.: Da wären schon Probleme, wenn ich bei 10 bin, natürlich wären da Probleme, aber da wäre nicht dieses Ausmaß von Leiden, das im Moment da ist.
SdS: Richtig. O. K. Jetzt stellen Sie sich vor, Sie gehen nach Hause, legen sich ins Bett und schlafen. Und während Sie geschlafen haben, ist ein Wunder geschehen. Das Problem, das Sie überhaupt erst in die Therapie geführt hat, ist gelöst, vollständig. Aber Sie können nicht wissen, dass das passiert ist, weil Sie zu der Zeit ja geschlafen haben.
K.: Hm hmm.
[100] SdS: Wenn Sie also morgen früh aufwachen, wie werden Sie bemerken, wie werden Sie herausfinden, dass dieses Wunder geschehen ist?
K.: Sie sprechen über das Wunder, das nicht geschehen wird.
SdS: Richtig.
K.: Dann ist es für mich auch nicht realistisch.
SdS: Tun Sie einfach so.

Die Reaktion des Klienten »es ist für mich nicht realistisch« ist nicht ungewöhnlich, und natürlich ist die Idee eines derartigen Wunders nicht realistisch. Es ist allerdings eine nützliche Möglichkeit, dem Klienten dabei zu helfen, darüber zu sprechen, was er von der Therapie erwartet.

[105] K.: O. K. So ein Wunder ist geschehen, ähm, ich wäre ein anderer Mensch.
SdS: Was würden Sie tun?
K.: Mehr Selbstvertrauen, mehr ... nicht diese Ängste und nicht diese neurotischen Symptome oder neurotische Depression.
SdS: Hm hmmm.
K.: Ja. Ich sage immer »nicht«, »nicht« Es wäre besser, wenn ich es in einer positiven Art sagen würde.

Da er so viel Zeit damit zubringt, mit seinem besten Freund über seine »Symptome« zu reden und in Selbsthilfegruppen zu gehen, fällt es ihm schwer, sich vorzustellen, was er stattdessen tun würde. Dass die Ängste verschwinden, ist noch keine nützliche Beschreibung dessen, was er will, weil immer offen bleibt, was anstelle dieser Ängste da wäre. Das heißt, wenn erst einmal etwas fehlt, gibt es ein Loch. Was aber wird das Loch füllen, wenn sein Leben ein Loch hat? Wenn er nicht weiß, was er sonst tun kann oder was er gerne hätte, um das Loch damit auszufüllen, dann ist es für ihn, genauso wie für jeden anderen, das Einfachste, dieses Loch einfach wieder mit Ängsten zu füllen (was oft als »Rückfall« bezeichnet wird). Da man nie wissen kann, was morgen passiert, ist das Ende von etwas schwer zu markieren und zu belegen. Daher ist es nützlicher, mit dem Anfang von etwas zu arbeiten, denn ob etwas anfängt oder nicht, ist sehr viel leichter zu bemerken.

[110] SdS: Richtig, richtig. Das ist es, wonach wir suchen. Was würde Ihnen sagen, dass dieses Wunder geschehen ist?
K.: Sie meinen, wie ich mich fühlen würde? Oder wie dieses Wunder geschehen ist?
SdS: Was würden Sie tun? Wie würden Sie sich nach dem Wunder fühlen?
K.: Nach dem Wunder würde ich mich natürlich sehr gut fühlen.
SdS: Ja.
[115] K.: Ziemlich klar.
SdS: Richtig.
K.: Ja. Ich sollte Ihnen sagen ...
SdS: Ja, und Sie würden sich freier fühlen ...
K.: Ja, ich hätte ein hohes Maß an Freiheit, Freiheit, natürlich. Richtig.
[120] SdS: Richtig.
K.: Ich würde mich nicht die ganze Zeit um diese Symptome kümmern, ich weiß nicht, ob das jetzt das richtige Wort ist, »sich darum kümmern«. Für einen Teil meines Tages hat vieles mit diesen Symptomen zu tun.
SdS: Richtig. So viele Stunden ...
K.: Ja.
SdS: Richtig. Und wenn Sie diese Stunden nicht mehr auf diese Weise verbringen, was werden Sie stattdessen tun?
[125] K.: Ja. Ich würde viel mehr positive Dinge tun.
SdS: Was zum Beispiel?
K.: Was zum Beispiel? Ich hatte zum Beispiel die Idee, und ich habe an ein paar Verlage geschrieben, dass ich ein Buch schreiben möchte. Und erst dachte ich, da würde keiner zusagen.
SdS: Ja ...
K.: Egal, der zweite Brief war jedenfalls erfolgreich, und der Verlag sagte, er sei an dem Buch interessiert.
[130] SdS: Hm hmm.
K.: Der Titel des Buches wäre »Wie meine Kinder Erfolg in der Schule haben«, was in Deutschland natürlich eine große Sache wäre.
SdS: Ja.
K.: In den USA auch, vielleicht.
SdS: Ja.

[135] K.: Richtig und ja, ich hätte mehr Kraft und mehr Energie dafür.
SdS: Sie würden also an dem Tag nach dem Wunder anfangen, an diesem Buch zu arbeiten.
K.: Ja. Ich würde anfangen, an dem Buch zu arbeiten und andere positive Dinge tun.
SdS: O. K.
K.: Einen ganzen Haufen positiver Dinge, wie Sie sich vorstellen können, aber einige von diesen positiven Dingen tue ich jetzt schon.

Mit der Arbeit an dem Buch zu beginnen, ist eine sehr viel nützlichere Möglichkeit für ihn (und andere) zu bemerken, dass es ihm besser geht. An einem Buch zu arbeiten, wird mit Sicherheit zumindest einen Teil des Lochs ausfüllen, das das Ende der Ängste hinterlassen hat. (Das soll nicht heißen, dass das Schreiben eines Buches ohne Schwierigkeiten oder ohne eine andere Art von Ängsten abginge.)

Allerdings bleibt die Verwirrung bestehen, die sich durch mein Textfokussiertes Lesen entwickelt hat. Für ihn sind Aktivitäten das Gegenteil von Depression, und er tut bereits einige dieser positiven Dinge, dieser positiven Aktivitäten. Dennoch sieht er bei sich nach wie vor depressive Symptome. Sollte seine Einstufung höher liegen als 3? Niedriger? Ist 10 unrealistisch?

[140] SdS: Richtig.
K.: Trotz meiner Störungen oder Probleme.
SdS: Das ist erstaunlich. Wie machen Sie das? Wie kriegen Sie sich selbst dazu, diese Dinge trotzdem zu tun?
K.: Ja. Ich bin sicher, ich kann nicht zu Hause sitzen und nichts tun.
SdS: Ich kenne Menschen, die das können. Wenn Sie vor ein paar Stunden hier gewesen wären, würden Sie jetzt auch einen kennen.
[145] K.: Das ist einfach nicht meine Art zu leben. Meine Frau sagt mir, ich täte trotz meiner Störungen sogar, ich täte zuviel, was Vorlesungen und anderes angeht. Und nächste Woche beginnt die Universität ...
SdS: Richtig, richtig.
K.: Ja, ich bin also in der Lage, diese positiven Dinge zu tun, aber da sind trotzdem noch diese depressiven Sachen.
SdS: Richtig.
K.: Ich nehme Medikamente, ich muss Medikamente nehmen.
[150] SdS: Und wie würde Ihre Frau merken, dass Ihnen dieses Wunder widerfahren ist?
K.: Ja. Ich spreche sehr oft über meine Symptome, mit meiner Frau, und sie würde bemerken, dass ich nicht so viel über diese Symptome reden würde oder dass ich überhaupt nicht über diese Symptome reden würde.
SdS: Überhaupt nicht, sie sind verschwunden.

K.: Ja.
SdS: Und worüber würden Sie dann mit ihr sprechen?
[155] K.: Ja, was ich positive Dinge nenne: Geographie, Geschichte, Sprachen etc., etc.
SdS: Was macht sie? Arbeitet sie?
K.: Sie ist auch Lehrerin.
SdS: Auch Lehrerin.
K.: Ja.
[160] SdS: Was unterrichtet sie?
K.: Sie unterrichtet Englisch und Hauswirtschaft.
SdS: Englisch und Hauswirtschaft. Wenn Sie zu Hause miteinander sprechen, welche Sprache gebrauchen Sie dann?
K.: Welche Sprache? Deutsch natürlich.
SdS: Nun, nicht »natürlich« ...
[165] K.: Weil, als meine Frau eines ihrer Examen hatte, sagten sie ihr, sie solle für ein Jahr nach England gehen, um ihr Englisch ein bisschen zu verbessern.
SdS: Hm hmm.
K.: Es hätte also keinen Sinn, wenn wir zu Hause Englisch sprechen würden oder so, hätte keinen Sinn. Vielleicht wäre es ja sinnvoll, aber Deutsch ist einfacher.
SdS: Natürlich ist es das.
K.: Ja.
[170] SdS: Ihr Englisch ist ziemlich gut.
K.: Danke.
SdS: Hm hmm. Äh ...
K.: [Unterbricht] Ja, aber ich weiß nicht, ich weiß nicht, abgesehen von diesem Rätsel, abgesehen von diesem Wunder ...
SdS: Hm hmm.
[175] K.: ... Ich weiß nicht, wie ich diese Symptome loswerden kann, und ich habe gesagt, diese Symptome sind fehlendes Selbstvertrauen, Ängste und sehr häufige Niedergeschlagenheit.
SdS: Richtig, und eine Menge Zeit damit zu verbringen, mit anderen über sie zu sprechen und sich in anderer Weise mit ihnen zu beschäftigen.
K.: Ja, reden ... aber auch unter ihnen leiden.
SdS: Natürlich.
K.: Das ist nicht einfach eine nette Freizeitbeschäftigung, ich leide wirklich unter diesen Dingen.
[180] SdS: Sie müssen das satthaben!
K.: Ich muss ...?
SdS: Das satthaben, unter all dem zu leiden.
K.: Ja, dann, mein Problem ist, ich glaube, ich werde dieser Symptome nicht vollständig Herr. Bis zu einem bestimmten Grad kann ich etwas dagegen tun, aber zu einem bestimmten Grad kommt das von innen

heraus. Es ist nicht ganz klar, ob es da eine genetische Komponente gibt, das ist nicht klar.

Die Verwirrung klärt sich hier ein wenig auf. Er betrachtet die verschiedenen positiven Aktivitäten eher als Teil eines Kampfes gegen das Problem, als eine Art Anti-Problem oder Anti-Depression, denn als Zeichen eines Fortschritts oder als Teil einer Lösung. Der Kampf gegen das Problem ist genauso unerträglich wie das Problem selbst! Das heißt: Problem + Anti-Problem = Leiden. Das textfokussierte Lesen hat uns, dem Therapeuten/Leser und dem Klienten/Leser, in gewisser Weise erlaubt, zu verstehen, worüber wir gesprochen haben.

[184] SdS: Richtig.
[185] K.: Äh, zu einem gewissen Teil kommt das von innen, und dagegen kann ich nichts machen. Das ist die Biochemie des Gehirns.
SdS: Äh ...
K.: Biochemie des Gehirns.
SdS: Vielleicht. Ich frage mich, ob das so ist, weil Sie ja trotzdem zu diesen Vorlesungen und diesen ganzen anderen Sachen gehen.
K.: Ja.
[190] SdS: Wie kommt das also? Wie machen Sie das? Wie kriegen Sie sich selbst dazu, das zu tun?
K.: Vielleicht ist es das, was Viktor Frankl gesagt hat, als er den Begriff »Selbst-Transzendenz« benutzt hat, was meint, dass man die Symptome vergisst und andere Sachen tut.
SdS: Sie haben Frankl gelesen?
K.: Seit ein paar Jahren lese ich Frankl, ja, verschiedene Bücher.
SdS: Hm hmm.
[195] K.: Ich mache also gute Sachen, obwohl ich mich manchmal nicht gut fühle.
SdS: Hm hmm. Und, wenn Sie diese Sachen machen und sich normalerweise nicht gut fühlen, würde jemand, der Sie mit einer versteckten Kamera oder so etwas beobachtet, würde der bemerken, könnte er unterscheiden, ob Sie sich bei dem, was Sie tun, gut fühlen oder nicht? Könnte er sagen, wann Sie sich nicht gut fühlen? Würde jemand anderes das bemerken?
K.: Ja. Ich glaube, andere, bis zu einem bestimmten Grad können andere bemerken, ob es mir gut geht oder nicht. Manchmal sagen mir Leute, ich sei zu ernst.
SdS: Hm hmm.
K.: Und ich würde nicht genug lachen, aber das ist mir nicht so wichtig, aber ich glaube schon, dass andere einen Unterschied sehen könnten.

[200] SdS: Könnte Ihre Frau das auch?
K.: Könnte sie, auf jeden Fall.
SdS: Was tun Sie beide zusammen, was gut ist, was Spaß macht, was Sie beide gerne tun?
K.: Meine Frau und ich?
SdS: Was ist das Beste für Sie beide gemeinsam?
[205] K.: Reisen vielleicht.
SdS: Hm hmmm.
K.: Glaube ich. Heute beginnen die Ferien und wir werden drei oder vier Tage, bis Sonntag, an irgendeinen netten Ort in Deutschland fahren.
SdS: Das macht Ihnen beiden Spaß.
K.: Ja.
[210] SdS: Gut. Gut. Und während dieser Ferien, während dieser nächsten drei oder vier Tage, werden Sie Dinge tun, die Ihnen Spaß machen?
K.: Ja.
SdS: Ob Sie sich nun danach fühlen oder nicht, richtig? Ist es das, was Sie gesagt haben? Dass Sie diese Dinge auf jeden Fall tun, egal wie es Ihnen manchmal geht?
K.: Ich habe die Frage nicht verstanden.
SdS: Lassen Sie es mich noch mal versuchen. In den nächsten paar Tagen, in diesem Urlaub ...
[215] K.: Ja ...
SdS: Werden Sie da trotz Ihrer Probleme die Dinge tun, die Ihnen Spaß machen, oder werden Sie einfach die Dinge tun, die Ihnen Spaß machen?
K.: Ich glaube, das erste ist richtig. Dass ich sie trotz der Probleme tue.
SdS: O. K. Und wenn nun das Wunder geschieht, würden Sie sie einfach tun, weil es Ihnen Spaß macht.
K.: Ja.
[220] SdS: Woran würde Ihre Frau den Unterschied bemerken?
K.: Ja. Zum Beispiel daran, dass ich nicht über diese Probleme sprechen würde. Das ist ein sehr wichtiger Punkt. Und ich glaube, mein Verhalten wäre anders.
SdS: In welcher Weise?
K.: In einer Weise, dass ich mehr, dass ich mehr Freude hätte.
SdS: Aha.
[225] K.: Und wenn man mehr Freude hat, lacht man mehr. Und andere Leute sehen das an deinem Gesicht und deinem ganzen Körper und an deiner Art zu sprechen.
SdS: Richtig.
K.: Ein anderer Punkt, verstehen Sie.
SdS: Das wäre ihr also mit Sicherheit klar.
K.: Ja.
[230] SdS: O. K. Ich habe überlegt, wie die Leute in Ihrer Englischklasse ...

K.: Ja, äh ...
SdS: Wie die das bemerken würden ...
K.: Ich glaube, im Moment, die Leute in meinen zwei Englischklassen – wir hatten bis jetzt drei Stunden, drei Wochen –, ...
SdS: Richtig.
[235] K.: Ich glaube, die merken gar nicht, dass ich Probleme habe. Zum Beispiel unterrichte ich und gebe eine Menge Privatstunden, mit verschiedenen Schülern, und ich glaube, die merken das nicht. Eine Schülerin hat mir sogar gesagt, ich wäre sehr lustig. Sie hat mich gefragt, ob ich immer so lustig bin.
SdS: Und was haben Sie gesagt?
K.: Ich habe gar nichts gesagt.
SdS: Sie hätten »ja« sagen sollen.
K.: Ich hätte »ja« sagen sollen?
[240] SdS: Obwohl, Sie sind zu schüchtern.
K.: Es hat mich überrascht, dass andere nicht merken, dass ich Probleme habe.
SdS: Ja.
K.: Und, ich glaube, sehr häufig ist das für andere auch schwer zu bemerken.
SdS: Ihre Schülerin, die hat das nicht gesehen. Sie dachte ...
[245] K.: Richtig. Sie dachte, ich bin sehr lustig.
SdS: Ah hmm.
K.: Ja. Aber ...
SdS: Sind Sie das?
K.: Ja, aber gegenüber einem einzelnen Menschen bin ich oft in einer anderen Position. Oder ich verhalte mich anders als in Gruppen.
[250] SdS: Glauben Sie, dass die anderen in Ihrer Englischklasse auch glauben, Sie sind lustig?
K.: In meiner Englischklasse? Da scheine ich nicht besonders lustig zu sein. Ich wäre in der Englischklasse gerne lustiger. Die Englischklasse ist o. k., vielleicht so Durchschnitt, nicht besonders gut, nicht besonders schlecht.
SdS: Ah hmm.
K.: Sie ist o. k.
SdS: Ich frage mich, ob die meinen, dass Sie lustig sind?
[255] K.: Das glaube ich nicht, weil ich nicht besonders viel lache und keine Witze mache. In Gruppen bin ich natürlich anders ...
SdS: Nun ja ...
K.: ... als ...
SdS: Aber sie hat Ihnen gesagt, Sie wären sehr lustig, und Sie hatten das nicht gewusst!
K.: Das ist für mich eine sehr seltene Erfahrung.
[260] SdS: Ja.

K.: Das haben mir nicht viele gesagt.
SdS: Glauben Sie ihr?
K.: Ja, ich habe ihr das geglaubt. Sie hat das sehr ernsthaft gesagt.
SdS: Gut. Ich denke, ich glaube ihr das auch.
[265] K.: Ah hmm.
SdS: Glauben Sie, dass Sie manchmal, so wie bei ihr, lustig sind, ohne das zu merken?
K.: Mir ist manchmal gesagt worden, ich hätte so was wie einen »trockenen Humor« oder so.
SdS: Ja.
K.: Vielleicht ist das wahr, aber ich glaube, das ist sehr selten.
[270] SdS: Hmmm.
K.: Und, äh ...
SdS: Die Schwierigkeit bei trockenem Humor ist, dass man ihn leicht nicht mitkriegt.
K.: Ah hmm.
SdS: Sie brauchen bloß eine Sekunde in die falsche Richtung zu gucken oder eine Sekunde nicht zuzuhören, und schon haben Sie es nicht mitgekriegt.
[275] K.: Hm hmm. Hm hmm.
SdS: Ich frage mich ...
K.: Der Punkt ist, dass ich immer Angst habe, von anderen zurückgewiesen zu werden.
SdS: Natürlich.
K.: Sei es in diesen Englischkursen oder irgendwo anders. Ich habe immer Angst, zurückgewiesen oder abgelehnt oder nicht akzeptiert zu werden.
[280] SdS: Richtig. Wie gehen Sie damit um? Sie tun diese Dinge ja manchmal trotzdem.
K.: Ich möchte das nur erwähnen, das sind junge Schüler, die ich da ein- oder zweimal die Woche unterrichte. Die halten mich für sehr gut, weil ich mich sehr bemühe, ihnen Englisch oder Französisch beizubringen, und die meinen, ich bin sehr gut. In diesen Beziehungen fühle ich mich sehr gut.
SdS: Hm hmm.
K.: Aber in Gruppen fühle ich mich nicht gut.
SdS: Hm hmm.
[285] K.: Aber ich ...
SdS: Also gut, ich weiß nicht, ob es darauf eine Antwort gibt. Also noch eine Frage. Wann hatten Sie das letzte Mal einen »besten Tag«?
K.: Mein bester Tag, nein. Das letzte Mal ...
SdS: Wann?
K.: Vielleicht am ersten Abend von meinem Abendkursus, weil wir für ein paar Monate über den Sommer aufgehört hatten.

[290] SdS: Richtig.
K.: Ich dachte, ich würde das nicht schaffen, ich wäre nicht in der Lage, diese Gruppe zu unterrichten. Und dann sah ich, dass ich sie unterrichten konnte, ich konnte es vielleicht so durchschnittlich.
SdS: Hm hmm.
K.: Und, ja, ich war sehr mit mir selbst zufrieden.
SdS: Gut, ich habe noch eine von diesen Fragen. 10 steht dafür, dass Sie jede Aufgabe erfüllen würden, die wir Ihnen vorschlagen könnten, um Ihnen zu helfen, Ihr Ziel zu erreichen, während 0 dafür steht, dass Hoffen und Beten das Einzige ist, was Sie gewillt sind zu tun.
[295] K.: Richtig.
SdS: Wo zwischen 0 und 10, würden Sie sagen, befinden Sie sich heute?
K.: Bei 0 betet man ...
SdS: Das ist das Einzige, was Sie tun.
K.: Bei 10 erfüllt man eine bestimmte ...
[300] SdS: Tut man alles.
K.: Ich glaube, ich wäre vielleicht bei 7.
SdS: Den größten Teil aller Dinge, die wir Ihnen vorschlagen könnten, würden Sie also tun?
K.: Ja.
SdS: Gibt es irgendetwas, das Ihnen in den Sinn kommt, was Sie mit Sicherheit nicht tun würden?
[305] K.: Irgendetwas, was ich nicht tun würde, um dieses Problem zu lösen? Zu noch mehr Ärzten gehen, würde ich nicht ...
SdS: O. K.
K.: Die sind nicht besonders effizient.
SdS: Und eines der Dinge, an die ich glaube, ist Effizienz. Ich frage mich, ob es noch irgendetwas anderes gibt, was Sie uns jetzt mitteilen wollen, was für mich heute wichtig zu wissen wäre? Irgendetwas, was Ihnen in den Sinn kommt? Irgendetwas?
K.: Ich weiß nicht, wie effizient ich eigentlich bin. Ich spreche darüber mit meiner Frau und mit anderen.
[310] SdS: Wären Sie das gerne?
K.: Ich habe ein paar Freunde, und ich frage sie, wo auf einer Skala von 0 bis 10 ich heute stehe.
SdS: Hm hmm.
K.: Und ziemlich oft sagen sie mir 8 oder so ...
SdS: Hm hmm.
[315] K.: Und ich bin immer wieder erstaunt über so eine hohe Einschätzung ...
SdS: Sie sagen »3« und die sagen »8«?
K.: Ja.
SdS: Hmm. Ich habe einen Gedanken für Sie, über den Sie nachdenken können, während wir uns beraten. Eine Idee für Sie. Was ist, wenn die recht haben?

Nach der Pause

Dass seine Freunde ihn bei 8 sehen, dass er sich selbst bei 3 sieht (was mindestens einen kleinen Fortschritt bedeutet), dass seine Schülerin ihn lustig findet, dass er sich selbst am besten findet, wenn er Englisch unterrichtet, dass er trotz seiner Schwierigkeiten aktiv ist, sein Gedanke, dass er nach dem Wunder nicht mehr mit seinem besten Freund und seiner Frau über Probleme reden würde, und der Gedanke, dass er nach dem Wunder mit dem Buch anfangen würde – das alles ist der Rohstoff, der ihm hilft, einen nächsten Schritt in Richtung einer Lösung zu konstruieren.

Die Skalierungsfrage über seinen Willen, eine Aufgabe auszuführen [Einheiten 294–305], habe ich gestellt, weil er sich zwar fleißig in die verschiedensten Aktivitäten stürzt, weil er diese Aktivitäten aber nicht als Teil der Lösung sieht, sondern vielmehr als Teil des Krieges gegen das Problem. Die Frage 294 stellt einen Versuch dar, die Aktivität jeder möglichen Hausaufgabe in einen anderen Rahmen zu stellen, in dem sie zu einer Aktivität wird, die eindeutig auf eine Verbesserung abzielt.

[319] SdS: Ich möchte Ihnen danken, dass Sie heute gekommen sind.
[320] K.: Ja. O. K.
SdS: Es war mir ein Vergnügen, mich mit Ihnen zu unterhalten, und ich bin wirklich beeindruckt von mehreren Sachen, die Sie gesagt haben. Ich habe z. B. den Eindruck gewonnen, dass der Verlag – ein Beispiel dessen, was ich denke – dass der Verlag in Ihnen etwas sieht, was Sie selbst nicht sehen. Ich kann gar nicht sagen, wie viele Buchprojekte Verlage ablehnen im Verhältnis zu denen, die sie fördern.
K.: Ja.
SdS: Diese Leute halten also etwas von Ihnen. Ihre Freunde halten etwas von Ihnen – die sagen, Sie sind bei 8.
K.: Ja.
[325] SdS: Auch Ihre Schüler in der Englischklasse sehen da etwas. Die Frau, die gesagt hat, Sie seien lustig, hat etwas gesehen. Ich glaube also, es ist da eine Menge an Ihnen, was Sie nicht wissen. Da ist sehr viel Stärke und vielleicht sogar ein Komiker in Ihnen.
K.: Komiker. Wenn Sie daran denken, dass alle wichtigen Komiker innerlich eigentlich sehr traurig sind ...
SdS: Da bin ich mir nicht so sicher. Das ist nur ein Klischee. Die lustigsten Menschen, die ich kenne, sind keineswegs innerlich traurig. [Ich wünschte, mir wäre zu diesem Zeitpunkt die Unterscheidung zwi-

schen einem »Komiker« und einem »Clown« eingefallen. Diejenigen, die innerlich weinen, sind die »Clowns«.] Ich habe jedenfalls den Verdacht, dass da noch viel mehr an Ihnen ist, was Sie nicht wissen und was nützlich für Sie wäre, wenn Sie es herausfinden würden. Das stimmt mit dem überein, was Ihr Freund sagt, dass Sie bei »8« sind. Vielleicht hat er ja recht. Ich möchte, dass Sie darüber noch etwas mehr nachdenken

K.: Ja.

SdS: Und wir haben da noch eine Idee, die Sie vielleicht nützlich finden – ein Experiment. Vielleicht können Sie daraus etwas über sich lernen. Es könnte für Sie zunächst nach zuviel Arbeit klingen. Wir meinen, dass Sie das schaffen können. O. K.? Was wir Ihnen vorschlagen zu tun, als ein Experiment, wenn Sie mit Ihrer Frau zusammen für die nächsten vier Tage verreisen ...

[330] K.: Ja.

SdS: Dass Sie mit ihr in diesen nächsten vier Tagen nur englisch sprechen und dass Sie so tun, als ließen sich die Probleme, über die Sie normalerweise sprechen, nicht ins Englische übersetzen.

K.: [Lacht herzlich.]

SdS: Und schauen Sie, welche Unterschiede das dabei macht, wie Sie sich fühlen und so weiter. Und dann lassen Sie Ihren Therapeuten wissen, was Sie daraus gelernt haben.

K.: O. K.

[335] SdS: O. K. [Steht von seinem Stuhl auf]

K.: Gut, vielen Dank. [Händeschütteln]

SdS: Es war mir ein Vergnügen, und ich wünsche Ihnen alles Gute.

K.: Nochmals Danke.

In Leipzig

Das folgende Transkript[54] stammt aus einer Konsultation, die ich im November 1992 in Leipzig durchführte. Wolfgang Eberling vom Norddeutschen Institut für Kurzzeittherapie fungierte als Übersetzer. Der Klient hatte eine vorherige Sitzung bei Ralf Vogt gehabt, einem in Leipzig niedergelassenen Psychologen. Um einen »freien Kopf« oder wenigstens eine andere Perspektive in die Therapie bringen zu können, wusste ich, wie bei mir in solchen Situationen üblich, nichts Näheres über den Fall.

---

54 Ich danke Mary Jo Robinson für ihre Geduld beim Transkribieren, was – wie bei jedem Transkript – eine sehr frustrierende Tätigkeit war, umso mehr, als alle drei Beteiligten ab und zu vom Deutschen ins Englische oder vom Englischen ins Deutsche fielen. Der Einfachheit halber ist das meiste hier auf deutsch wiedergegeben.

Teil II

Während des ganzen Gespräches wartete der Klient meist, nachdem die Frage übersetzt war, ein paar Sekunden mit der Antwort. Während dieser Pausen rollte er seine Augen oder blickte umher, als würde er seine Antworten suchen. Der Klient sprach die ganze Zeit über eher mich direkt an als den Übersetzer, was sonst sehr selten vorkommt.

[1] Steve de Shazer: Danke, dass Sie heute gekommen sind.
[2] Klient: [Nickt und lächelt]
[3] SdS: Soviel ich verstanden habe, müssen Sie pünktlich weg ... um zur Arbeit zu kommen.
[4] K.: [Auf Englisch] Eine Stunde.
[5] SdS: O. K. Wir werden unser Bestes tun, damit es nicht mehr als eine Stunde wird.
[6] K.: [Nickt]
[7] SdS: Wir können das nicht garantieren, aber – wir hoffen, dass Ihnen das hier nützlich sein wird, aber es gibt keine Garantie.
[8] K.: [nickt]
[9] SdS: Was arbeiten Sie?
[10] K.: [Auf Englisch] Ich bin Gärtner.
SdS: Gärtner. Macht Ihnen das Spaß?
K.: [nickt] Das ist ein guter Beruf für mich.
SdS: Gut, gut. Und lassen Sie uns ... O. K., sollen wir anfangen?
K.: [Auf Englisch] O. K. Bitte.
[15] SdS: Also, die erste Frage geht so.
K.: [Lächelt]
SdS: [Malt es auf einen Zettel] 0 steht dafür, dass die Probleme, die Sie in Behandlung gebracht haben, verschwunden, gelöst sind, und -10 steht dafür, wie es war, bevor Sie die Therapie angefangen haben.
K.: [nickt]
SdS: Wo zwischen -10 und 0, würden Sie sagen, befinden Sie sich heute?
[20] K.: Minus neun.

Es hat sich etwas verbessert: Der Klient sieht eine gewisse Verbesserung, seit er mit der Therapie begonnen hat. Wir müssen nun über alles sprechen, was diese Verbesserung umfasst, um herauszufinden, worauf wir aufbauen können. Solange über diese Verbesserung noch nicht gesprochen worden ist, besteht die Gefahr, dass die erwähnten Unterschiede, welche auch immer das sein mögen, einfach wieder verschwinden.

[21] SdS: Hm hm. Und wie ist das vor sich gegangen, dass Sie von -10 auf -9 gelangt sind? Wie ist das gekommen?

K.: [Gestikuliert mit den Armen] Durch die Gespräche, die ich mit dem Therapeuten hatte, und dadurch, dass ich über die Situation nachgedacht habe.
SdS: O. K. Ihr Nachdenken und die Gespräche, welchen Unterschied hat das gemacht?
K.: [Gestikuliert mit den Händen] Der Therapeut ist für mich ein Gesprächspartner und jemand, mit dem ich reden kann, dem ich traue. Und das befähigt mich, meine Probleme herauszubringen und darüber zu reden.
[25] SdS: Gut, gut. Und als Ergebnis davon, machen Sie da jetzt etwas anders?
K.: Das ist schwer zu sagen über einen selbst.
SdS: Ja.
K.: [Starrt an die Decke, gestikuliert ausgiebig. Lange Pause] Ich denke darüber nach, dass ich besser damit fertig werden kann, wenn ich die Situation habe, dass ich innerlich psychologisch blockiert bin. So dass ich schneller weitergehen kann.
SdS: O. K.
[30] K.: Dass ich besser damit fertig werde.
SdS: O. K. Und was meinen Sie, welchen Unterschied würden andere Leute an Ihnen bemerken zwischen -10 und -9?
K.: [Schüttelt den Kopf] Ich glaube nicht, dass die irgendwelche Unterschiede bemerken.
SdS: Jetzt haben wir -9, was meinen Sie, wo zwischen -9 und 0 werden andere Leute anfangen, Unterschiede zu bemerken?
K.: -7.
[35] SdS: O. K. Gut, gut. Was meinen Sie, was das erste sein wird, was die bemerken werden?

Ein Teil der Verbesserung wird der vorherigen Therapiesitzung zugeschrieben (Einheit 24). Was immer Therapeut und Klient zusammen getan haben, es muss nützlich gewesen sein. Die Verbesserung, die er beschreibt (Einheit 28 bis 32), wird einfach aufgenommen, weitere Details können später entwickelt werden. Über die -7 zu sprechen, stärkt die Erwartungen des Konsultanten, dass der Klient weitere Fortschritte machen wird und dass andere Menschen diese bemerken werden. Klienten sagen oft, dass jede Reaktion eines bedeutsamen anderen Menschen ihre Veränderungsbemühungen verstärken kann, wenn dieser andere erst einmal einen Unterschied bemerkt hat.

[36] K.: [Lange Pause. Gestikuliert mit den Händen] Also, ich glaube, was Sie als Erstes bemerken werden, ist, dass es für mich keine pro-

blematischen Situationen mehr gibt, wo ich zögere oder anhalte. Mit denen umzugehen und mit denen erfolgreich umzugehen.
SdS: O. K. Und wenn Sie das machen – erfolgreich –, wie werden sich dadurch andere Dinge für Sie verändern?
K.: Meinen Sie Dinge, die ich tue, oder Dinge, die um mich herum sind?
SdS: Beides.
[40] K.: Mmmmm. [Gesten mit der Hand] Na ja, ich glaube, dass, zum Beispiel, ich glaube, was ich tue und was ich tun kann, wird einen anderen Wert für mich haben. Also, die Bewertung dessen, was ich tue, wird sich verändern. Vielleicht werden Dinge, die wichtig für mich sind, im Guten oder im Schlechten, weniger wichtig sein. Sie werden sich in dem Wert, den ich ihnen gebe, verändern. Und dasselbe wird in Bezug auf Menschen passieren.
SdS: O. K. Und wie wird sich das verändern? In Bezug auf andere Menschen?
K.: Ich werde den Mut haben, andere Leute anzusprechen.
SdS: Hm hm.
K.: Mehr Mut haben.
[45] SdS: Neue Leute kennenzulernen?
K.: Ja. Ein anderer Teil ... die Fähigkeit, ein paar andere Leute hinter sich zu lassen. Sie einfach zurücklassen und weggehen. Leute, die unwichtig werden, oder Leute, die mir nicht sympathisch sind.
SdS: O. K. O. K. Und ... wo meinen Sie, würden Sie diese neuen Leute kennenlernen?
K.: In Clubs, im Theater, zum Beispiel. Beim Reisen.
SdS: O. K. Und wie oft gehen Sie zur Zeit ins Theater und in Clubs?
[50] K.: Vielleicht zweimal im Monat.
SdS: O. K.
K.: Und alles in allem mache ich einmal im Jahr eine Reise.
SdS: Und bei -7, was meinen Sie, wie oft Sie diese Dinge dann tun werden?
K.: Ich glaube, Theater, Konzerte, Ausstellungen, Filme, das wird doppelt so oft sein wie jetzt.

Dass der Klient das Futur gebraucht, wenn er über -7 spricht (ab Einheit 36), weist möglicherweise darauf hin, dass er hundertprozentig erwartet, -7 zu erreichen. (Hätte er das Konditional benutzt, hätte ich ihn bitten können zu schätzen, wie zuversichtlich er ist, die -7 zu erreichen. In dieser Situation wäre eine Skalierungsfrage angebracht gewesen: »Wenn 10 dafür steht, dass Sie alle menschenmögliche Zuversicht besitzen, und 0 dafür, dass Sie absolut keine Zuversicht besitzen, wie zuversichtlich sind Sie, dass Sie die -7 erreichen werden?«)

Bei -7 werden die kulturellen Aktivitäten und die neuen Bekanntschaften sichtbar ansteigen, gleichgültig, welche anderen Veränderungen in dieser -7 mit eingeschlossen sind. Damit besitzt er die Möglichkeit, seinen eigenen Fortschritt zu messen. Jetzt, wo wir etwas über -10, -9 und -7 erfahren haben, ist es an der Zeit, etwas über 0 herauszufinden. So genau wie möglich: Wonach sucht er? Woran wird er bemerken, dass die Therapie erfolgreich war?

[55] SdS: O. K. Und, äh, jetzt, vielleicht eine schwierige Frage ...
K.: Ja.
SdS: Stellen Sie sich vor, eines Nachts, wenn Sie schlafen gehen, während Sie schlafen, ist ein Wunder geschehen ...
K.: [nickt]
SdS: Und das Problem, das Sie in die Therapie gebracht hat, diese -10 [zeigt auf die Skala], ist verschwunden [schnipst mit den Fingern], und Sie sind bei 0, so wie hier. Aber das geschieht, während Sie schlafen, Sie können also nicht wissen, dass es passiert ist. Wenn Sie also am nächsten Morgen aufwachen, wie werden Sie herausfinden, dass ein Wunder geschehen ist?
[60] K.: [Rutscht im Stuhl herum. Lange Pause. Die ganze Zeit Gesten mit den Händen] Nicht gleich im ersten Moment, aber wenn ich auf die Straße gehe und irgendwie mit Menschen zusammentreffe.
SdS: Was werden Sie bemerken?
K.: Dass ich leichter sprechen kann. Entspannter. Und dass ich andere Leute anders wahrnehmen kann.
SdS: Wenn Sie andere Leute anders wahrnehmen, was meinen Sie, wie die darauf reagieren werden?
K.: Auch anders.
[65] SdS: Aha.
K.: Im positiven, aber auch im negativen Sinne.
SdS: Und was wird Ihnen noch zeigen, dass dieses Wunder geschehen ist?
K.: [Lange Pause. Schulterzucken] Ich weiß nicht. [Lächelt]
SdS: Aha. Was ist mit anderen Leuten? Wie würden die das bemerken? Wie würden die entdecken, dass dieses Wunder geschehen ist? ... Sie können es ihnen nicht erzählen, richtig? Weil es geschehen ist, während Sie geschlafen haben. Also, wie würden die das bemerken?
[70] K.: [Lange Pause. Gestikuliert mit den Händen] Die würden mich anders wahrnehmen, und ich würde anfangen, auszugehen und Dinge zu tun, die ich mich bis jetzt nicht getraut habe.
SdS: Welche Art von Dingen?
K.: [Breites Lächeln. Ändert Sitzposition]
SdS: Etwas, über das Sie uns erzählen können?

K.: [Ausholende Gesten mit den Armen. Lange Pause] Vielleicht würde ich wieder tanzen gehen.
[75] SdS: Sie tanzen gerne?
K.: Manchmal, ja.

Null scheint mit -9 und -7 insofern in Beziehung zu stehen, als dass er eher eine Kontinuität derselben Art von Aktivitäten beschreibt als etwas völlig anderes. Wir haben jetzt also eine Idee davon, was der Klient von der Therapie haben möchte. Das Lächeln des Klienten (Einheit 72) ließ mich *vermuten*, dass sein Wunderbild zu privat war, als dass er darüber sprechen konnte, insbesondere in diesem ziemlich öffentlichen Kontext. (Einige im Team meinten später, dem Klienten wäre einfach das Material ausgegangen.) Ich dachte daher, ich müsste die Privatsphäre des Klienten noch stärker schützen als üblich (Einheit 73). Der Klient hat selbstverständlich das absolute Recht, nicht über etwas zu sprechen, worüber er nicht sprechen will. Die Botschaft »Darüber möchte ich nicht sprechen«, sei sie implizit oder explizit, muss ernst genommen werden.

[77] SdS: Schauen wir mal, Sie haben gesagt, heute sind Sie bei -9. Hat es in letzter Zeit mal andere Zeiten gegeben, wo es besser war als das?
K.: [Kopfschütteln] Nie.
SdS Tage ... Minuten ...
[80] K.: Hmmm.
SdS: Stunden.
K.: Ja, ja.
SdS Was war das Beste?
K.: Hmmm. Minus fünf.

Der Klient hat tatsächlich schon einmal eine Phase erlebt, in der er schon auf halbem Wege zu seinem Ziel war! Schon Minuten bei -5 können bei der Konstruktion einer Lösung nützlich sein. Gleichgültig wie lange er bei -5 war, diese Ausnahme muss so vollständig wie möglich beschrieben werden, da die Lösung wahrscheinlich beinhalten wird, dass der Klient mehr desselben tut. (In einer Therapiesituation hätte ich die zweite Sitzung wahrscheinlich mit der einfachen Frage eröffnet: »Was hat sich verbessert?«, und vielleicht wären wir viel früher in der Sitzung auf diese Bahnfahrt zu sprechen gekommen.)

[85] SdS: O. K. Und wie lange liegt das zurück?
K.: Drei, vier Tage. Am Samstag.

SdS: Samstag. Und was haben Sie gemacht? Was ist passiert?
K.: [Lehnt sich zurück. Ausholende Gesten mit den Armen] Ich bin mit dem Zug gefahren, durch eine Gegend, die ich nicht kannte, die mir völlig neu war.
SdS: Wo war das?
[90] K.: Durch die ganze Region von Köln, Aachen, Maastricht.
SdS: Und was haben Sie gemacht, als Sie da waren?
K.: [Gestikuliert mit den Händen] Die Altstadt angeguckt, die Innenstadt.
SdS Aha.
K.: Ich bin rumgelaufen, habe mich zwei Stunden lang umgesehen und bin dann wieder nach Hause gefahren.
[95] SdS: Und haben Sie in Aachen angehalten?
K.: Eine Stunde.
SdS: Eine Stunde, und wie lange in Köln?
K.: Zwei Stunden.
SdS: Waren Sie mit anderen Leuten zusammen, oder haben Sie die Fahrt alleine gemacht?
[100] K.: [Kopfschütteln] Ich bin am Anfang alleine losgefahren, aber während der Fahrt habe ich andere Leute kennengelernt.
SdS: Diese anderen Leute, die Sie auf dieser Fahrt kennengelernt haben, waren das Leute, die Sie wiedersehen können und werden?
K.: Ich weiß nicht. Ich könnte sie wiedersehen …
SdS: Das ist möglich.
K.: Wenn ich will. Ich weiß wirklich nicht, ob ich das will.
[105] SdS: Aha.
K.: Es ist möglich.
SdS: O. K. Und Sie hatten eine schöne Zeit, vergleichsweise.
K.: Ja.
SdS: Mehr oder weniger. O. K. Und was war das Beste daran? Die eigentliche Zugfahrt oder sich die Stadt anzusehen …
[110] K.: Schaut auf. [Lächelt]
SdS: Oder die Leute kennenzulernen?
K.: Die Bahnfahrt und die Stadtbesichtigung.
SdS: Was hat Sie an Köln am meisten beeindruckt?
K.: [nickt. Gestikuliert mit den Händen] Der Dom. Bevor ich losgefahren bin, war das das Wichtigste für mich.
[115] SdS: Gut, gut. In Ordnung, also! [Rutscht im Stuhl herum]
K.: [Rutscht auch im Stuhl herum]

Jetzt, wo wir wissen, dass die -5 im Westen Deutschlands erreicht werden kann, was er vielleicht auf die »Wiedervereinigung« zurückführt oder darauf, dass er dort im Urlaub war, frage ich nach anderen Ausnahmen, z. B. ob die -5 auch zu Hause erreicht werden kann.

[117] SdS: Gab es in der letzten Zeit mal eine Phase, an die Sie sich erinnern können, in der Sie der -5 nahegekommen sind, während Sie hier in der Leipziger Gegend waren?
K.: [nickt] Ja, ja, im Theater.
SdS: Und wann war das?
[120] K.: Vor zwei Wochen.
SdS: Und was daran hat es bewirkt, dass Sie bei -5 waren?
K.: Eine sehr angenehme Atmosphäre. [Lange Pause] Ich habe mich ein bisschen feiner gemacht als normal.
SdS: Richtig.
K.: [Blickt um sich – scheint etwas zu suchen. Ausholende Bewegungen mit den Armen] Ich konnte mich in eine andere Welt versetzen, während das Stück lief.
[125] SdS: Richtig. Als Sie das gemacht haben, als Sie sich in eine andere Welt versetzt haben, während das Stück lief, hält das auch noch für eine Weile an, nachdem das Stück zu Ende ist?
K.: [nickt heftig] Ja.
SdS: Wie lange ungefähr, würden Sie sagen?
K.: Das ist verschieden.
SdS: Aha.
[130] K.: Manchmal Stunden, manchmal Tage.
SdS: Manchmal Tage! Sie, Sie können also manchmal bei dieser −5 sein ... stundenlang? Tagelang? Was meinen Sie? Oder ist das nur diese besondere Situation?
K.: Das wäre schön, aber es ist ... das ist ... ich schaffe das nicht einfach, wann ich will.
SdS: Richtig. Aber Sie gelangen in diese besondere Welt ... und das schaffen Sie für ... Stunden oder Tage, während des Stückes?
K.: [nickt]
[135] SdS: Und heißt das ... dass Sie der -5 nahe sind ... nach dem Stück?
K.: Ja.
SdS: O. K. O. K. Gut, gut. Wir würden uns jetzt gerne etwas Zeit nehmen, um darüber nachzudenken, was Sie gesagt haben, und um das hier im Team zu diskutieren. Und dann teilen wir Ihnen mit, was wir dazu meinen. Wir machen also 10 Minuten Pause. Aber vorher, ich frage mich, ob es noch irgendetwas gibt, von dem Sie meinen, dass wir es wissen sollten, dass wir es wissen müssten, was Ihnen wichtig ist, was wir noch nicht berührt haben?
K.: [Kopfschütteln] Nein.
SdS: O. K. Dann vielleicht einen Kaffee?

Nach der Pause

Verschiedene Punkte schienen für die Konstruktion einer Abschlussbotschaft ziemlich wichtig zu sein. Zunächst einmal lagen die beiden Ausnahmezeiten beide außerhalb der normalen Situation. Die Einschätzung des Klienten bei -5 erschien dem Team zu niedrig angesichts der Freude, wenn nicht sogar der Erregung, mit der er seine Reise und die Welt rund um das Theaterstück beschrieb.

Nach Möglichkeit muss ein Weg entwickelt werden, wie der Klient die Verhaltensweisen und Gefühle in den speziellen Ausnahmesituationen in sein normales Alltagsleben übertragen kann. Die Tatsache, dass die Ausnahmen in zwei sehr unterschiedlichen Kontexten stattfanden, lässt einen solchen Transfer für den Klienten möglich erscheinen.

Obwohl auch über die 0 gesprochen wurde, scheint für den Klienten doch die -5, mit all den beschriebenen Gefühlen und Verhaltensweisen, sehr viel realer zu sein. Sie ist etwas, was er vor kurzem erfahren hat und was daher als Basis einer Hausaufgabe dienen kann.

Trotz oder vielleicht gerade wegen der Kürze des Gespräches waren wir in der Lage, herauszufinden, was wir wissen mussten und was wir zu tun hatten. Wenn überhaupt, dann gab es nicht viel unwesentliches Material auszusortieren. Vielleicht trug die Tatsache, dass wir einen Übersetzer hatten, dazu bei, das Maximum aus den Skalen herauszuholen, die ja, zumindest zum großen Teil, die Sprachunterschiede überbrücken.

[140] SdS: Zuallererst möchten wir uns bedanken, dass Sie heute gekommen sind ...
K.: [nickt]
SdS: ... und vor all diesen sechzig Leuten mit uns gesprochen haben. Wir meinen, dass das einigen Mut verlangt, und deshalb meinen wir auch, dass Sie sich bei -9 einschätzen, dass diese Selbsteinschätzung zu niedrig ist. Wir hätten Sie höher eingeschätzt.
K.: [nickt]
SdS: Und wir glauben, dass Sie sich manchmal unterschätzen.
[145] K.: [nickt]
SdS: Zum Beispiel denken wir, dass es eine Menge Mut verlangt hat, heute hierherzukommen oder eine Reise nach Aachen und Köln zu machen. Alleine zu reisen, verlangt eine Menge an Flexibilität und Mut.
K.: [Rutscht im Stuhl herum]
SdS: Und Leute kennenzulernen, Leute, die Sie hinter sich lassen werden, und Leute, die Sie wiedersehen werden ...
K.: [Hebt zweifelnd die Augenbrauen]
[150] SdS: Wissen Sie, nach Köln zu reisen und ins Theater zu gehen ... das sind andere Welten. Sie haben eine Menge unterschiedlicher kultureller Interessen, und das hat uns beeindruckt.

K.: [nickt]
SdS: Und man muss schon ziemlich flexibel sein, um diese beiden Arten von Dingen schätzen zu können.
K.: [nickt]
SdS: Wir möchten Ihnen jetzt ein Experiment vorschlagen ...
[155] K.: [nickt. Lächelt]
SdS: Von jetzt an bis zum nächsten Mal, wenn Sie mit dem Psychologen sprechen.
K.: [Rutscht im Stuhl herum, blickt suchend um sich, nickt dann]
SdS: Und das ist, dass Sie jeden Tag eine Münze werfen ... [Macht es vor]
K.: Aha.
[160] SdS: Und wenn »Kopf« fällt, so, dann möchten wir, dass Sie sich eine Stunde heraussuchen, in der Sie Ihrer normalen Alltagsroutine nachgehen ... arbeiten oder so was ... Und während dieser einen Stunde möchten wir, dass Sie so tun, als wären Sie mindestens bei -5 ...
K.: [Gestikuliert mit den Armen. Nickt. Lächelt] Aha.
SdS: Und dass Sie sehr sorgfältig beobachten, welchen Unterschied das dafür bewirkt, wie es Ihnen geht.
K.: [Lehnt sich nach vorne. Scheint dem Übersetzer sehr sorgfältig zuzuhören] Und in der restlichen Zeit?
SdS: Beides, währenddessen und danach.
[165] K.: [nickt] Ja, ja.
SdS: O. K.? Und schauen Sie, was passiert. Ich denke, Sie können dabei etwas lernen. Und ich hoffe, dass ich hören werde, wie es Ihnen geht.
K.: [nickt]
SdS: Danke nochmals, dass Sie gekommen sind. Es war mir eine Freude, Sie kennenzulernen.
K.: [Auf Englisch] I thank you.
[170] SdS: [Händeschütteln. Auf Deutsch] Wiedersehen.

Ein Jahr später, während einer zweiten Gesprächsdemonstration in Leipzig, berichtete der Klient, dass sich seine Lage entscheidend gebessert hatte. Er war auf einer Geschäftsreise in Amsterdam gewesen, hatte sich dort die Parks angesehen, und er war das ganze vergangene Jahr über mindestens einmal pro Woche ins Theater, ins Kino, in eine Ausstellung, zum Tanzen usw. gegangen. Er fühlte sich außerdem körperlich besser und fehlte daher seltener bei der Arbeit. Zu diesem Zeitpunkt war er es leid, alleine zu leben, und sehr daran interessiert, eine stabile Beziehung zu einer Frau zu entwickeln.

Kapitel 12

Gerade so auf fünf kommen

> *»Vergleiche: wissen und sagen*
> *wie viele m hoch der Montblanc ist –*
> *wie das Wort ›Spiel‹ gebraucht wird –*
> *wie eine Klarinette klingt.*
>
> *Wer sich wundert, dass wir etwas wissen können*
> *und nicht sagen, denkt vielleicht an einen Fall*
> *wie den ersten. Gewiss nicht an einen wie den dritten.«*
> Wittgenstein (1958, S. 78)

In der ersten Sitzung sagte die Klientin, sie habe Probleme im Umgang mit ihrer Tochter und damit, ihren eigenen Platz im Leben zu finden. Sie begann dann, die Probleme zu beschreiben, die sie in ihrer Vergangenheit gehabt hatte und die, die bis in die Gegenwart andauern. Sie schrieb alle ihre Probleme ihrer »Erziehung zu einer hysterischen, idiotischen Person« zu.

Als Antwort auf die Wunderfrage sagte sie, sie würde »spüren, dass ich kein Hirngespinst in der Vorstellung anderer Leute sein muss«, und würde sich daher »in Frieden fühlen«. Außerdem hätte sie dann nicht mehr »diese Schwere in meinem Kopf und diese Schwere in meinem Herzen«. Auf die Frage, wie ihre Tochter merken würde, dass das Wunder geschehen ist, antwortete sie, dass ihre Tochter sie »endlich für eine Mutter« halten würde. Während der Sitzung gab es keinerlei behaviorale oder bildliche Beschreibungen davon, was als Ergebnis dieser Veränderungen geschehen könnte. Mit dieser breiten und allgemeinen Darstellung des Tages nach dem Wunder im Hintergrund wurde der Klientin die folgende Skalierungsfrage gestellt: »Wenn 10 für den Tag nach dem Wunder steht und 0 dafür, wie es damals war, als Sie die Therapie begonnen haben, wo würden Sie sich heute einstufen?« Sie sah, dass es ihr in ihrem Leben durch ihre jahrelange Therapie besser ging, aber sie konnte lediglich sagen, dass sie nicht mehr bei 0 war.

Ungeachtet der Frage der Therapeutin antwortete die Klientin mit Beschwerden aus der Vergangenheit, von denen sich einige bis in die

Gegenwart fortsetzten. Die Therapeutin akzeptierte diese Antworten und fragte dann jeweils danach, inwiefern diese Dinge nach dem Wunder anders wären. Die Reaktion der Klientin war jeweils ein bestimmtes »Ich weiß nicht«, gefolgt von einer weiteren Klage.

Die Sitzung endete mit einer Reihe von Komplimenten darüber, wie hart die Klientin daran gearbeitet hatte, ihr Leben zu verbessern. Wegen der Antworten der Klientin auf die Wunder- und auf die Skalierungsfrage wurde ihr keine spezielle Aufgabe vorgeschlagen.

> »Irgendetwas, was der Patient wirklich tun kann. Irgendetwas, was er tun kann. Vorzugsweise etwas, was mit dem Problem zusammenhängt ... Was zeigen sie dir, was sie wirklich tun können?«
> Milton H. Erickson (Haley 1985, S. 152)

Zweite Sitzung

[1] Insoo Kim Berg: Das letzte Mal, dass Sie hier waren, ist etwa einen Monat her.
[2] Klientin: Mm hm.
[3] IKB: Und was ich mich frage, ist, was sich mit Ihrer Tochter verbessert hat?
[4] K.: Nichts.
[5] IKB: Nichts hat sich mit Ihrer Tochter verbessert?
[6] K.: Nein.
[7] IKB: Aber Sie lebt noch bei Ihnen?
[8] K.: Ja. Mm hm.
[9] IKB: Und sie müsste jetzt aus der Schule raus sein?
[10] K.: Ja, über den Sommer.
IKB: Über den Sommer.
K.: Mm hm.
IKB: Und was macht sie mit ihrem Leben, wie verbringt sie ihre Zeit?
K.: Mmmm ... sie verschwenden.
[15] IKB: Sie verschwenden?
K.: Aha.
IKB: Würde sie auch sagen, dass sie ihre Zeit verschwendet?
K.: Ich glaube nicht.
IKB: Sie glauben nicht, dass sie sagen würde, sie verschwende ihre Zeit?
[20] K.: Nein, aber ich sehe nichts, was so aussieht, als würde sie irgendetwas erreichen.
IKB: Richtig.
K.: Ich sehe nur Verschwendung.
IKB: Aha, sie macht also keine Kurse, sie macht keine, sie geht nicht ins ... na ja, ich vermute, mit 16 will sie nicht ins Ferienlager?
K.: Nun, sie war ...

[25] IKB: Sie arbeitet nicht?
K.: Sie ist mehr oder weniger die ganze letzte Hälfte des Semesters überall durchgefallen.
IKB: Richtig.
K.: Und, ähm, sie hatte eine fantastische Art, ewig zu sagen, ähm, »Bei mir läuft alles prima«, oder, äh, ...
IKB: Sie meint also, bei ihr läuft alles prima?
[30] K.: Das hat sie gesagt, während sie ... als sie noch im Semester war.
IKB: Richtig.
K.: Es lief gut bei ihr, dass die ihr geholfen haben, sie wäre nicht durchgefallen, sie war in Sonderklassen, sie bekam die ganze Spezialförderung, die sie brauchte.
IKB: Aber es lief doch nicht so gut bei ihr?
K.: Nein. Und dann kam das Abschlusszeugnis, und das war ein Schock für mich.
[35] IKB: Und ist die Situation so, dass sie es besser könnte, es aber nicht tut, oder dass sie nicht weiß, wie sie es besser machen könnte und deshalb Hilfe benötigt, um es besser zu machen? Was ist hier der Fall?
K.: Na ja, ich glaube, sie hat die Möglichkeiten.
IKB: Ja?
K.: Hm mm.
IKB: Sie glauben das?
[40] K.: Oh ja, aber ich ...
IKB: Was sagt Ihnen das?
K.: Na ja, ich denke, weil sie im Grunde ein sehr heller Kopf ist.
IKB: Woher wissen Sie das?
K.: Na ja, wissen Sie, was sie so sagt und tut.
[45] IKB: Zum Beispiel?
K.: Ich bin ja auch nicht dumm. Ich halte mich für einen intelligenten Menschen. Ich ...
IKB: Das sind Sie?
K.: Ja.
IKB: Und sie ist das auch?
[50] K.: Ich denke, sie ist das auch, ich halte mich ja nicht für völlig unwissend ...
IKB: O. K.
K.: Manchmal denke ich, ich bin dumm, wenn man einen Fehler macht ...
IKB: Jeder tut das, jeder macht Fehler.
K.: Davon abgesehen muss ich mich selbst für ...
[55] IKB: Sie sind also beide sehr, sehr intelligente Menschen?
K.: Sie müssen daran denken, dass ich zwei Jahre auf dem College war und einen Berufsabschluss habe ...
IKB: Richtig.

K.: Sie wissen also ...
IKB: Richtig.
[60] K.: Ich, verstehen Sie, kann also nicht ganz ungebildet sein.
IKB: Sie meinen also, dass Rebecca auch sehr intelligent ist? Das sagt Ihnen also, dass sie es besser könnte?
K.: Nun, es ist einfach so, verstehen Sie, sie zu beobachten, seit sie geboren ist, bis jetzt. Ihre Schwester, ihre Schwester ist in allem hervorragend.
IKB: Ah.
K.: Ihre Schwester ist, äh, sie ist einfach jemand, wo man, verstehen Sie, dazu neigt, ein bisschen stolz zu sein.
[65] IKB: Wirklich?
K.: Man kann ...
IKB: Wie alt ist ...
K.: ... Becky damit nicht gut kommen.
IKB: Wie alt ist sie?
[70] K.: Ihre Schwester ist äh ... jetzt 21.
IKB: 21.
K.: Ja, aber sie ...
IKB: Sie lebt nicht mit Ihnen und Rebecca zusammen?
K.: Nein. Weil, äh, sie wollte immer in der Ecke sitzen, sie wollte lieber in der Ecke sitzen ... und sie wollte, äh, sie wollte immer nur ein Buch lesen und sie wollte nichts anderes tun, als ein Buch lesen.
[75] IKB: Welche?
K.: Die Ältere.
IKB: Die Ältere. Aber ihr geht es gut?
K.: Scheint so, mit der Schule, sie ist jetzt in Deutschland ...
IKB: Sie ist dann also auch sehr intelligent?
[80] K.: Ich, ich denke, verstehen Sie, sie sind auf unterschiedliche Weise intelligent. Wenn es um Bücher geht, ist jede intelligent, ähm, Rebecca ist auch im Leben intelligent, aber trotzdem, ich glaube, sie hat die Möglichkeiten, wenn sie, ähm, wenn man sie irgendwo verankern könnte, verstehen Sie, das Gleiche zu schaffen.
IKB: Und Sie haben eine Idee, was die beiden brauchen, was beide Kinder brauchen?
K.: Wissen Sie, die Ältere, nein. Ich vermute, versuchen, sie da rauszuziehen und ein Gleichgewicht zwischen dem Studium und dem Leben im Allgemeinen herzustellen.

Die Klientin sagt, es habe seit der letzten Sitzung keine Verbesserung gegeben. Die Wunder- und Skalierungsfragen in der ersten Sitzung haben der Klientin und der Therapeutin nur ein paar sehr weitgefasste und unspezifische Anhaltspunkte an die Hand gegeben, aber keine Möglichkeit, einen Erfolg (oder Misserfolg) zu beurteilen. Die

Therapeutin muss daher etwas anderes tun, in der Hoffnung, dass das einen Unterschied macht. Mit demselben Ansatz wie bisher weiterzumachen, hieße nun, mehr desselben zu tun, das nicht funktioniert. Dies ist wiederum die exakte Definition eines Problems.

Was will die Klientin?

IKB: Ich möchte etwas vom letzten Mal aufgreifen, als Sie hier waren, vor etwa einem Monat. Ich würde gerne eine Art Rückblick halten, weil ich sicher bin, dass Sie Gelegenheit hatten, darüber nachzudenken, darüber nachzudenken, was Sie letztes Mal hierher geführt hat.

K.: Mm hm. Richtig.

[85] IKB: Und kann ich diese Art Rückblick halten und dann, was meinen Sie ... was meinen Sie, was Sie in Ihrem Leben mit sich, Rebecca und den jeweiligen äußeren Umständen anders sehen müssen, um sich sagen zu können: »Das war wirklich eine gute Idee, dass ich mit dieser Therapie wieder angefangen habe.« Ich glaube, Sie hatten ja schon vorher eine ganze Menge von Therapien.[55]

K.: Oh ... Ja.

IKB: Was meinen Sie also, was dieses Mal getan werden muss, damit Sie sagen können, diesmal habe ich dieses Stück geschafft, dadurch, dass ich hierhergekommen bin?

K.: Ich habe einfach keine Einheit in der Familie. Verstehen Sie. Da gibt es keine, da gibt es keine echte Kommunikation, da gibt es keinen Familienzusammenhalt, da gibt es kein Glücklichsein bei uns ...

IKB: Sie würden also gerne einen Familienzusammenhalt sehen?

[90] K.: Na ja, wir, es scheint so, als ob, seit der Zeit, als sie geboren wurden, war das eine Beziehung zu meinem Mann, in der er das Leben der Mädchen einfach übernommen hat ...

Der Schwenk der Klientin zu den Klagen über ihren Exmann (ein Bereich der Klagen) wird unterbrochen, und sie wird zu der Aufgabe zurückgebracht, »Familienzusammenhalt« zu definieren.

IKB: Geben Sie mir ein paar Eindrücke davon. Also Familienzusammenhalt heißt was? Was meinen Sie mit Familienzusammenhalt?

K.: Ich, mit meinen beiden Töchtern. Ich hätte gerne eine bessere Beziehung, ich kann z. B. hier sitzen und über Rachel sprechen, aber Rachel kümmert sich einen Scheißdreck um mich. Tatsache ist, dass sie mich am liebsten irgendwo tot sehen würde oder irgendwo weggeschlossen in einem Pflegeheim. Das ist es, auf Deutsch gesagt. Verstehen Sie, aber ich sitze hier und sage solche Sachen wie, dass ich Rachel bewundere, dass ich mich wirklich für sie freue, aber wenn sie im selben Raum

---

55 In der vorhergehenden Sitzung (der ersten) haben wir erfahren, dass der Klientin im Laufe der Zeit zwei sehr schwerwiegende Diagnosen zuteil wurden: Borderline-Persönlichkeit und/oder Schizophrenie.

mit mir wäre, könnte sie nicht gleichgültiger sein. Verstehen Sie, sie ... sie würde in diesen Raum kommen, würde einen Blick hereinwerfen und sagen: »Oh, Mama ist hier«, und würde wieder rausgehen.
IKB: O. K. Sie wollen, dass sich das ändert.
K.: Na ja, klar ...
[95] IKB: Was ist mit ...
K.: Da hat sich niemals etwas verbessert ...
IKB: Richtig, und was ist mit Ihnen und Rebecca?
K.: Dasselbe. Rebecca braucht ja nur mal ein kleines bisschen Boden unter den Füßen zu spüren, und schon ist es, als wäre ich mit allem einverstanden, was sie mit ihrem Leben macht, verstehen Sie. Und der Grund dafür ist, dass mein Exmann vom ersten Tag an die Kontrolle über die beiden übernommen hat ... und dass er immer noch der bestimmende Faktor ist ...
IKB: Es ... sieht also nicht so aus, als ob sich das ändern würde.
[100] K.: Nein.
IKB: Dass er auf der Bildfläche ist.
K.: Richtig.
IKB: Er wird auf der Bildfläche bleiben ...
K.: ... Ich meine, wie Mädchen, die nicht promiskuitiv gewesen sind, und ihre Einstellung ist so gewesen, dass sie wirklich sehr locker mit allem waren, ähm, sie sind nicht, sie sind mit allem sehr locker, sie haben eine ziemlich offene und freie Einstellung und äh ...
[101] IKB: Was glauben Sie ... es klingt, als würde Ihnen das große Probleme bereiten ...
K.: Mit zwei Mädchen ...
IKB: Mit zwei Mädchen ...
K.: Die ziemlich verkorkst sind, glaube ich ...
IKB: Und sich Familienzusammenhalt zu wünschen ...

Wiederum wird die Klientin zurückgeholt, um ihr Ziel zu definieren.

[105] K.: Richtig.

Ziele konstruieren

[106] IKB: Was kann ich tun, um hilfreich für Sie zu sein, so dass Sie sagen können: »Ich bin froh, dass ich da hingegangen bin und mit der Frau gesprochen habe«?
K.: Ich weiß nicht, sehen Sie, was passiert ist, dass Rebecca und ich immer noch zusammen wohnen, wir wohnen zusammen, aber wir kommunizieren nicht, wir haben keinerlei, sie ist immer weg, man kann das

überhaupt nicht nachvollziehen, wo sie ist. Wenn ich etwas sage, sagt ihr Vater: »Kümmer du dich um deinen Kram, Sie kann auf sich selbst aufpassen.«
IKB: Rachel ist jetzt aus dem Haus.
K.: Ja, Rachel ist aus dem Haus.
[115] IKB: Lebt sie jetzt alleine?
K.: Ja, aber sehen Sie, Rachel und ich sind nie richtig miteinander ausgekommen. Ich habe immer versucht, mit ihr auszukommen, seit sie ganz klein war, habe ich meinen Weg in ihr Leben erkauft.
IKB: Und wo sollen wir anfangen? Sie und Rebecca? Oder Sie und ...
K.: Ich und Rebecca, glaube ich.
IKB: Sie und Rebecca, da wollen Sie anfangen.
[120] K.: Ja.
IKB: Sie wollen bei sich und Rebecca anfangen?
K.: Sehen Sie, ich liebe Rachel, aber Rachel hasst mich.
IKB: Natürlich lieben Mütter ihre Kinder.
K.: Ja, richtig. Und wenn ich da auftauche, wo sie arbeitet, so: »Was willst du denn hier?«
[125] IKB: Dann lassen Sie uns also mit Ihnen und Rebecca beginnen.
K.: Ja.
IKB: ... den Anfangsteil jedenfalls.
K.: Richtig. Ja. Das zum Anfang.

Einen kleinen ersten Schritt konstruieren

IKB: Was meinen Sie also, was zwischen Rebecca und Ihnen passieren sollte, das Ihnen sagen würde, dass wir zumindest mal auf dem richtigen Wege sind? Es ist noch nicht zu Ende gebracht, aber es ist ein Anfang auf dem richtigen Wege?
[130] K.: Na ja, wissen Sie, wenn es etwas gibt, z. B., ähm, unsere Beziehung ist so eingeschränkt, so über dieses eingeschränkte Niveau rauszukommen.

Eine Ausnahme konstruieren

[Fortsetzung 130] Das ist so ein Niveau von, z. B., wenn ich will, dass sie etwas für mich tut, dass ich z. B. sage: »Wenn du den Abwasch machst und aufräumst, gebe ich dir fünf Dollar.« –»Was soll das, was heißt hier aufräumen?« –»Du bringst deine, du guckst auf die Uhr und das sind 20 Minuten und du hast es für einen Fünfer gemacht. Das ist doch wohl in Ordnung?«
IKB: Sie macht es dann also?

K.: Es kommt einfach darauf an. Wenn sie richtig aufgeregt ist, und sie ist voller Angst, und ich merke das nicht, dann, ähm, schnauzt sie mich an und lässt mich wissen, dass sie nicht den ganzen Tag Zeit für mich oder dafür hat.
IKB: Auch nicht für einen Fünfer?
K.: Richtig.
[135] IKB: Äääh, manchmal tut sie es und manchmal nicht?
K.: Ja.
IKB: Sauber machen oder die Sachen im Haus wegräumen.
K.: Richtig. Manchmal kann ich darüber hinweggehen und manchmal nicht.
IKB: Was ist der Unterschied, warum macht sie es manchmal, und warum macht sie es manchmal nicht?
[140] K.: Weil das ihre Gefühle sind und weil das ihr Leben ist und weil sie, sie hat die Kontrolle über mein Leben und über das Haus und über alles andere ...
IKB: Wenn sie hier wäre und ich sie fragen würde: »Wo ist der Unterschied? Wie kommt es, dass du es für einen Fünfer manchmal machst?« Leicht verdienter Fünfer, würde ich vermuten ...
K.: Richtig.
IKB: »Du verdienst einen Fünfer.«
K.: Wissen Sie, manchmal gebe ich ihr sogar zehn.
[145] IKB: Wirklich?
K.: Oh, sicher. Ich habe einfach ... sie tut mir leid und es sieht so aus, als hätte sie wirklich eine schwere Zeit, verstehen Sie, und ich biete ihr zehn Dollar an ...
IKB: Und dann macht sie es manchmal, und manchmal macht sie es noch nicht mal für einen Zehner?
K.: Manchmal nicht, richtig.
IKB: O. K., und was vermuten Sie, was sie sagen würde, was der Grund ist, zwischen dem und dem?
[150] K.: Wegen ihrem Leben.
IKB: Das würde sie sagen?
K.: Wenn sie mit einer Freundin abhaut oder einem Freund oder vielleicht auch mit ihrem Vater ... sehen Sie, in ihrem Leben sind eben alle anderen wichtiger als ich. Verstehen Sie, ähm ...
IKB: Und würden Sie sagen, das ist, ich sehe gerade, Rebecca ist ungefähr 16.
K.: Mm hm. Sie ist ungefähr 16.
[155] IKB: Ist das typisch für 16, oder meinen Sie, sie ist nicht so typisch für die meisten Sechzehnjährigen, was solche Dinge angeht?
K.: Aber wir könnten sagen, in der Gegend könnte man »ja« sagen, aber dann könnte man das in jeder Gegend sagen. Man könnte sagen, dass die Tatsache, dass sie nie ihr Zimmer aufräumt, typisch ist. Man könnte

sagen, dass die Tatsache, dass sie drüben bei ihrem Freund schläft, dass das typisch ist. Man könnte sagen, alles ist typisch.
IKB: Das wollen Sie also nicht?
K.: Nein.
IKB: Oh, o. k. Ich versuche das zu verstehen. Ich versuche herauszufinden ...
[160] K.: Ich meine, jeder kann sagen, jede Sechzehnjährige, was immer sie auch tun ...
IKB: Ja.
K.: Ob sie mit ihren Freunden abhauen, ob sie spät nach Hause kommen, ob sie morgens nicht aufstehen, ob sie im Bett schlafen, dass das alles typisch ist.
IKB: ... Wenn ich Rebecca fragen würde, ob sie sich für eine typische Sechzehnjährige hält?
K.: Oh, da würde sie zustimmen.
[165] IKB: Würde sie.
K.: Hm hm.
IKB: Sie meint also, sie ist ziemlich typisch.
K.: Oh, da bin ich mir sicher.
IKB: Sie meint, mit ihr ist nichts verkehrt.
[170] K.: Oh, absolut nichts, weil, ich glaube, das ist die Kultur, das ist die Art, wie die Kultur hier läuft und die Gesellschaft. Verstehen Sie, so, es gibt keine Grenzen, aber wenn man uns wahrscheinlich in eine, ähm, in eine andere Kultur versetzen würde, dann würden die auf ihre Kinder aufpassen.
IKB: Würde sie sagen, würde sie auch sagen, sie möchte auch diesen Familienzusammenhalt, wie Sie ihn möchten?
K.: Oh, das glaube ich nicht.
IKB: Das glauben Sie nicht?
K.: Ich glaube, wenn sie überhaupt irgendetwas will, dann vielleicht, dass ihre Mutter sich aus ihren Angelegenheiten raushält. Da bin ich mir sicher, wahrscheinlich, verstehen Sie. Aber wenn Sie weiter auf sie einreden würden und immer weiter auf sie einreden würden, sagt sie vielleicht einfach, dass, ähm, vielleicht möglicherweise ein bisschen mehr Verständnis von ihrer Mutter, vielleicht möglicherweise.

Der »Familienzusammenhalt« wird mehr und mehr in interaktionellen Begriffen definiert. Das heißt, aus der Perspektive der Mutter ist das eine Sache, aber aus der Perspektive der Tochter ist das etwas völlig anderes.

[170] IKB: Verständnis von, von ...
K.: Mir.

IKB: Von Ihnen?
K.: Richtig.
IKB: Sie möchte Sie besser verstehen?
[180] K.: Ich verstehe sie nicht, und sie versteht mich nicht.
IKB: Dann ist es das also, was sie sagen würde, was sie will, gegenseitiges Verständnis füreinander?
K.: Richtig. Das würde ich meinen.
IKB: Ah. O. K. Sie würde vielleicht sagen, dass ...
K.: Na ja, wissen Sie, ich nehme das nur an, verstehen Sie.
[185] IKB: Ja, o. k. Also ...

Eine weitere Ausnahme konstruieren

K.: Wissen Sie, manchmal kann sie auch nett zu mir sein.
IKB: Ja?
K.: Manchmal. Manchmal kann sie nett zu mir sein.
IKB: Erzählen Sie noch etwas mehr darüber, was macht sie ...
[190] K.: Na ja, manchmal macht sie das Haus sauber.
IKB: Das tut sie?
K.: Ja.
IKB: Von alleine?
K.: Ja, manchmal macht sie das.
[195] IKB: Von alleine, ohne dass Sie ...
K.: Richtig, ohne mich.
IKB: ... ihr einen Fünfer bezahlen.
K.: Ja, manchmal. Richtig.
IKB: Ja.
[200] K.: Manchmal tut sie das, sehr selten ...
IKB: Macht sie das gut, wenn sie es macht?
K.: Es gab mal eine Zeit, da hätte ich »Nein« gesagt, aber jetzt sage ich einfach, sie hat es gemacht.
IKB: ... Wirklich ... dankbar sein, für alles, was sie tut.
K.: Gut. Ich sage ihr ja sogar: »Oh, toll.«
[205] IKB: Oh.
K.: Und wenn sie dann weg ist, sauge ich überall noch mal durch, verstehen Sie.
IKB: ... Richtig, o. k. Dann würde sie also sagen, was, sie hätte gerne dieselbe Art von Familienzusammenhalt, die Sie auch wollen, oder sie will eine andere Art von Familienzusammenhalt, als Sie wollen?
K.: Ähm ... Ich kriege von beiden gesagt, dass ich einfach keine normale Mutter bin. Verstehen Sie, und, äh ...
IKB: Das ist ja nicht so ungewöhnlich.
[210] K.: Und ich möchte nicht, verstehen Sie, lassen Sie uns dem ins Gesicht sehen, ähm, davon abhängig sein, in welcher Familie oder Umwelt wir

gewesen sind, jeder ist anders. Man könnte mich in die eine Familie stecken, und ich würde klarkommen.
IKB: Stimmt.
K.: Und dann könnte man mich in eine andere Familie stecken, und ich würde nicht klarkommen.
IKB: Natürlich.
K.: Wissen Sie, ich glaube, dass eine Menge davon mit dem Einfluss ihres Vaters zu tun hat. Deshalb bin ich einfach keine richtige, was ihren Vater angeht, bin ich keine richtige Mutter.
[215] IKB: Na ja, ich vermute, er kommt genauso wenig um Sie als ihre Mutter herum, wie Sie um ihn als ihren Vater herumkommen.
K.: Wissen Sie, es hat mir sehr geholfen, mich von ihm scheiden zu lassen ...
IKB: Gut.
K.: Weil mir klar geworden ist, dass, als ich mit ihm verheiratet war, er ein Mensch war, zu dem ich emotional und geistig nicht wirklich gepasst habe.
IKB: Richtig. Lassen Sie uns auf Sie und Rebecca zurückkommen. Was vermuten Sie, was sie sagen würde, was nötig wäre, damit Sie beide sich wenigstens ein bisschen besser verstehen und ein bisschen mehr miteinander reden? Was wäre dafür nötig?
[220] K.: Alles fällt immer auf mich zurück. Also sollte ich einfach den Mund halten.
IKB: Das würde sie sagen?
K.: Ich sollte, äh, verstehen Sie, sie tun lassen, was sie will, weil ihr Vater das auch tut. Wenn sie bei ihm ist, sie hat den Sommer da verbracht, und was nicht ...
IKB: Sicherlich.
K.: Wenn sie bei ihm ist, was dann passiert, ist, er lässt sie einfach kommen und gehen. Er lässt sie Entscheidungen für ihn treffen.
[225] IKB: Sie haben also sehr verschiedene Vorstellungen, was die Erziehung angeht.
K.: Ich möchte nicht, dass sie an meiner Stelle Entscheidungen trifft, weil ich mir sage, ich habe ihr viele Jahre voraus, um hier ein bisschen besser Bescheid zu wissen. Ich will nicht, dass sie mir was sagt ... und er macht das, er lässt sie entscheiden und ...
IKB: Und was würde sie dann sagen, wenn sie hier säße, und ich sie fragen würde, was würde sie sagen, was brauchen sie beide, damit sie wenigstens miteinander reden, wenigstens nett zueinander sind, sich verstehen ...
K.: Aus ihren Angelegenheiten raushalten.
IKB: Das würde sie sagen? Aus ihren Angelegenheiten raushalten?
[230] K.: Hm hm. Hm hm.
IKB: Hm hm. O. K.

Eine weitere Ausnahme

[232] K.: Das Einzige, wo wir richtig zusammen sind, ist, wenn ich mit ihr einkaufen gehe.
IKB: Ah, das macht sie gerne.
K.: Aber das bringt uns auch nicht immer zusammen.
[235] IKB: Dann erzählen Sie mir davon, wenn sie zusammen einkaufen gehen, möchte sie immer mit Ihnen mitkommen zum Einkaufen?
K.: Nicht immer, wenn es in ihre Pläne passt.
IKB: Dann will sie das.
K.: Richtig.
IKB: O. K.
[240] K.: Richtig.
IKB: ... typisch, klingt für mich nach einer Sechzehnjährigen. Lassen Sie mich ... was würde sie sagen, was nötig ist, damit Sie beide wenigstens ...
K.: Nichts.
IKB: Sie würde nichts sagen?
K.: Richtig. Weil, was sie angeht, soll ich mich bloß immer raushalten. Ich bin es, die ... ich suche nach einer Antwort. Ich versuche, irgendetwas zu finden.

Die Klientin erwähnt wieder und wieder, dass sie meint, ihre Tochter wolle, dass sie sich raushält, den Mund hält und sie in Ruhe lässt. Allerdings vermitteln die Ausnahmen den Eindruck, dass es doch nicht ganz so schwarz-weiß sein könnte.

[245] IKB: Um?
K.: Um mit ihr klarzukommen.
IKB: Mit ihr klarzukommen.
K.: Manchmal regt sie mich dermaßen auf, dass ich fast sage, verstehen Sie ...
IKB: Dann erzählen Sie mir von den Zeiten, in denen Sie beide einigermaßen gut miteinander auskommen, nicht ideal, nicht perfekt, sondern einfach so einigermaßen ... damit können wir leben. Es ist nicht ideal, aber wir können damit leben.
[250] K.: Na ja, manchmal finde ich, ist sie richtig nett. Wissen Sie, z. B. wenn wir im Kaufhaus sind und dann, sie kommt sogar, wenn sie ankommt und sagt, ähm: »Oh, das würde dir gut stehen.« Sie findet sogar mal was für mich.
IKB: Das ist kein Scherz?
K.: Aber ich habe meinen eigenen Geschmack und sie sagt mir, ich bin so ... dass ich einen schrecklichen Geschmack habe ...

IKB: Klar.
K.: Äh ... verstehen Sie.
[255] IKB: Klar, es gibt da ja schließlich einen Unterschied ...
K.: ... wie man rumlaufen sollte.
IKB: ... wie eine Sechzehnjährige auszusehen.
K.: Richtig, ja, Hasch rauchen und wie ein Hippie aussehen.
IKB: Nein. Also manchmal versucht sie auf diese Art, nett zu Ihnen zu sein. Ich vermute, das heißt, dass sie sich da Mühe gibt?
[260] K.: Manchmal. Manchmal.
IKB: Hm. Was tut sie noch, um zu versuchen, mit Ihnen gut auszukommen?
K.: Na ja, manchmal versucht sie das nicht, manchmal ist sie wild entschlossen. Wenn sie richtig wütend auf mich ist, dann sagt sie mir, sie ginge zu ihrem Vater, um bei ihm zu bleiben, verstehen Sie. Sie lässt mich wissen, dass sie zusammen ausgehen, oder sie erzählt mir von etwas, was sie sich gekauft hat, damit ich, verstehen Sie, sie spielt Eltern.
IKB: Na ja ...
K.: Sie zieht ihr Ding durch.
[265] IKB: Das machen alle.
K.: Richtig.
IKB: Um zu sehen, was sie aus beiden rausholen können.
K.: Vermute ich. Offensichtlich.
IKB: Richtig. Und was wollen Sie jetzt unternehmen, wie wollen Sie, dass sich die Dinge zwischen Ihnen und Rebecca ändern?
[270] K.: Na, ich habe immer versucht, daraus irgendeine Art von Beziehung zu machen, aber das scheint einfach nicht, das scheint einfach überhaupt nicht zu funktionieren.
IKB: Hm. Sie möchten also an der sozialen Beziehung zwischen Ihnen und Rebecca arbeiten?
K.: Mm hm. Sie rennt ewig zu ihren Freunden, und sie zieht mir sogar ihren Hund vor. Und ihre Schwester war genauso mit ihrem kleinen Hund. Die sind aus der Schule nach Hause gekommen, und ich konnte das Haus tadellos schön und sauber haben und vielleicht sogar für die eine oder die andere von ihnen eine Bluse oder ein Kleid gemacht haben, und zwar so, wie sie es mögen, und es war immer: »Oh, hallo Harold« – der Hund kam immer zuerst. Ich habe immer gesagt: »Harold, du verschwindest eines Tages hier, du verschwindest!« Und er ist auch gegangen.
IKB: Ist er, wirklich?
K.: Ich habe ihm einen guten Abgang verschafft.
[275] IKB: Haben Sie.
K.: Habe ich.

IKB: Ah. Hat das geklappt?
K.: Oh ja, er ist jetzt glücklicher, bei diesem älteren Rentnerehepaar.
IKB: Ah.
[280] K.: Gut für Harold.
IKB: Gut.
K.: Ja, ich bin froh, dass ich ihn nicht mehr sehen musste, aber es hat danach nicht lange gedauert, und ihre Schwester hat ihren kleinen Hund angebracht.
IKB: Oh.
K.: Rachel ist dann gegangen mit ihrem Hund, und ich habe ihn zu einem älteren Ehepaar gegeben, weil sie ihn da, wo sie bei ihrem Vater war, nicht behalten konnte, er durfte in dem Haus keine Tiere halten, und dann geht sie los und gibt ihrer Schwester einen kleinen ... oh, ich kann es nicht fassen ... und dieser Hund geht mit ihr überallhin.

Den Faden wieder aufnehmen

[285] IKB: O. K. Ich frage mich immer noch ... was kann ich tun, um hilfreich für Sie zu sein? Ich bin da ein bisschen verloren. Was kann ich tun, um hilfreich zu sein, damit Sie und Rebecca einen Familienzusammenhalt bekommen?
K.: Ich weiß nicht, kriegen Sie das raus? Sie wissen was. Ich nicht. Ich habe es versucht.
IKB: Was rauskriegen? Wo kann ich Ihnen helfen, etwas rauszukriegen?
K.: Wie ich mit Rebecca auskomme und äh ...
IKB: O. K. O. K. Lassen Sie mich davon eine Vorstellung bekommen. Angenommen, Sie bekommen irgendwie heraus, wie Sie mit ihr auskommen. Ich weiß nicht, was ...
[290] K.: Ich bin sauer auf sie. Ich bin unheimlich sauer auf sie.
IKB: Wirklich?
K.: Tatsache ist, ich kann sie manchmal nicht ertragen. Eigentlich hasse ich sie.
IKB: Aha.
K.: Aber ihre Schwester mag ich, auch wenn ihre Schwester manchmal gemein ist, aber die hier, ich kann einfach, die hier ist verwirrend. Und sie ärgert mich, sie verwirrt mich, sie macht das absichtlich. Eines Tages ist sie nach Hause gekommen, sie hatte eine Tätowierung am Handgelenk, und sie hat sehr höflich gesagt: »Na, was hältst du von Tätowierungen?« Und ich habe gesagt, ich mag sie überhaupt nicht. Ich finde nicht, dass man sich so was auf den Körper machen sollte, und sie hat gesagt: »Meine Freundin« (ich habe den Namen vergessen) »hat mir eine gemacht, als ich oben in Fond du Lac war.« Und ich habe nur »Oh« gesagt. Sehen Sie, das ist, als ob sie das absichtlich macht.

Sie macht das ganz bewusst. Sie macht immer das Gegenteil. Sie nervt. Sie ... und ...

Wenn man sieht, wie die Klientin ihre Tochter betrachtet und mit welcher Bestimmtheit sie sich kausalem Denken verpflichtet, ist es wenig überraschend, dass sie sich kaum vorstellen kann, wie etwas anders sein könnte. Aber die »Ausnahmen« weisen darauf hin oder lassen zumindest vermuten, dass es zwischen Mutter und Tochter manchmal auch besser läuft.

[295] IKB: So ...
K.: Und dann habe ich gesehen, dass sie eine am Handgelenk hatte.
IKB: Und müssen Sie, wollen Sie mit ihr auskommen, auch wenn Sie ...
K.: Ja, will ich.
IKB: ... sauer auf sie sind und sie manchmal hassen?
[300] K.: Richtig. Hm hm.
IKB: Sie möchten nicht ... Sie möchten immer noch mit ihr auskommen.
K.: Das ist nicht richtig, dass ich so was fühle. Ich meine, sie, vielleicht ist sie ja nur so, wegen dem, glaube ich, vielen Einfluss von ihrem Vater. Und die Tatsache, dass ich nicht vorhatte, sie zu bekommen. Ich war dabei, mich von ihrem Vater scheiden zu lassen, und er war derjenige, der mich mit irgendwelchen Tricks ins, Sie wissen schon, dazu gekriegt hat, mit ihm ins Bett zu gehen, und schließlich war ich schwanger mit ihr, und dadurch habe ich noch ein bisschen länger in dieser Ehe gesteckt. Das war ziemlich widerlich und ärgerlich. Sehr niederschmetternd. Ich habe die ganze Zeit geheult, jeden Tag. Und ich habe mir klargemacht, dass ich mich auf jeden Fall von ihm scheiden lassen würde, Kind hin oder her.
IKB: Ich komme da immer noch nicht weiter. Wie kann ich Ihnen helfen? Was kann ich tun, um hilfreich zu sein?
K.: Das war eine Geburt, die nicht wirklich gewollt war.
[305] IKB: Ich verstehe, ich verstehe.
K.: Und dann ...
IKB: ... Was kann ich tun, um hilfreich für Sie zu sein?
K.: Wissen Sie, so, dass ich meinen Zugang zu ihrem Leben finde und eine Beziehung habe. Es hat da so viel Ärger gegeben, so viel Unglück.

Ein neuer Faden

[309] IKB: Ich vermute ... wir sind einfach ... was für ein furchtbares Leben Sie haben, was für ein furchtbares Problem Sie haben.
[310] K.: Mm hm. Sehen Sie ...

IKB: Nichts hat bei Ihnen richtig geklappt ...
K.: Lassen Sie mich mal was erzählen, o. k.?
IKB: Einen Augenblick.
K.: O. K.
[315] IKB: Also, es sieht so aus, als würde es in Ihrem Leben nicht besonders gut laufen.
K.: Mit Sicherheit nicht.
IKB: In vielerlei Hinsicht.
K.: Die ganze Zeit ...
IKB: Richtig. Und so, verstehen Sie, ich meine, es sieht so aus, als ob Ihre Ehe schlimm war, Ihre Kindheit schrecklich war und Ihre Kinder sich nicht benehmen.
[320] K.: Das stimmt. Sie haben es erkannt.
IKB: Richtig. Also.
K.: Es war die ganze Zeit die Hölle.
IKB: Richtig.
K.: Verstehen Sie.
[325] IKB: Richtig, richtig. Und trotzdem wollen Sie diese Art von, äh, normalem Familienzusammenhalt?
K.: Wer würde das nicht? Wissen Sie, nach einer Zeit kriegt man jahrelang diesen Scheiß.
IKB: Klar ... es verdienen.
K.: Ich finde, ich bin ein netter Mensch. Verstehen Sie.
IKB: Richtig.
[330] K.: Und es ist, als ob mir andauernd jemand meine Nerven mit Sandpapier abraspelt.
IKB: Richtig. Und denken Sie, dass Sie irgendwie ... was wäre nötig, um sich über all das zu erheben, was meinen Sie? Über dieses elende Leben, das Sie gehabt haben? Was wäre nötig, was meinen Sie?
K.: Ich weiß nicht. Sie meinen, dass ich ... ich suche immer noch. Ich versuche immer noch, die Antwort zu finden.
IKB: Worauf?
K.: Was nötig wäre, damit es funktioniert oder um darüber wegzukommen?
[335] IKB: O. K.
K.: Verstehen Sie.
IKB: Nun, Sie haben ja schon ziemlich lange gesucht ...
K.: Oh ja, allerdings.
IKB: Ja.
[340] K.: Die ganze Zeit.
IKB: Die ganze Zeit.
K.: Mein ganzes Leben.
IKB: Sie waren ja ziemlich lange in Therapie und haben danach gesucht.
K.: Ich bin einen weiten Weg gegangen.

[345] IKB: Richtig.
K.: Es gab mal eine Zeit, da konnte ich mich noch nicht mal unterhalten oder etwa so denken.
IKB: Richtig.
K.: Ich musste meinen Kopf erst instand setzen.
IKB: Richtig.
[350] K.: Ich habe mir immer gesagt, wie kann ich so denken wie diese anderen Menschen? Ich habe mich immer gefragt, wie können die Sachen durchdenken und argumentieren und Fragen stellen und in der Lage sein ...
IKB: O. K.
K.: So habe ich immer gedacht.
IKB: O. K.
K.: Und es hat mich schließlich viiiiiiiel Zeit gekostet.
[355] IKB: Aber Sie haben es geschafft.
K.: Ich bin so weit gekommen.
IKB: Aber Sie haben ... das ist toll.
K.: Auf jeden Fall. Auf jeden Fall.
IKB: Und was wollen Sie mit Ihrer Tochter machen, ist das eine Fortsetzung der harten Arbeit, die Sie darangesetzt haben, so etwas wie ein normales Leben führen zu können?
[360] K.: Ich glaube, ich, ich glaube, ich kämpfe gegen meinen Exmann, seine Umgebung, ich glaube, ich kämpfe gegen seinen Einfluss, ich glaube, ich kämpfe ...
IKB: Kämpfen Sie immer noch, oder sind Sie damit durch?
K.: Weil ihr und ihrer Schwester dieser Einfluss eingeflößt worden ist.
IKB: Ich verstehe. Sogar über ihre Kinder.
K.: Oh ja, weil, er ist wie ein, ich sage mal ein Beispiel ...
[365] IKB: Warten Sie mal ... einen Moment, lassen Sie mich das fragen ... es kommt mir so vor, dass Sie wirklich ein besseres Leben verdient hätten.
K.: Das hoffe ich.
IKB: Als das, was Sie bekommen haben. Richtig?
K.: Ja.
IKB: Verstehen Sie, ich meine, es scheint, als hätten Sie jedes Mal wieder immer nur ...
[370] K.: Chaos gemacht ... richtig.
IKB: ... Pech gehabt, ich meine nichts anderes als Pech.
K.: Mm hm. Ich verstehe nicht, warum.
IKB: Natürlich nicht. Ich meine, wer könnte das erklären? Es gibt keine Möglichkeit, das zu wissen. Aber in dem Wissen, dass, in dem Wissen, dass Sie wirklich einen weiten Weg gegangen sind ...
K.: Richtig.
[375] IKB: Sie sind wirklich einen weiten Weg gegangen.
K.: Oh ja. Ich habe ja nur dahinvegetiert.

IKB: Wirklich. Wirklich. Es scheint auch, als hätten Sie noch einen weiten Weg vor sich.
K.: Ja, ja.
IKB: In diesem Wissen, wie sehr wünschen Sie sich, etwas anderes auszuprobieren, ein bisschen zu experimentieren? Mit Rebecca etwas anders zu machen, so dass Sie eine normale ... oder so etwas Ähnliches wie eine normale Mutter-Tochter-, Mutter-undsechzehnjährige-Tochter-Beziehung bekommen können?
[380] K.: Ich muss mit ihr leben, also ...
IKB: Ich weiß.
K.: Ja, ich möchte nicht, dass sie durchfällt, sie ist doch noch nicht mal in die Sommerschule gegangen. Ich will nicht, dass sie im nächsten Semester durchfällt oder dass sie sogar von der Highschool fliegt.
IKB: Sie möchten also, dass sie sich verbessert.
K.: Na klar. Obwohl ich nicht ... obwohl sie mich zur Weißglut treibt ...
[385] IKB: Ja.
K.: Mit allem, was sie tut. Ich meine, na, Sie wissen schon.
IKB: Dann lassen Sie mich mal was fragen.
K.: Kann ich Ihnen das gerade ganz kurz erzählen? Sie hat es sogar zugelassen, dass irgendein Junge ihr mit 14 ihre Jungfräulichkeit genommen hat, und das hat sie in ihr Tagebuch geschrieben.
IKB: Mm hm.
[390] K.: Verstehen Sie, ich habe das gefunden.
IKB: Mm hm.
K.: Und als ich 13 1/2 war, bin ich vergewaltigt worden, und ich wollte nicht, dass mir meine Jungfräulichkeit genommen wird.
IKB: Richtig. Richtig.
K.: Und dann lese ich das und flippe völlig aus.
[395] IKB: Natürlich.
K.: Dieses Kind, ich kann es nicht glauben, jedes Mal wenn ich ihr den Rücken zuwende ...
IKB: Lassen Sie mich dann mal fragen, sagen wir, meinen Sie, wir können eine Linie einzeichnen ...
K.: Oder vielleicht bin ich ja nicht normal. Vielleicht ist das ja normal für dieses Leben und diese Menschen, einfach zu sagen: »Es gibt keine Grenzen« oder »Mach, was du willst«, und alles ist o. k.
IKB: Für Rebecca.
[400] K.: Vielleicht dreht es sich ja im Leben darum, und ich bin einfach ... vielleicht habe ich ja Werte oder falsche Ideen oder so was über das Leben.
IKB: Es gibt sicherlich so etwas ... weshalb man ja von Generationsunterschieden spricht. Richtig. Wir haben unterschiedliche ... wir sind anders groß geworden, wir haben unterschiedliche Werte.
K.: Nun, ich wurde immer nur geschlagen.

Eine Skala des Tuns erfinden

[403] IKB: ... Ja ... O. K. Lassen Sie mich das noch mal fragen, ich muss das immer noch wissen. Sagen wir, wenn Sie hier eine Linie einzeichnen könnten [auf einem Schreibblock], ganz oben hier, das steht für 10, und ganz unten hier, das steht für 0. Also von 0 bis 10.
K.: Mm hm. Mm hm.
[405] IKB: Und 10 steht dafür, hier oben ... [zeigt auf die eingezeichnete Skala auf dem Schreibblock], steht dafür, dass Sie alles Menschenmögliche tun würden, um zu ...
K.: Versuchen ...
IKB: ... versuchen, das Verhältnis zwischen Ihnen und Rebecca zu verbessern, so dass Sie wenigstens ein bisschen besser miteinander auskommen.
K.: Ja.
IKB: O. K. Das ist jetzt nur für jetzt. Null steht dafür ... zur Hölle mit allem, warum sich noch drum kümmern?
[410] K.: Fast.
IKB: Wo, würden Sie sagen, sind Sie jetzt im Moment, zwischen 0 und 10?
K.: Bei 2 wahrscheinlich.
IKB: Zwei.
K.: Mm hm.
[415] IKB: Wow.
K.: Ja, richtig. Ja, da komme ich hin.
IKB: Wow. Das ist toll. Ich meine, das ist toll. Zwei.
K.: Das ist ziemlich gut.
IKB: Das ist ziemlich gut, wenn man bedenkt ...
[420] K.: Ja.
IKB: ... wie ernst das Problem ist.
K.: Oh, richtig.
IKB: Ja. Wenn man das bedenkt. Das ist toll.

Obwohl die Antwort »2« auf den ersten Blick vergleichsweise niedrig erscheint und auch so gelesen werden könnte, als sei die Klientin nicht gewillt, besonders viel zu tun, repräsentiert die »2« doch bei dieser Klientin und in diesem Kontext eine bedeutsame Verbesserung und Leistung. Eine 2 als Antwort unterscheidet sich immerhin deutlich von einer 0 als Antwort oder einem »Ich weiß nicht«.

Eine Skala der Zuversichtlichkeit erfinden

[Fortsetzung 423] Lassen Sie mich jetzt noch eine andere Frage stellen, o. k.?

K.: O. K.
[425] IKB: Dieses Mal steht die 10 dafür, dass Sie allen Grund haben, zu hoffen, dass das, was Sie wollen, auch eintreten kann.
K.: Oh mein Gott.
IKB: Im Bewusstsein dessen, was Sie und Rebecca durchgemacht haben. Ich kenne ja Rebecca gar nicht mal. O. K. Ich habe sie nie kennengelernt, aber in dem Bewusstsein, was Sie und Rebecca durchgemacht haben.
K.: Sie ist eine ganz Schlimme. Sie ist eine ganz Schlimme.
IKB: In dem Bewusstsein, wie sie ist, in dem Bewusstsein, was für ein Kind sie ist: Zehn steht dafür, dass Sie sehr zuversichtlich sind, dass das, was Sie wollen, dieser Familienzusammenhalt, den Sie sich wünschen, zustande kommen kann. Sehr zuversichtlich. Er kann zustande kommen. Null steht dafür, dass man auch genauso gut »einpacken und nach Hause gehen« könnte. Wo zwischen 0 und 10, würden Sie sagen, befinden Sie sich? Jetzt im Moment.
[430] K.: Wie zuversichtlich?
IKB: Ja.
K.: Ich komme gerade so auf eine 5.
IKB: Ja.
K.: Ich versuche, mich auf eine 5 hinzuarbeiten. Genau.
[435] IKB: Das ist toll. Das ist toll. Was ... klingt, als wären Sie ein kleines Stück hochgekommen ...
K.: Na ja, ja.
IKB: Aha.
K.: Weil, ähm, ich versuche es einfach mit ihr.
IKB: Richtig.
[440] K.: Bis ich nicht, na ja, eigentlich ist es 4, aber ich komme gerade so auf 5, habe ich gesagt.
IKB: Gerade so auf 5.

Eine 4, die gerade noch so auf 5 kommt, ist, wiederum im Bewusstsein des Kontextes und der Art, wie die Klientin ihre Geschichte dargestellt hat, sehr beeindruckend. Es scheint sich auszuzahlen, dass dieser neue Faden aufgenommen wurde. Auf jeden Fall kann eine »4, die gerade noch so auf 5 kommt« so gelesen werden, dass sie den Gedanken einer möglichen Veränderung transportiert.

[Fortsetzung 441] O. K. Stellen Sie sich vor, Sie wären auf 5 gekommen, auf eine komfortable 5.
K.: Eine komfortable 5?
IKB: Nicht nur gerade so, sondern so eine Art, verstehen Sie, von komfortabler 5.

K.: Nun, dann wäre alles ...
[445] IKB: Was wäre zwischen Ihnen und Rebecca anders?
K.: Na ja, ich bin sicher, dass es dann eine Möglichkeit gäbe, für einen echten Ausgleich oder dass man klarer sieht, verstehen Sie, wie man sich zueinander verhalten kann.
IKB: Zu ihr.
K.: Ja.
IKB: Stellen sie sich vor, Sie haben das geschafft. Sie sind bei 5.
[450] K.: Mm hm.
IKB: Ich weiß nicht, auf welchem Wege Sie dahin kommen werden, aber lassen Sie uns annehmen, Sie kommen auf 5.
K.: O. K. Ja.
IKB: Sie hätten die Hälfte der Strecke zurückgelegt. Was würde zwischen Ihnen und Rebecca laufen, was jetzt nicht läuft?
K.: Na wissen Sie, dass ich sicher bin, äh, zum Beispiel, wenn wir aufwachen und uns über den Weg laufen, dass, ähm, da ein Gefühl von, äh, verstehen Sie, so ein bisschen Frieden da ist, ein bisschen Harmonie. Und dass sie nicht einfach aus Wut ihr eigenes Ding macht und ich ihr bloß im Weg bin und sie manchmal sogar zu mir sagt, äh, verstehen Sie: »Wann gehst du endlich? Es kommen ein paar Freunde von mir rüber, und ich kann dich hier nicht brauchen.«
[455] IKB: Mm hm.
K.: Ich wäre gerne in der Lage, hier etwas Harmonie zu haben, dass ich hier nicht ein Kind hätte, das mich anbrüllt, was ich lese, oder ...
IKB: Das wäre also 5?
K.: Oder dass sie das Haus in Ordnung hält.
IKB: Das wäre also 5, wenn Sie das können, wenn sie das kann?
[460] K.: Na, meinen Sie nicht? Wenn man auf halbem Wege ist, dann hat man doch ein bisschen, muss ja nicht 100 % sein, aber so, dass man so ein Gefühl hat, dass man so ein bisschen, dass man irgendwie klarkommt, verstehen Sie. Das heißt ja nicht, dass man vollständig klarkommt.
IKB: ... Richtig. Richtig.
K.: Verstehen Sie, oder dass man es versucht.
IKB: O. K. Das klingt vernünftig. O. K. Stellen Sie sich vor, Sie sind bei 5.
K.: Ja. O. K.
[465] IKB: O. K.
K.: Mm hm.
IKB: Was vermuten Sie, was Rebecca sagen würde, inwiefern Sie anders sind? Wenn sie hier sitzen würde und ich sie fragen würde: »Wie ist das jetzt, wo Ihr bei 5 seid, du und deine Mutter? Inwiefern ist deine Mutter anders?«
K.: Na, sie würde mich mehr als, ähm, Elternteil sehen und als jemanden, zu dem sie kommen kann und mit dem sie reden kann.

IKB: Sie würde also sagen, ich fühle mich wohl dabei, zu meiner Mutter zu gehen und mit ihr zu reden.
[470] K.: Ja, dass ich vielleicht meine Gefühle ausdrücken kann, und wissen würde, verstehen Sie, dass sie mich versteht.
IKB: Ja, das kann ich nachvollziehen. O. K. Und was würde sie sagen, was für einen Hinweis würde sie von Ihnen bekommen, der ihr sagen würde, es ist o. k., zu Muttern zu kommen und mit ihr zu reden, dass du, verstehst du, dass du und deine Mutter vernünftig miteinander reden können über ... die Themen werden ja manchmal ziemlich heiß bei Sechzehnjährigen. Was würde sie sagen?
K.: Und die Tatsache, und deshalb glaube ich, dass es für mich sehr schwierig ist, verstehen Sie, mit ihr in Beziehung zu treten, ich komme nicht durch, ich komme nur so weit, ich rutsche nur so weit rein. Ich meine, zum Beispiel, wenn ich in seinem Haus [dem von ihrem Vater] anrufe und zum Beispiel sage: »Hey, wo ist Rachel, hier liegt Post für sie.« Sagt er: »Was zum Teufel geht dich das an?« – »Na, sie hat hier Post gekriegt.« – »Kümmere dich um deine Angelegenheiten.« – »Was glaubst du eigentlich, warum ich diese Briefe hier bekomme, die sind für sie, und ich würde sie ihr gerne geben.« »Hat sie dir gesagt, wo sie war?« Und ich habe gesagt: »Nein.« Dann sagt er: »Dann sage ich es dir auch nicht.« Also verstehen Sie, ich meine, so was kriege ich zu hören, und wenn ich frage: »Wo ist Rebecca, Rebecca ist nicht zu Hause gewesen, sie war letzte Nacht nicht zu Hause, ist sie drüben bei dir? Sag mir, was los ist.« Ich versuche also herauszufinden, wie ich in ihr Leben kommen kann, und im Hintergrund ist er, ich glaube, im Grunde kontrolliert er alles, auch wenn sie hier bei mir wohnt, und es fällt mir schwer, mich in etwas reinzuarbeiten, und ich möchte nicht sehen, dass sie in der Schule durchfällt, weil er mir dann die Schuld zuschiebt.
IKB: Um also zu 5 zu kommen ...
K.: Ja.
[475] IKB: ... müssen wir Sie und Rebecca verändern oder Sie und Ihren Exmann?
K.: Ich, ich glaube, da gibt es, verstehen Sie, wenn wir ihn von der Bildfläche verschwinden lassen könnten ... vollständig.
IKB: Ich kann das nicht.
K.: Ihn nicht erschießen?
IKB: Ich bin sicher, Sie würden ihn manchmal am liebsten vergiften.
[480] K.: Oh ja ...
IKB: Richtig.
K.: Ein Streichholz an sein ...
IKB: Richtig. Richtig. Aber das wird nicht passieren.
K.: Nein. Kann ich ja nicht machen.
[485] IKB: Also. Wie stehen die Chancen, ihn zu verändern?

K.: ... Nie. Der ist nur nett zu einem, wenn er praktisch schon mit einem Bein im Grab steht. Als er seinen Schlaganfall hatte, da hat er ganz schnell, meine Nummer hatte er im Kopf, und da hat er mich angerufen. Dann bin ich schnell zu ihm rüber.
IKB: Und was vermuten Sie, was er sagen würde, was nötig wäre, damit Sie, als seine Exfrau, damit Sie und er im Interesse der Kinder miteinander auskommen?
K.: Ich bin wirklich so nett zu ihm. Ich bin immer so nett.
IKB: Was würde er sagen?
[490] K.: Er ist so mies zu mir. Verstehen Sie, ich bin immer so nett und er ...
IKB: Würde er sagen, es ist nötig, dass ...
K.: Er würde das nicht wollen. Er will, dass ich von der Bildfläche verschwinde. Ähm. Verstehen Sie. Ich bin sicher, wenn ich ... Seine erste Exfrau ist vor zwei Jahren gestorben und er meinte nur: »Zu schade, dass du es nicht warst.« Verstehen Sie so, ähm, ich ...
IKB: Aber würde er sagen, dass er mit Ihnen auskommen will?
K.: Oh nein, ganz bestimmt nicht.
[495] IKB: Er würde nein sagen.
K.: Nein ...
IKB: Obwohl das gut für die Kinder ist.
K.: Ganz bestimmt. Er würde das nicht wollen, auch wenn das gut für die Kinder ist, er würde sagen: »Nix ist.« Er möchte die beiden unter Kontrolle haben, und ...
IKB: Und das wird auch nicht aufhören, wie das klingt.
[500] K.: Glaube ich nicht.
IKB: Er wird da nicht lockerlassen.
K.: Nein.
IKB: Die Kinder zu kontrollieren.
K.: Nein.

Konstruieren, was die Klientin tatsächlich tun kann

[505] IKB: Aha. Und was werden Sie da unternehmen?
K.: Das versuche ich ja herauszufinden, verstehen Sie. Ich weiß es nicht. Ich versuche auf die 5 hochzukommen.
IKB: Ich weiß. Ich weiß. Ich weiß. Und können Sie auf die 5 hochkommen mit dem Vater im Hintergrund, oder meinen Sie, solange der Vater im Hintergrund steht, können Sie nicht auf 5 kommen?
K.: Wissen Sie, vielleicht stimmt das ja, weil ich in letzter Zeit solche Gedanken hatte, ziemlich oft, dass er auf die eine oder andere Weise verschwindet. Vielleicht komme ich dann auf 5 und auf 6 und auf 7.
IKB: 6 und 7. Aber das passiert wahrscheinlich nicht.

[510] K.: Nein.
IKB: Das ist ja fast schon Mord ... Ich meine, dass ...
K.: ... ich ihm so lange widerspreche, bis er einen zweiten Schlaganfall kriegt, verstehen Sie, ich vermute, ein Mensch könnte so was tun, aber dann fängt man an, sich schuldig zu fühlen, weil man das dann selber bewirkt hat.
IKB: Ja. Richtig. Das wollen Sie ja auch nicht. Also wie ist es? Solange der Vater im Hintergrund ist, kann sich zwischen Ihnen und Rebecca nichts verbessern?
K.: Es sieht nicht so aus. Jetzt ist sie wieder gegangen und hat die letzte Nacht bei ihm verbracht.
[515] IKB: Ja.
K.: Es ist einfach ziemlich schwierig. Obwohl es gar nicht so aussieht.
IKB: Stimmt das?
K.: Ja.
IKB: Und was ist also Ihre Lösung für, was wollen Sie tun? Mit dieser ganzen Situation? Sieht aus, als würde er nicht weggehen.

Das Rad neu erfinden:
Die Klientin erfindet ihre eigene Hausaufgabe

[520] K.: Nun, vielleicht kann ich versuchen, einen Weg zu finden, wie ich taktvoll mit ihr ins Gespräch kommen kann. Verstehen Sie.
IKB: Klar.
K.: Vielleicht, mit Rebecca.
IKB: O. K. Erzählen Sie mehr darüber. Was für eine Art von, was genau ...
K.: Vielleicht versuchen, ihr gegenüber zu argumentieren, dass ähm, verstehen Sie, ich würde gerne einfach zu ihr sagen, hast du, was ich eigentlich tun sollte, ist, aber jedes Mal, wenn ich ins Auto steige, sagt sie zu mir: »Immer redest du über irgendwas«, oder sie macht das Radio an, oder sie holt ihren kleinen Walkman und setzt sich Kopfhörer auf, dass ich denke, vielleicht, wahrscheinlich wenn wir, wenn ich zu Taco Bell rübergehe und uns beiden was hole und wir zusammen essen und ich dann ganz taktvoll so was sage, wie: »Weißt du ...«
[525] IKB: Hm.
K.: »Ich habe ernsthaft darüber nachgedacht, ich weiß, ich bin nicht die Mutter, wie du sie haben willst.«

Die Ähnlichkeit zwischen der Idee, die die Klientin hier entwickelt, und John H. Weaklands Hausaufgabe aus dem Fallbeispiel in Kapitel 7 ist frappierend.

[Fortsetzung 526] »Ich weiß nicht, was für einen Typ Mutter du suchst. Ich wünschte, du könntest mir ein Bild von ihr zeichnen oder, weißt du, mir irgendwie sagen, was fehlt und, ähm, was du meinst, was ich tun könnte, verstehst du, damit zwischen uns was läuft.«
IKB: Hm.
K.: Verstehen Sie, trotz allem.
IKB: Was würden Sie vermuten, was sie sagen würde, wenn Sie das täten?
[530] K.: Das kommt darauf an. Wissen Sie, ich muss aufpassen, ob sie gute Laune hat oder schlechte Laune.
IKB: Richtig. Richtig.
K.: Verstehen Sie, wenn sie in einer, wenn sie in einer miesen Stimmung ist, können wir das an dem Tag noch nicht einmal diskutieren. Aber wenn sie in einer halbwegs aufgeräumten Stimmung ist, im Grunde, vielleicht sollte ich erst mal rausfinden, in welcher Stimmung sie ist.
IKB: Ja, gute Idee.
K.: Verstehen Sie, wenn Sie anfangen zu reden und wenn Sie anfangen, ihr es zu sagen, und Sie werden gleich zerschlagen ... buchstäblich in tausend Stücke ... dann war's das.
[535] IKB: Ja. Sie meinen aber, dass, wenn Sie irgendwie taktvoll herausfinden ...
K.: Herausfinde, wie sie drauf ist ...
IKB: ... und dann anfangen, mit ihr darüber zu sprechen ...
K.: Richtig.
IKB: ... wird sie Ihnen dann antworten, wird sie es Ihnen sagen?
[540] K.: Ich weiß nicht.
IKB: Oh.
K.: Verstehen Sie, das ist es, das ist es, was ich herausfinden muss.
IKB: ... ist den Versuch wert, wie es klingt, richtig? Ich meine ...
K.: Ja, richtig
[545] IKB: Weil sie Ihnen wichtig ist.
K.: Ja, weil sie meine Tochter ist, ich möchte ...
IKB: Natürlich.
K.: ... sie auf keinen Fall auf Nimmerwiedersehen verlieren.
IKB: Oh nein.
[550] K.: ... dass sie für den Rest ihres Lebens weg ist ... das wäre ... oh nein, lassen Sie uns das nicht tun.
IKB: Richtig.
K.: Lassen Sie uns mit Unseresgleichen zusammenkommen.
IKB: O. K.
K.: Lassen Sie uns, verstehen Sie, versuchen zu ...

Details, Details

[555] IKB: Also stellen Sie sich vor, Sie haben eine Vorstellung davon, wann und wie Sie herausbekommen, ob sie in halbwegs aufgeräumter Stimmung ist, und dann schlagen Sie ihr vor, zu Taco Bell zu gehen und mit ihr zu reden ...
K.: Nein, nein, ich gehe zu Taco Bell.
IKB: Sie holen das Essen.
K.: Richtig.
IKB: Nach Hause?
[560] K.: Weil, wenn wir im Auto sitzen, sieht das oft so aus, dass ich rede und sie mich ausblendet.
IKB: Richtig.
K.: Also würde ich stattdessen einfach gehen und was holen und es nach Hause bringen.
IKB: Richtig.
K.: Und dann gucken, wie die Stimmung ist.
[565] IKB: Und dann würden Sie, o. k.
K.: Verstehen Sie, und dann vielleicht mit ihr reden und sie fragen, verstehen Sie ...
IKB: O. K.
K.: Ob sie einen guten Tag hatte oder was so los war.
IKB: Klingt, als ob ...
[570] K.: Und dann vielleicht so was sagen wie, wenn sie sagt, dass sie einen guten Tag hatte und alles ist so weit einigermaßen in Ordnung, dann ja, der Grund, warum ich das frage, ist, weil ich gerne eine Viertelstunde, verstehen Sie, das gleich eingrenzen, damit ...
IKB: Richtig.
K.: ... sie nicht denkt, das geht ...
IKB: Richtig.
K.: Sie kann das nicht ab, sich stundenlang ohne Ende mit mir zu unterhalten.
[575] IKB: Natürlich nicht. Natürlich nicht. Da gibt es nicht allzu viele Sechzehnjährige, die so was gerne tun. Aber wie sind Sie darauf gekommen?
K.: Indem ich mit Ihnen geredet habe.
IKB: Oh?
K.: Ich vermute einfach, ich bin darauf gekommen. Weil, wissen Sie, Sie haben mir diese Fragen gestellt.
IKB: O. K.
[580] K.: So oder so.
IKB: Also durch das Nachdenken darüber konnten Sie ein paar Ideen entwickeln, was Sie machen können.
K.: Ja, stimmt. Ja, das stimmt.

IKB: Gut. Gut. O. K. Toll. O. K. Jetzt sind mir irgendwie die Fragen ausgegangen. Ich würde gerne mit meinem Team sprechen, und dann komme ich mit ein paar Ideen zurück.
K.: O. K.

Nach der Pause

[585] IKB: Wir sind überwältigt davon, wie Sie, es ist fast, als wären Sie, ich meine, in der Hölle gewesen und durch sie hindurchgegangen und Ihr Leben wäre einfach gruselig gewesen.
K.: Na ja, durch bin ich nicht, ich bin immer noch drin.
IKB: Sie sind immer noch drin?
K.: Ich schmore immer noch in der Hölle.
IKB: Aber es sieht so aus, als wären Sie durchgekommen. Es scheint so. Aber Ihnen sind ja wirklich einige sehr unglückliche Dinge zugestoßen, und dennoch setzen Sie sich immer noch unheimlich für Ihre Tochter ein. Dass Sie daraus diesen Familienzusammenhalt machen wollen. Sie möchten, dass es zwischen Ihnen und ihr besser läuft, und irgendwie, es klingt, als hätten Sie sehr viel darüber nachgedacht, wie Rachel, Rebecca und Sie diesen Familienzusammenhalt schaffen könnten, trotz der massiven Einmischung durch ihren Vater.
[590] K.: Hm hm.
IKB: Daran halten Sie nach wie vor fest.
K.: Hm hm.
IKB: Und Sie wissen, Sie sind fast bis auf 5 gekommen, das ist erstaunlich. Das ist einfach völlig verblüffend. Einfach völlig verblüffend. Und wir finden Ihren Gedankengang sehr gut, Ihre Fähigkeit, Sachen zu durchdenken.
K.: Oh ... na ja, das musste ich erst mal lernen.
[595] IKB: O. K. Aber Sie tun das. Wir haben ja gerade ein Beispiel dafür gesehen.
K.: Richtig.
IKB: Wie Sie so was durchdenken, und Ihre Idee mit diesem taktvollen Gespräch mit Rebecca hat uns wirklich gefallen, und wir schlagen vor, Ihre Idee, irgendwie rauszukriegen, in welcher Stimmung sie ist, wenn Sie mit dem Essen von Taco Bell zurückkommen ...
K.: O. K.
IKB: Und sich mit ihr hinsetzen und dieses richtig taktvolle Gespräch führen.
K.: Mm hm.
[600] IKB: Und wir haben noch einen Vorschlag dazu.

Dieser Vorschlag, nämlich das Gespräch noch weiter einzugrenzen, stammt aus Weaklands Beispiel (Kapitel 7) und aus über 20 Jahren Erfahrung mit dieser speziellen Aufgabe und anderen sehr ähnlichen.

[601] K.: O. K.
IKB: Und zwar, dass, egal in welcher Stimmung sie ist ...
K.: Mm hm.
IKB: O. K., sie können sich hinsetzen und anfangen, mit ihr zu reden, dass Sie da anfangen zu sagen, sagen, dass Sie, wenn Sie so was sagen wie: »Ich war dir eine schlechte, miese Mutter.« Und genau da hören Sie auf. Reden Sie nicht weiter.
[605] K.: O. K.
IKB: Reden Sie nicht weiter, das ist alles.
K.: Hm hm.
IKB: Wenn Sie das Gefühl haben, Sie würden gerne noch was sagen, sagen Sie es nicht, essen Sie einfach weiter, und wenn es gar nicht anders geht ...
K.: Schiebe ich mir das Essen einfach rein ...
[610] IKB: ... Hören Sie auf und gehen raus. Gehen Sie weg.
K.: Mm hm.
IKB: Hören Sie genau da auf. O. K.
K.: Mm hm.
IKB: Weil ich glaube, dass Ihnen das die Chance gibt, vielleicht gerade so auf 5 hochzukommen.
[615] K.: Aha. Um zu sehen, was sie dann sagt.
IKB: Um zu sehen, was sie dann sagt, und ich würde Ihnen sogar vorschlagen, tun Sie so, als würde Sie das gar nicht interessieren.
K.: Mm hm. O. K.
IKB: Als wären Sie überhaupt nicht daran interessiert, herauszufinden, was sie dann dazu sagt.
K.: Aber Zuhören sollte ich schon.
[620] IKB: Natürlich. Sie sollten beobachten, in welcher Stimmung sie ist, wenn sie zu Ihnen kommt, um darüber zu sprechen, oder ob sie das gar nicht tut. Wir wissen ja nicht, wie sie reagieren wird.
K.: Mm hm.
IKB: Das ist schwer zu beurteilen.
K.: Richtig.
IKB: Aber so weit sollten Sie gehen.
[625] K.: O. K.
IKB: Gehen Sie nicht weiter als bis dahin. Das ist also ein erster Schritt. Ein erster kleiner Schritt. Dem werden noch eine Menge weiterer Schritte folgen. O. K.
K.: O. K.
IKB: O. K. In Ordnung. O. K.

In der folgenden Sitzung berichtete die Klientin von einer Verbesserung. Allerdings war sie nicht in der Lage, zu beschreiben, was sich genau verbessert hatte. Sie war auch nicht in der Lage, zu beschreiben, nach welchen Kriterien sie diese Beurteilung getroffen hatte. Sie schaffte immer noch gerade so die 5, aber sie war dieser näher als zuvor.

Die Skalen eröffnen der Therapeutin und der Klientin eine Möglichkeit, zu beurteilen, ob sich ihre Arbeit auszahlt oder nicht. Natürlich wird es wahrscheinlich ein Geheimnis bleiben, was nun genau mit 5 gemeint sein könnte. Fünf bzw. auch schon die Annäherung an die 5 ist besser als 4, und das ist alles, was wirklich zählt.

Kapitel 13

Oberflächen: Auf der Suche nach einer Lösung

> »Wir haben uns eine Welt zurechtgemacht, in der wir leben können –
> mit der Annahme von Körpern, Linien, Flächen, Ursachen und Wirkungen,
> Bewegung und Ruhe, Gestalt und Inhalt: Ohne diese Glaubensartikel
> hielte es jetzt keiner aus zu leben! Aber damit sind sie noch nichts
> Bewiesenes. Das Leben ist kein Argument; unter den Bedingungen
> des Lebens könnte der Irrtum sein.«
> Friedrich Nietzsche (1974, S. 177)

In jedem Workshop, in jedem Seminar, in jeder Ausbildungssitzung kommt die Frage auf, wie man mit der Situation umgeht, wenn jemand von einem Dritten geschickt worden ist und nicht ausschließlich aus mehr oder weniger freien Stücken kommt. Manchmal werden Männer von ihren Frauen geschickt oder mitgebracht, manchmal Frauen von ihren Männern, manchmal Kinder von ihren Eltern, und manchmal wird jemand von einem Sozialarbeiter, Bewährungshelfer usw. geschickt oder mitgebracht.

Aus meiner Perspektive haben diese Fälle mehr mit anderen gemein, als sie von diesen unterscheidet. In beiden Situationen muss der Therapeut herausfinden, was die Betreffenden sich davon versprechen, dass sie den Therapeuten aufsuchen. Vielleicht wollen sie ihr eigenes Leben ändern, vielleicht aber auch das von jemand anderem. In beiden Fällen stellt sich die Frage, wie sie bemerken werden, dass sie bekommen haben, was sie wollten. Manch einer, der geschickt oder mitgebracht worden ist, will lediglich, dass derjenige, der ihn schickt, damit aufhört. Natürlich hat derjenige, der ihn geschickt hat, seine eigene Meinung dazu, was im Therapiezimmer passieren sollte.

In gewisser Weise sind beide gleichzeitig Klienten, der geschickte (oder mitgebrachte) Adressat der Therapie ebenso wie sein Absender, wie derjenige, der ihn schickt. Können wir unsere Arbeit zu Recht als erfolgreich betrachten, wenn der Adressat bekommt, was er will, der Absender aber nicht? Oder kann es als Erfolg betrachtet werden, wenn der Absender bekommt, was er will, nicht aber der Adressat? Meine Antwort ist in beiden Fällen »nein«. Damit die Arbeit als Erfolg betrachtet werden kann, müssen beide so weit wie möglich bekommen, was sie wollen.

Natürlich gibt es auch hier Ausnahmen, insbesondere, wenn der Absender glaubt, es gäbe ein spezifisches Problem und eine damit zusammenhängende spezifische Lösung, der Adressat dem aber *nicht zustimmt*. Oder, um es anders auszudrücken, wenn der Absender möchte, dass sich der Therapeut seinen Versuchen anschließt, den Adressaten davon zu überzeugen, dass er ein Problem hat, obwohl dieser die Sache keineswegs als Problem betrachtet! In diesem Falle ist es vielleicht das Beste, dem Adressaten zu helfen, sich den Absender vom Hals zu schaffen. Das hieße natürlich, dass wir in den Augen des Absenders versagen.

Wer ist die Klientin?

[1] Steve de Shazer: Wir arbeiten hier im Team, und ich vermute, dass einige von unserem Team da hinten sind und zugucken und zuhören und hoffentlich ihren Grips benutzen, um uns zu helfen. Und nach einer halben Stunde oder so werde ich rübergehen und mit den anderen besprechen, was Sie gesagt haben, was nützlich ist, und dann komme ich zurück und lasse Sie wissen, was wir denken. Das ist unsere Art zu arbeiten. Also, in Ihren eigenen Worten, was führt Sie heute hierher?
[2] Klientin: Sie. [lacht, zeigt auf Sozialarbeiterin]

Klar und deutlich. Dennoch bleibt die Frage offen: Möchte diese »Klientin« etwas für sich selbst?

[3] SdS: Ja? Wie kommt das?
[4] K.: Sie meint, ich habe ein Prob... ähh Problem mit dem Essen, na ja, ich weiß ja, dass es ein Problem mit dem Essen ist, aber ich finde daran nichts verkehrt.
[5] SdS: Hm hm. Sie aber. Also ist sie diejenige, die Therapie braucht? [lacht]
[6] K.: Ja ... [lacht]
[7] SdS: Von Ihrem Standpunkt aus gesehen.
[8] K.: Ja.
[9] SdS: O. K., und woran werden wir merken, Sie und ich, dass sie ...
[10] K.: Dass sie recht hat, richtig?
SdS: Nein, nein, nein, nein, nein. Wie werden Sie und ich es merken, wenn sie überzeugt ist, dass Sie nicht mehr herkommen müssen?
K.: Wenn ich alleine essen kann.
SdS: Hm hmm.
K.: Und nicht dazu gezwungen werden muss. Und es drin behalte.
[15] SdS: Hm hmm. Ich verstehe. O. K. Das wird sie also überzeugen, dass Sie nicht mehr herkommen müssen?

K.: Wird es das? [Fragt die Sozialarbeiterin]
SdS: Oh nein, nein, nein, nein, nein, nein.
K.: Oh, von meinem Standpunkt?
SdS: Ja, von Ihrem Standpunkt.
[20] K.: Ja.
SdS: Ja?
K.: Ja.
SdS: Einmal? Wenn Sie das einmal machen würden, das würde sie schon überzeugen?
K.: Nein.
[25] SdS: O. K.
K.: Einmal wird ihr bloß zeigen, dass ich mich bemühe.
SdS: Hm hmmm. Also essen und es drin behalten ...
K.: Ja.
SdS: Und was noch? Oder muss das über einen bestimmten Zeitraum sein oder wie? Wird das ...
[30] K.: Den Rest meines Lebens.
SdS: ... dauern, sie zu überzeugen? Oh Gott, dann wird sie ja nie überzeugt sein. [lacht]
K.: Hmm. [lacht]
SdS: Sie werden für den Rest Ihres Lebens hierhergeschleppt?
K.: Nein. Ich schätze etwa eine Woche.
[35] SdS: Etwa eine Woche? Meinen Sie, eine Woche könnte ...?
K.: Ich weiß nicht. Ich sage das nur.
SdS: Sie vermuten das.
K.: Ja.
SdS: O. K. O. K. Vielleicht fragen wir sie gleich mal, aber gibt es noch was, was sie überzeugen könnte?
[40] K.: [Pause] Wenn ich pro Tag drei Mahlzeiten einnehme, das ist im Grunde, was sie will.
SdS: Wie viele Tage, bis sie überzeugt ist?
K.: Wie viele Tage, bis sie überzeugt ist?
SdS: Ja, wenn Sie jeden Tag drei Mahlzeiten einnehmen.
K.: Ähm.
[45] SdS: Wie viele Tage würde das ...
K.: Würde das dauern, sie zu überzeugen?
SdS: Ja.
K.: Dass ich damit weitermache.
SdS: Sie zu überzeugen, dass Sie nicht, dass sie Sie nicht hierherschleppen muss. Wie viele Tage in Folge würde das dauern ... von drei Mahlzeiten täglich, um sie zu überzeugen, dass sie Sie nicht hierher...
[50] K.: Ich weiß nicht.
SdS: ... schleppen muss. Schätzen Sie.
K.: Ähhh ... hmmm ... ähmm, solange ich bei ihr in Behandlung bin, schätze ich, ich weiß nicht.

SdS: Hmm.
K.: Ich weiß nicht, ich weiß nicht.
[55] SdS: O. K.
K.: Ich, einfach ... huhh ... Fragen wir sie selber, das ist einfacher. Ich weiß nicht.
SdS: Nun, o. k. Dass Sie nicht drei Mahlzeiten täglich essen oder dass Sie essen, ohne es drin zu behalten – betrachten Sie das auch als Problem?
K.: Mm hm.

An dieser Stelle ist immer noch nicht ganz klar, ob die »Klientin« in dieser Essensangelegenheit mehr sieht als ein Problem der Sozialarbeiterin. Besteht das einzige Anliegen der »Klientin« darin, sich die Sozialarbeiterin vom Hals schaffen?

[59] SdS: O. K. [Zur Sozialarbeiterin] Und stimmt das? Ist das, würde Sie das überzeugen? Eins von beidem, beides oder was würde Sie überzeugen?
[60] Sozialarbeiterin: Dass sie Nahrung akzeptiert.
SdS: Mm hm.
S.: Sie sagt, sie hat eine ... gegen Essen und während ihrer Schwangerschaft hat sie sich völlig runtergehungert.
SdS: Mm hm.
S.: Wir machen uns große Sorgen um sie.
[65] SdS: Mm hm. Woran würden Sie also merken, dass das gelöst ist? Dass sie Nahrung akzeptieren kann? Woran würden Sie das merken?
S.: Wenn sie das Essen drin behalten kann.
SdS: Mm hm. Wie viel und wie lange?
S.: Und anfängt sich besser zu fühlen.
SdS: Nun, anfangen sich besser zu fühlen, das ist ja wieder was ganz anderes ...
[70] K.: [lacht]
SdS: ... als das Essen drin zu behalten. Wie viel und wie lange bis Sie überzeugt sind, dass sie ...?
S.: Mehrere Monate.
K.: Mehrere Monate.
S.: Mm hm.
[75] SdS: Mm hm.
K.: Das ist ja der Rest meines Lebens.
SdS: Das ist nicht ganz der Rest Ihres Lebens, wollen wir hoffen.
S.: Nein, ich würde sagen, sechs Wochen.
SdS: Sechs Wochen. O. K. O. K. Das ist ein bisschen kürzer als der Rest Ihres Lebens. Ein bisschen länger als eine Woche. O. K. Und Sie haben auch gesagt, dass sie sich besser fühlt.

[80] S:. Mm hm.
SdS: Was meinen Sie damit? Woran würden Sie merken, dass sie sich besser fühlt? Lassen Sie uns das so ausdrücken.
S.: Sie hätte mehr Energie. Ähh ...
SdS: Wie würde sie Ihnen das zeigen? Wie würden Sie das herausfinden?
S.: Sie würde nicht, sie wäre in der Lage, sich aufzusetzen, wenn ich sie rufe, sie würde nicht bloß aus einem tiefen Schlaf hochkommen oder den ganzen Tag im Bett sein.
[85] SdS: Mm hm.
S.: Sie wäre aktiver.
SdS: Mm hm. Was für Dinge würde sie vielleicht tun?
S.: Vier Tage die Woche zur Behandlung kommen.
SdS: Mm hm.
[90] S.: Ähm ... teilnehmen und wacher sein.
K.: Drei Tage die Woche.
SdS: Hm hm. O. K. Drei Tage, vier Tage ... O. K.
K.: Sieben Tage ... da haben wir es. [lacht]
S.: [lacht]
[95] SdS: [Lachend] O. K., sie wäre aktiver und ...
S.: Wacher.
SdS: Wacher, und woran würden Sie merken, dass sie wacher ist? Was würde Ihnen das signalisieren?
S.: Sie würde nicht so völlig in sich zusammengesackt ankommen. Sie würde sich nicht an den Tisch setzen und sich drauflegen, sie würde sich nicht auf meine Couch legen.
SdS: Mm hm.
[100] S.: Und sie würde sich einfach so verhalten, als hätte sie mehr Energie.

Ausnahmen konstruieren

SdS: Mm hm. Mm hm. Haben Sie sie schon mal so gesehen?
S.: So als hätte sie mehr Energie?
SdS: Mm hm.
S.: Äh, zweimal.
[105] SdS: Wann war das?
S.: Der Tag, als sie ihr Baby bekommen hatte.
SdS: Mm hm.
S.: ... im Krankenhaus.
SdS: Und wann war das, wie lange ist das her?
[110] S.: Vor etwa einem Monat.
SdS: O. K., mm hm.
S.: Und da habe ich ihr gesagt, dass es das erste Mal ist, dass ich sie habe lächeln sehen, dass sie peppig ausgesehen hat.

K.: [lacht]
S.: Nachdem sie gegessen hatte.
[115] SdS: Mm hm.
S.: Sie hatte also endlich was im Magen und, äh, ich bin mit ihr zu ihrem Psychiater gegangen, und sie war wacher und hat mehr geredet.
SdS: Wann war das?
S.: Vor zwei, drei Wochen.

Wir haben zwei Ausnahmen benannt, wir wissen also, dass das, wonach die Sozialarbeiterin sucht, etwas ist, von dem die Klientin weiß, wie es geht.

SdS: Mm hm. Ja, Psychiater. O. K. Wir haben also einen Psychiater, und Sie [zeigt auf S.], und jetzt kommen Sie hierher. Wie kommt das? Warum sprechen Sie nicht mit dem Psychiater darüber?
[120] S.: Haben wir.
SdS: Mm hm.
S.: Und durch ihn haben wir die Überweisung hierher bekommen ...
K.: So sind wir hergekommen.
SdS: Mm hm.
[125] K.: Mm hm.
SdS: Und warum gehen Sie zu einem Psychiater?
K.: Redet er über Dr. X?
S.: Mm hm.
SdS: Ich weiß nicht, über wen ich rede. Bei wem auch immer Sie waren ... vor drei Wochen.
[130] K.: Das ist etwas ...
SdS: Wie kommt das?
K.: [lacht] Weil ich verrückt bin. Nein, ähm ...
SdS: Wer sagt das, Sie oder sie [Zeigt auf S.] ... oder noch jemand anderes?
K.: Viele Leute, aber das war ... ich musste mit irgendwas beruhigt werden. Aber ich gehe zu ihm, weil er mein Arzt ist. Er gibt mir meine Medikamente.
[135] SdS: Ahhh.
K.: ... um mich kontrollierbar zu halten.
SdS: Sie brauchen Medis, um kontrollierbar zu bleiben?
K.: Mm hm.
SdS: Wie das?
[140] K.: Manisch-depressiv.
SdS: Mm hm.
K.: Ich muss also Medikamente nehmen, um mich zu kontrollieren, im Grunde.
SdS: Wie lange tun Sie das schon?

K.:   Seit dem 20. März 1992.
[145] SdS: Mm hm. Und funktioniert das bei Ihnen?
K.:   Mm hm.
SdS: Sie sagt, Sie scheinen nicht genug Energie zu haben. Ist das vielleicht zuviel? Bewirkt das ...
K.:   Ich esse damit nicht.
SdS: ... dass Sie zu sehr beruhigt werden?
[150] K.: Ich esse nichts, ich nehme nur die Medikamente, wenn ich die Medikamente nehme. Ich nehme sie nicht jeden Tag.
SdS: Mm hm.
K.:   Ja, ich weiß [lacht], aber ich war nicht so, wie ich hätte sein sollen.
SdS: Mm hm. Mm hm. Und wann haben Sie angefangen, sie so zu nehmen, wie Sie sollten?
K.:   Vor ungefähr zwei Wochen.
[155] SdS: Vor ungefähr zwei Wochen. Und haben Sie irgendeinen Unterschied bemerkt?
S.:   Mm hm.
SdS: Ja?
S.:   Mm hm.
SdS: Aber trotzdem nicht mehr Energie? Haben Sie das gemeint, dass Sie in den letzten beiden Wochen nicht mehr Energie gesehen haben als vorher?
[160] S.: Ähh, nicht gerade viel, aber sie hat ja auch Anämie, und dann das neugeborene Baby und der ganze Stress, den das mit sich bringt, aber ...
SdS: Mm hm.
S.:   ... sie bemüht sich jetzt wirklich sehr.
SdS: Mm hm.
S.:   Und deshalb ...
[165] SdS: Mm hm. Mm hm. O. K., und, also, wie ist Ihre Beteiligung daran zustande gekommen?
S.:   Sie war als Klientin in unserer Ambulanz, und die haben sie in unser Programm gebracht, das ist eine Tagesklinik für Kokain...
SdS: Mm hm.
S.:   ...abhängige junge Frauen und Mehrfach-Abhängige, und sie hat einfach nicht gegessen, hat sich nicht verbessert, trotzdem, na ja, sie hatte das Trinken ein ganzes Stück eingeschränkt.
SdS: Mm hm.
[170] S.: Aber wir haben uns wirklich Sorgen um sie gemacht, weil sie sich und das Baby so hat verhungern lassen und ...
SdS: Mm hm.
S.:   Ihr Behandlungsplan war also, dass sie was isst.
SdS: Mm hm.

S.: Dass sie Sachen isst, die sie sich aussucht, und ...
[175] SdS: Mm hm.
S.: ... wenn sie konnte, aber sie musste jeden Tag essen. Irgendwas.
SdS: Mm hm.
S.: Jeden Tag eine Sache.
SdS: Mm hm.
[180] S.: Und damit hat sie sich sehr viel Mühe gegeben.
SdS: Mm hm. O. K.
S.: Aber dann sagt sie, sie übergibt sich, und das wusste ich nicht.
SdS: O. K., also ...
S.: Und wo mir das bewusst geworden ist, das war, als sie neulich einen Rückfall hatte mit 24 Bieren, und ich habe gesagt: »Wie können Sie bloß 24 Biere runterkriegen?« Und sie hat gesagt: »Ich kotze sie wieder aus.«
[185] SdS: Mm hm.
S.: Also habe ich gesagt, also, wir müssen uns das mal ansehen.
SdS: Mm hm. O. K.
S.: Sie möchte, dass ich als Unterstützung mit hier bin.
K.: Ich möchte, dass sie hier ist, weil ich Angst habe.
[190] SdS: Wovor?
K.: Alleine hier zu sein.
SdS: Warum?
S.: [lacht]
K.: Habe ich halt.
[195] SdS: Ähh, Sie haben, nun, ... Angst wovor?
K.: Alleine hier zu sein. Warum habe ich Angst, alleine hier zu sein?
SdS: Ja.
K.: Ich weiß nicht.
SdS: Wovor haben Sie Angst?
[200] K.: Ich weiß nicht.
SdS: Das kann ich nicht nachvollziehen.
K.: Ich weiß. [lacht] Das klingt komisch, dass ich Angst habe, alleine zu sein, ich weiß nicht, wovor ich Angst habe, ich habe bloß Angst, alleine hier zu sein. Ich weiß nicht, ich habe Angst davor, was Ihr Leute sagen könntet, ich weiß nicht, das Ergebnis oder so was.
SdS: Hmm.
K.: Ich weiß nicht. Ich glaube, das ist es.
[205] SdS: Na o. k. Also, ähh, ...
S.: Wenn Sie erst mal zugeben, dass Sie Angst haben, halten Sie sich an Ihre Verabredungen.
K.: Das habe ich gemerkt. Vielleicht weil es was Neues ist, dass ich deshalb Angst habe.
SdS: Und ...

Teil II

K.: Weil ich noch nie hier war.
[210] SdS: Ja, o. k., das kann ich jedenfalls nachvollziehen. Ja. Und, ähh, sehen wir mal. [Pause] Gut, ich habe eine komische Frage für Sie.

Bis zu diesem Punkt der Sitzung wurde die Klientin von Minute zu Minute immer unruhiger, das gipfelte schließlich darin, dass sie ihren Schoß als Trommel benutzte, die sie mit beiden Händen spielte. Gleichzeitig mit meinen Worten »eine komische Frage« endete jegliches unruhige Verhalten der Klientin.

[211] K.: O. K.
SdS: O. K.?
K.: Mm hm.

Den Tag nach dem Wunder konstruieren

Bis hierhin haben sich Klientin, Sozialarbeiterin und ich an einem Zielfokussierten Sprachspiel beteiligt. Dieses hat sich um die Vorstellungen der Sozialarbeiterin herum aufgebaut, worin das Problem besteht und was ihre auf das Problem bezogenen Ziele für die Klientin sind. Wir haben jetzt eine gewisse Vorstellung davon, was die Sozialarbeiterin will, aber von der Klientin wissen wir nur, was sie bezüglich dessen will, was die Sozialarbeiterin als das Problem betrachtet.

Bei Einheit 210 fange ich an, zu einem lösungsorientierten Sprachspiel überzuschwenken, und versuche, der Klientin zu helfen, herauszufinden, was sie sich von dieser Therapie wünscht. Es stellt sich heraus, dass sie mehr will, als nur die Ziele zu erfüllen, die die Sozialarbeiterin für sie hat.

Zumindest für diese Sitzung ist der Unterschied zwischen Zielen und Lösung klar. Ziele sind das, was die Klientin *bezüglich* des Problems von der Therapie will, wogegen Lösungen das sind, was die Klientin *unabhängig* vom Problem von der Therapie will.

[214] SdS: Ja, eigentlich ist die für Sie beide, aber Sie sind zuerst dran. Stellen Sie sich vor, dass Sie in einer der kommenden Nächte, vielleicht heute Nacht, jedenfalls in einer der kommenden Nächte, dass sie schlafen gehen, und während Sie schlafen, geschieht ein Wunder. O. K.?
[215] K.: Mm hm.
SdS: Und die Probleme, die sie [die Sozialarbeiterin] veranlasst haben ... die sie veranlasst haben, Sie hierher zu bringen, sind verschwunden. [Schnippt mit den Fingern] Einfach so. O. K.?

K.: Mm hm.
SdS: Aber Sie können das nicht wissen, weil das geschehen ist, während Sie geschlafen haben.
K.: O. K.
[220] SdS: Wenn Sie dann am nächsten Morgen aufwachen, im Laufe dieses Tages, wie werden Sie entdecken, dass ein Wunder geschehen ist?
K.: Weil ich aufstehen und Frühstück machen würde ...
SdS: Mm hm.
K.: ... und essen würde ...
SdS: Mm hm.
[225] K.: ... mit meinen Kindern, und es drin behalten würde.
SdS: Mm hm. Was würden Sie essen?
K.: Was ich essen würde?
SdS: Mm hm.
K.: Gekochte ... zwei hartgekochte Eier, Schinken und Toast wahrscheinlich.
[230] SdS: Mm hm.
K.: Und ein Glas Saft.
SdS: Mm hm. Und Sie würden es drin behalten.
K.: Ja.

Je mehr Details über ihr normales Essen, umso besser, da diese Details den Charakter von »Tatsachen« bekommen können.

[234] SdS: Mm hm. O. K. Und danach, was ... was wäre sonst noch anders? Welche Zeichen gäbe es sonst noch für Sie?
[235] K.: Ich wäre in meinem eigenen Haus. Ich würde nicht bei meiner Mutter bleiben.
SdS: Mm hm.
K.: Ich hätte ein wunderschönes türkisfarbenes Auto.
SdS: O. K. Mm hm.
K.: Ich meine, ich wäre einfach ein glücklicherer Mensch.
[240] SdS: Mm hm. Wie würde sich das zeigen? Was würden Sie tun, was Sie jetzt nicht tun?
K.: Ich wäre unterwegs zur Arbeit.
SdS: Mm hm.
K.: Ähm.
SdS: Irgendeine bestimmte Art von Arbeit?
[245] K.: Eine Sekretärin, Textverarbeitung heißt das ja heute, die aufsteigt und immer besser wird.
SdS: Mm hm.
K.: Ähm, ich wäre einfach rundherum ein glücklicher ... ein anderer Mensch.
SdS: Mm hm. Wie ...
K.: Ich hätte keine Probleme mit dem Essen. Ich würde nicht auf mein Gewicht achten.

[250] SdS: Mm hm.
K.: Wir wären eine einzige glückliche Familie. Ich und meine Kinder ...
SdS: Mm hm.
K.: ... und mein Freund.
SdS: Mm hm. Wie, wenn Ihre Kinder uns das erzählen könnten, wie würden die entdecken, dass dieses Wunder geschehen ist?
[255] K.: Weil ich lächelnd aufwachen würde und nicht brüllend.
SdS: Mm hm. O. K. Was könnten die sonst noch bemerken?
K.: Hmm. Dass ich was esse, dass ich es nicht einfach wegschiebe.
SdS: O. K.
K.: Mmm. Und ich würde mir mehr Zeit nehmen, mit ihnen zu spielen, und nicht nur meinem Ältesten beim Lernen helfen.
[260] SdS: Mm hm.
K.: Es würde ihm auch Zeit für sich selbst geben.
SdS: Mm hm. O. K ... Was noch?
K.: Ich glaube, das ist es.
SdS: O. K. Und wie würde Ihr Freund entdecken, dass dieses Wunder geschehen ist?
[265] K.: Er würde sehen, dass ich esse und dass ich nicht trinke.
SdS: Mm hm.
K.: Ich würde nicht mal Zigaretten rauchen.
SdS: Mm hm.
K.: Gott! [lacht]
Hat sie sich mit diesem Teil des Wunderbildes selbst überrascht?
[270] S.: [lacht]
K.: Ich würde, ähm, kein Marihuana rauchen.
SdS: Mm hm.
K.: Ich hätte meinen Lappen.
SdS: Ihren Lappen?
[275] K.: Das wäre 'ne Überraschung für ihn. Ja.
SdS: Was ...?
K.: Meinen Führerschein.
SdS: Ihren Führerschein. Ach so.
K.: Das würde ihn echt überraschen.
[280] SdS: Mm hm.
K.: Ähm, ich könnte nein zu ihm sagen, ohne mich schuldig zu fühlen. [lacht] Nein zu ihm sagen, ohne mich dabei schlecht zu fühlen.
SdS: Mm hm. O. K. Und irgendwas Bestimmtes, auf das Sie da anspielen?
K.: Nein. Einfach nein sagen.
SdS: Mm hm.
[285] K.: Ich sage nicht gerne nein zu ihm. Eigentlich sage ich auch zu den Jungs nicht gerne nein, aber manchmal muss ich.

SdS: Mm hm. Darin sind Sie gegenüber den Kindern besser als ihm gegenüber?
K.: Ja, weil die mich nicht so angucken können, dass ich mich gleich schlecht fühle.
SdS: Mm hm. O. K., Sie würden also manchmal nein zu ihm sagen. Was würde ... was würde er sonst noch bemerken?
K.: Dass ich glücklicher wäre.
[290] SdS: Mm hm.
K.: Ich würde mehr lachen.
SdS: Mehr lachen.
K.: Und ich würde nicht so leicht depressiv werden. Ich würde auch nicht zulassen, dass andere mich so leicht nerven, wie ich das jetzt tue.
SdS: Wie meinen Sie das? Was würden Sie stattdessen tun?
[295] K.: Ich würde mitlachen.
SdS: Mm hm.
K.: Auch wenn ich es wahrscheinlich hassen ... oh, das ist ja das Wunder, nein, ich würde es nicht hassen, ich würde einfach mit den anderen mitlachen.
SdS: Mm hm. Aber vielleicht würden Sie es trotzdem noch hassen?
K.: Nein.
[300] SdS: Nein.
K.: Ich werde es noch nicht mal hassen. Das ist ein Wunder.
SdS: Mm hm.
K.: Ich muss es auch so aussehen lassen.
SdS: O. K.
[305] K.: Ääh. Aber er würde wirklich wissen, dass ich glücklich bin, wenn ich das machen könnte, was ich ...
SdS: Mm hm.
K.: ... aus meinem Leben machen will. Frei und ohne mich um finanzielle Probleme zu sorgen. Ähm, Essen, Kleidung, ich meine, das kriegen zu können, was ich brauche.
SdS: Mm hm.
K.: Und wenn ich was brauche, hätte ich ... er würde auch merken, dass ich keine Probleme hätte, danach zu fragen.
[310] SdS: O. K. Das hatte sich also verändert?
K.: Oh ja, er wird schon merken, dass da was nicht stimmt oder dass sich da was verändert hat.
SdS: Es hat sich auf jeden Fall etwas verändert. Ja. Mm hm. O. K.
K.: Und das war's.
SdS: O. K.
[315] K.: Ooh, noch etwas. Nein, nein.
SdS: Ja? Sprechen Sie weiter.
K.: Nein, nein, nein, nein.

S: Nein?
SdS: Nein? O. K. In Ordnung.
[320] K.: Sie verstehen.
SdS: Zu privat und zu persönlich. O. K. Erwischt. Woran würde Ihre Mutter es merken?
K.: Wie meine Mutter das merken würde?
SdS: Mm hm.
K.: Sie und ich, wir würden miteinander reden.
[325] SdS: Mm hm.
K.: Wir würden miteinander klarkommen.
SdS: Was wäre für sie das erste Zeichen dafür, dass dieses Wunder geschehen ist. Das Erste, was sie bemerken würde?
K.: Ich würde etwas zu ihr sagen, und sie würde es nicht kritisieren, sie würde wirklich versuchen zuzuhören.
SdS: Mm hm.
[330] K.: Und wenn sie das getan hat, dann würde ich mich nicht so mies fühlen, dann würde ich nicht heulen. Wir würden richtig miteinander reden. Wir würden uns nicht bloß ein Mischmasch von Signalen an den Kopf werfen.
SdS: Mm hm. O. K. O. K. Äh gut, wie würde sie [zeigt auf S.] das bemerken?
K.: Wie sie das bemerken würde?
SdS: Mm hm. Ohne dass Sie es ihr sagen. Wie würden Sie ... wie würde Sie das bemerken?
K.: Sie würde es einfach merken. [lacht]   Sie merkt alles immer einfach so. Ähm.
[335] SdS: Welche Signale von Ihnen würde sie empfangen? Wie würde sie das bemerken?
K.: An allem, was passiert. Alles mit meiner Mutter, Mike und den Kindern. Sie würde es mitkriegen.
SdS: Mm hm.
K.: Ich hätte ein Ziel vor Augen.
SdS: Mm hm.
[340] K.: Wäre nicht depressiv. Ich wäre von Drogen, Alkohol und Zigaretten völlig runter.
S.: Mmm.
K.: Ich würde wahrscheinlich ... [lacht] ähm, nein, ich würde nicht jeden Tag kochen.
S.: [lacht]
SdS: Nicht jeden Tag.
[345] K.: Das ist schon kein Wunder mehr.
S.: [lacht]
K.: Das ist mehr als ein Wunder.
SdS: [Lachend] O. K. An wie vielen Tagen würden Sie kochen?

K.: O. K., o. k., o. k., an fünf.
[350] SdS: An fünf. Mm hm.
K.: Nein, freitags und samstags nicht und Mittwoch abends auch nicht, ich würde also an vier Tagen kochen.
SdS: Mm hm. O. K. Sie würden also an vier Tagen kochen. Das wäre ein wirklich starkes Signal.
K.: Ich könnte besser mit meinem Geld umgehen.
SdS: Mm hm.
[355] K.: Ähm ... ich wäre bei allen meinen Verabredungen pünktlich, so wie früher.
SdS: Mm hm.
K.: Und ich wäre in der Lage, die Schule zu Ende zu machen und arbeiten zu gehen. Und ich könnte mit meiner Behandlung, mit den Kindern und mit Essen umgehen, und ich würde einfach eine Reihe von Dingen am Tag geregelt kriegen.
SdS: Mm hm.
K.: Und würde damit klarkommen.
[360] SdS: Mm hm. Mm hm. O. K.
K.: Und ich werde von den Drogen runter sein, ich werde mich selbst kontrollieren.
S.: Sie meinen die Medikamente?
SdS: Die Medis?
K.: Ja. Mm hm. Ja.
[365] SdS: Oh, O. K.
K.: Ich wäre von den Medis runter.
SdS: O. K., noch etwas anderes?
K.: Nein.
SdS: O. K.
[370] K.: Sonst fällt mir nichts mehr ein.
SdS: Gut, sagen Sie Bescheid, wenn Ihnen doch noch was einfällt.

Die Antwort der Klientin auf die Wunderfrage und ihre Beschreibung dessen, wie sie und die Menschen in ihrer Umgebung davon betroffen wären, ist sehr reichhaltig und detailliert, insbesondere wenn man berücksichtigt, dass sie von ihrer Sozialarbeiterin mitgebracht worden ist. Bis Zeile 235 dreht sich das ganze Gespräch um die Probleme, die die Sozialarbeiterin sieht. Die Ziele sind daher bis hierhin ihre Ziele und nicht die der Klientin. Das Bild, das die Klientin vom Tag nach dem Wunder zeichnet, umfasst weitaus mehr, als nur normal zu essen. An dieser Stelle wird mir immer klarer, dass die Klientin etwas für sich selbst will (eine Lösung) und nicht nur in meiner Praxis ist, weil sie sich die Sozialarbeiterin vom Hals schaffen will (ein Ziel).

[Fortsetzung 371] Wie ist das mit Ihnen? Was meinen Sie, wie Sie das entdecken würden?
S.: Ich müsste ihr nicht mehr diese Routinefragen stellen: »Haben Sie Ihre Medikamente genommen?«
K.: »Haben Sie gegessen?«
S.: »Haben Sie gegessen? Was haben Sie gegessen?«
[375] SdS: Wie kommt das? Was wäre ... wie würden Sie es entdecken? Dass Sie diese Fragen nicht mehr stellen müssen?
S.: Wahrscheinlich würde ich bemerken, dass sie sich anders verhält.
SdS: Mm hm.
S.: Sie würde reinkommen und vielleicht wie jede andere in die Küche gehen und was zu essen machen, und wir würden ihr nicht applaudieren [klatscht], es wäre einfach eine ganz normale Sache. Nichts Besonderes.
SdS: Mm hm.
[380] S.: Vielleicht würde sie sogar sagen, dass sie gerne isst und dass sie dieses oder jenes gekocht hat.
SdS: Mm hm.
S: Sie bekommt richtig Spaß am Kochen.
SdS: Mm hm. Gibt es irgendetwas, was sie tun würde, was sie jetzt nicht tut, was ein sehr klares Zeichen wäre, sagen wir mal, wenn Sie sie einfach zufällig auf der Straße treffen würden? Oder in irgendeiner anderen Umgebung?
S.: Ich würde sie so gerne mal in einem Restaurant sehen! [lacht]
[385] SdS: O. K.
S.: Und ich würde, äh, ohne dass man groß toll sagen müsste, verstehen Sie.
SdS: O. K. Es wäre für Sie also mit Sicherheit ein Zeichen, wenn Sie ihr zufällig in einem Restaurant über den Weg laufen würden.
S.: Und wenn es aussieht, als würde sie sich da wohlfühlen und nicht mit ihrem Essen rumspielen, sondern ...
SdS: Mm hm.
[390] S: Und vielleicht säße sie ja mit ihrer Mutter da ... beim Mittagessen.
SdS: O. K. O. K.
K.: Das ist ein Wunder!
S.: [lacht]
SdS: Das wäre ein Wunder?
[395] S.: Das wäre ein Wunder.
SdS: Mm hm. O. K. O. K. Und äh, was ist mit Ihren Freunden? Wie würden die es merken? Wie würden die entdecken, dass ein Wunder geschehen ist?
K.: Freunde? Hmmmm. Wie würden meine Freunde merken, dass ein Wunder geschehen ist? Ich würde nicht würgen, wenn sie Essen erwähnen.

SdS: Mm hm.
K.: Ähm. Wenn alle anderen Vorschläge fürs Mittagessen machen, würde ich auch welche machen.
[400] SdS: Mm hm. O. K.
K.: Und ich würde essen. Ich würde mit ihnen essen.
SdS: Und äh ...
K.: Ich werde ihnen erzählen, dass ich nichts mehr mit Sex am Hut habe. Und ihnen wird klar sein, dass das ein Wunder ist. [lacht]
SdS: Aha. O. K.
[405] K.: Oh Gott.
SdS: O. K.
K.: Oh Gott.
S.: [lacht]
SdS: Wenn Sie das irgendjemandem, Ihren Freunden, erzählen würden, würden die wissen, dass mit Ihnen etwas geschehen ist?
[410] K.: Ja.
SdS: Mm hm. O. K.
K.: Na ja, zwei oder drei von ihnen.
SdS: Mm hm.
K.: Der Rest von ihnen würde wahrscheinlich sagen, ich lüge. [lacht]

Eine »Skala der Fortschritte« erfinden

[415] SdS: O. K. Gut, lassen Sie uns mal sehen, o. k. Ich glaube, ich mache das so. Nur um mir ein Bild davon machen zu können. Äh, eine Skala, hmm, von 0 bis 10.
K.: Mm hm.
SdS: Wobei 10 für dieses ganze Paket steht. Dafür, wie es am Tag nach dem Wunder ist. Dafür steht die 10.
K.: Warten Sie mal. Sagen Sie das bitte noch mal.
SdS: 10 steht für dieses ganze Paket von Dingen, über die Sie gesprochen haben.
[420] K.: Der Wundertag?
SdS: Der Tag nach dem Wunder, genau.
K.: O. K.
SdS: Und 0 steht für, oh, ich weiß nicht, als es am schlimmsten war?
K.: O. K.
[425] SdS: Was würden Sie sagen, wo Sie heute stehen? [Wendet sich an S] Was würden Sie sagen, wo sie ist? Ändern Sie nicht Ihre Meinung. Wo würden Sie sagen, waren Sie heute zwischen 0 und 10?
K.: 10 ist der Tag nach dem Wunder?
SdS: Mm hm.
K.: Null ist das Schlimmste?
SdS: Mm hm.

[430] K.: Ähm, heute, würde ich sagen, bin ich ungefähr bei 3.
SdS: Ungefähr bei 3.
K.: Vermute ich.
SdS: O. K. Wie gut stimmt das überein?
S: Fünf.

Es hat also eine gewisse Verbesserung gegeben, seit es am schlimmsten war. Interessanter- und verwirrenderweise sieht die Sozialarbeiterin eine stärkere Verbesserung als die Klientin. Und dennoch ist sie diejenige, die die Klientin gebracht hat!

[435] SdS: Sie geben eine 5. O. K. O. K. Und was halten Sie davon, dass ... sie 5 sagt ...
K.: Mm hm.
SdS: ... und Sie 3 sagen. Was meinen Sie, was sie sieht, was Sie nicht sehen? Wie kommt es, dass sie 5 sagt?
K.: Sarkasmus, ich weiß nicht.
S.: [lacht]
[440] K.: Was sehen Sie da? Zeigen Sie es mir.
SdS: Ja, was sieht sie?
K.: Ähm. Vielleicht weil ich mich besser fühle, jetzt wo ich hier bin.
SdS: Mm hm.
K.: Ich bin nicht so nervös.
[445] SdS: Mm hm.
K.: Ähm, ich weiß nicht, was sehen Sie denn?
SdS: Aber hat Sie das überrascht, dass sie zwei Punkte mehr gesagt hat als Sie?
K.: Nein.
SdS: Nein?
[450] K.: Sie sieht mich immer anders, als ich mich selbst sehe.
SdS: Oh, o. k.
K.: Da ist nichts Besonderes oder Ungewöhnliches dran.
SdS: Mm hm. O. K. Ich glaube, es hat mich einfach irgendwie überrascht ...
K.: Wahrscheinlich weil ich auch lache, schätze ich.
[455] SdS: Mm hm. Mm hm. Es hat mich irgendwie überrascht.
K.: Wenn man bedenkt, dass mein Tag ziemlich beschissen war oder dass meine Woche ziemlich beschissen war, an bestimmten Punkten. Vermute ich, ja.
SdS: Und was würde, inwiefern müsste sich etwas verändern, damit Sie 5 gesagt hätten?
K.: Wenn der Arzt mir nicht gesagt hätte, ich müsste mich mehr hinsetzen.

SdS: Mm hm. O. K.
[460] K.: Und andere nicht versuchen würden, mir das aufzuzwingen.
SdS: Mm hm.
K.: Weil ich das vor allem überhaupt nicht schaffen kann, weil das tierisch schwer ist.
SdS: Ja. Mm hm. Und wie würden Sie das bemerken, wenn Sie bei 5 wären?
K.: Ich würde hier nicht ewig die ganze beschissene Gegend vollkotzen.
[465] SdS: O. K.
K.: Das ist was, was total eklig ist.
S.: Mm hm.
K.: Ich habe das satt.
SdS: O. K. Was noch?
[470] K.: Das, das würde reichen.
SdS: O. K.
K.: Das alleine würde schon reichen.
SdS: Mm hm. Und was muss passieren, damit das passiert?
K.: Ich muss tun, was mein Arzt mir sagt.
[475] SdS: Mm hm.
K.: Es leicht nehmen.
SdS: Mm hm. Und das ist nicht leicht für Sie. Das leicht zu nehmen.
K.: Nein.
SdS: Es fällt Ihnen schwer, das leicht zu nehmen.
[480] K.: Ja.
SdS: Mm hm.
K.: Es fällt mir schwer, einfach nur dazusitzen und gar nichts zu tun.
SdS: Mm hm.
K.: Oder den ganzen beschissenen Tag lang zu schlafen.
[485] SdS: Mm hm.
K.: Ich meine, ich bin bestimmt nicht der aktivste Mensch auf der Welt, aber trotzdem gibt es Dinge, die ich lieber selber tue, als andere darum zu bitten, sie für mich zu tun. Das ist es im Grunde.
SdS: Mm hm. Mm hm. Und wenn Sie dann den Anweisungen Ihres Arztes Folge leisten würden, ...
K.: Ja.
SdS: ... wie lange würde es dauern, dieses Problem zu lösen?
[490] K.: Wahrscheinlich nicht lange.
SdS: Nicht lange?
K.: Wahrscheinlich nicht.
SdS: Mm hm.
K.: Wenn ich es auf meine Weise mache, scheint das ewig zu dauern.
[495] SdS: Mm hm. Gut ... was müssen Sie also tun?
K.: Dem folgen, was er sagt.

SdS: Wie können Sie, was brauchen Sie, um sich selbst dahin zu bekommen, das zu tun?
K.: Meine Schuhe verstecken vielleicht? Ich weiß nicht.
S.: Hmmm ...
[500] K.: Ich, ich, ich weiß nicht, das ist keine wirkliche Lösung, weil ich auch auf Socken gehen würde, glauben Sie mir.
S.: O Gott!
SdS: Oh, dann muss sie die Schuhe und die Socken verstecken.
K.: Ich gehe auch barfuss, kein Problem. Mich irgendwo einschließen, vermutlich. Das ist im Grunde der Punkt. Und darauf achten, dass die Fenster verriegelt sind, weil ich sonst vielleicht rausklettern könnte.
SdS: Mm hm.
[505] K.: Das ist es im Grunde. Ich meine, es gibt keinen brauchbaren Weg, dass ich einfach sitzen bleibe.
SdS: Solange Sie sich nicht entscheiden, ...
K.: Oder, oder ...
SdS: ... es von selbst zu tun.
K.: ... alles um mich herum so in Ordnung zu bringen, dass ich damit zufrieden bin.
[510] SdS: Mm hm.
K.: Dann könnte ich mich irgendwie hinsetzen und entspannen.
SdS: O. K., was bräuchten Sie, damit Sie dahin kämen, das zu tun?
K.: Na ja, meine Kinder müssten schlafen, die Wäsche müsste gebügelt und gewaschen sein.
SdS: Mm hm.
[515] K.: Die Schlafzimmer müssen sauber sein, mein Schlafzimmer muss sauber sein, die Küche muss sauber sein. Ich meine, das ganze Haus, alles muss einfach sauber sein.
SdS: Mm hm.
K.: Alles muss in meinen Augen zufriedenstellend sein.
SdS: Mm hm.
K.: Was meine Erwartungen angeht, und vielleicht fliehe ich dann immer noch vor einem schmutzigen Glas. Ich weiß nicht.
[520] SdS: Mm hm.
K.: Ich bezweifle das, aber sagen wir mal, ich würde es machen.
SdS: Mm hm.
K.: Sagen wir jetzt einfach mal, ich würde es machen.
SdS: Mm hm. Aber Sie sind sich ziemlich sicher, dass Sie es nicht machen würden.
[525] K.: Ich weiß, ich würde es nicht machen.
SdS: So was habe ich mir gedacht, ja.
K.: Es fällt mir einfach schwer.
SdS: Was werden Sie also tun?

K.: Ich ... ich weiß nicht? Ich, vielleicht spiele ich heute Abend mit meinem Sohn. Ich weiß nicht.
[530] SdS: Mm hm.
K.: Ja, das werde ich tun, ich helfe ihm, ...
SdS: Mm hm.
K.: ... seinen Namen zu schreiben.
SdS: Mm hm.
[535] K.: So lange, wie das eben dauert.
SdS: Hm hm. Aber was wollen Sie wegen dieses Kotzproblems unternehmen?
K.: Ich kann es nicht, [lacht] ich kann das nicht ändern. Ich muss damit einfach zurechtkommen.
SdS: Wie?
K.: Wenn ich, wenn ich mich so entspanne, wie er gesagt hat, dann sollte sich das von alleine lösen.
[540] SdS: Mm hm. Aber dazu müssen Sie sich selbst erst mal bringen.
K.: Ich möchte heute Abend mit meinem Sohn üben, seinen Namen zu schreiben. Ich helfe ihm zu lernen, wie er seinen Namen schreibt.
SdS: Mm hm.
K.: Aber das ist das, was er diesen Monat in der Schule lernt, und ...
SdS: Richtig.
[545] K.: Ich schätze, wir könnten da etwas mehr tun. Und uns mehr Kinderkassetten anhören.
SdS: Mm hm.
K.: Und Geschichten lesen.
SdS: Mm hm.
K.: Und dann, wenn sie Abendbrot gegessen haben, spielen wir was, aber ich, ich werde nicht, ich werde es versuchen, ich sage nicht, dass ich mich heute Abend auf jeden Fall entspannen werde, ich werde es versuchen.

Eine »Skala des Entspannungserfolges« erfinden

[550] SdS: O. K. Auf einer Skala von 0 bis 10, mit der 10, dass Sie darauf wetten würden, dass Sie es schaffen, sich heute Abend zu entspannen, und mit der 0, dass Sie es nicht schaffen, dass es nicht den Hauch einer Chance gibt.
K.: Äh ... 2.
SdS: 2.
K.: 2. Das heißt, ich, ich werde, ich werde mir wirklich Mühe geben.
SdS: Mm hm.
[555] K.: Ich meine, ich werde mir wirklich sehr viel Mühe geben. Es ist schwer. Es ist schon schwer, nur daran zu denken.

SdS: Mm hm, mm hm, mm hm.
K.: Gott.
SdS: O. K. Ich habe noch zwei weitere Fragen, bevor ich mit meinem Team spreche. Ähm, wann haben Sie das letzte Mal drei Mahlzeiten an einem Tag eingenommen und sie drin behalten, an einem Tag?
K.: 1989.
[560] SdS: Mm hm. Mm hm. O. K.
K.: Das war das letzte Mal, als ich vernünftig gegessen habe.
SdS: Drei Mahlzeiten, ja, o. k. Und wann haben Sie das letzte Mal einmal am Tag vernünftig gegessen und es drin behalten?
K.: Heute.
SdS: Heute?
[565] S.: Hmm.
SdS: Wie haben Sie das geschafft?
K.: Weil ich es nicht wegschmeißen wollte.
SdS: Mm hm.
K.: Weil mein Freund da war.
[570] SdS: Mm hm.
K.: Nein, ich habe es nicht wieder ausgekotzt, weil er da war, und ich habe es nicht weggeschmissen, wegen dem Menschen, der es für mich gekauft hat.
SdS: Mm hm. Wie haben Sie das geschafft?
K.: Er lässt mich nicht ins Bad gehen, nachdem ich was gegessen habe. Es war also gezwungenermaßen.
SdS: Mm hm. Mm hm. Mm hm. Und also wie, was haben Sie gegessen?
[575] K.: Ein Sandwich.
SdS: Was für eins?
K.: Schinken und Käse.
SdS: Mm hm. Mm hm. O. K. Und ist Ihr Freund immer so, äh, einflussreich?
K.: Seit er diese Woche mit zu meiner Therapiestunde bei S gekommen ist, ja.
[580] SdS: Mm hm.
K.: Ja.
SdS: Mm hm. Mm hm.
K.: Oh, Mann.
S.: [lacht]
[585] K.: Seit Dienstag ist er so. [Zu S] Sie haben da ein Monster erschaffen.
SdS: Was würde er sagen, wo Sie stehen? Sie haben gesagt bei 3, sie hat gesagt bei 5. Was würde er sagen, wo Sie sind?
K.: Auf der Skala? Er würde ihr wahrscheinlich zustimmen.
SdS: Er würde ihr zustimmen. O. K. Und nachdem Sie also dieses Sandwich gegessen haben, ...

K.: Habe ich mich beschissen gefühlt.
[590] SdS: ... haben Sie dann, ja und, und er hat Sie nicht gelassen, oder Sie haben nicht, weil er da war, wie es auch war.
K.: Er hat mich nicht ins Bad gehen lassen.
SdS: Aah ... und Sie haben gesagt, Sie haben sich da irgendwie schlecht gefühlt, haben Sie gesagt? Sie haben das Sandwich nicht gemocht?
K.: Es war mir nicht recht, dass es in mir war, nein.
SdS: O. K. Und wie lange haben Sie gebraucht, um über dieses Gefühl wegzukommen?
[595] K.: Ich glaube, bis es vollständig verdaut war.
SdS: Wie lange ungefähr?
K.: Ich weiß nicht.
SdS: Wann haben Sie denn ... wie?
K.: Ich habe mich hingelegt. Ich konnte es nicht loswerden, also habe ich mich hingelegt und bin schlafen gegangen.
[600] SdS: Mm hm. Mm hm. O. K. O. K. Und wie lange waren Sie, haben Sie geschlafen, meinen Sie?
K.: Ungefähr zwei Stunden.

Eine »Skala des Tuns« erfinden

[602] SdS: Ungefähr zwei Stunden. O. K. Gut, ich glaube, wir nehmen noch mal eine von diesen, noch eine von diesen 0 bis 10, o. k.?
K.: Mm hm.
SdS: Und dann gehe ich kurz raus. Äh, 10 steht dafür, ... dass Sie verdammt noch mal fast alles tun würden, was wir Ihnen vorschlagen könnten, um näher an die 10 zu kommen. Und 0 steht für, na ja, das Gegenteil davon?
[605] K.: [lacht] O. K.
SdS: Was würden Sie sagen, wo Sie sich befinden, zwischen 0 und 10?
K.: Jetzt im Moment?
SdS: Mm hm. Heute. Jetzt gerade.
K.: [Pause] Ungefähr bei 10, weil ich das lösen will, wovon sie meint, dass es ein Problem ist.
[610] SdS: Sie wollen sie sich also vom Hals schaffen.
S.: [lacht]
K.: Im Grunde genommen, ja.
SdS: O. K. Ich bin in, äh, fünf bis zehn Minuten wieder da.

Nach der Pause

Bedeutet die 10 der Klientin, dass sie alles tun wird, um zu ihrer eigenen 10 zu gelangen, um das zu bekommen, was sie will? Oder bedeutet sie, dass sie alles tun wird, um sich die Sozialarbeiterin vom Hals zu schaffen? Ist das das Gleiche, oder ist das etwas anderes? Vor den Einheiten 602–612 hatte die Klientin 38 Möglichkeiten aufgelistet, wie sie, ihre Kinder, ihre Mutter, ihre Freunde und ihr Freund bemerken würden, dass das Wunder geschehen ist. In den Einheiten 602–613 behauptet sie allerdings, ihr Hauptanliegen bleibe, sich die Sozialarbeiterin vom Hals zu schaffen. Die Frage bleibt offen: Wer ist die Klientin?

Die Klientin stuft sich auf dem Weg zur 10 (die für den Tag nach dem Wunder steht) bei 3 ein. Und dass sie bei 5 ist, wird sie daran erkennen, dass sie entspannter ist, weil sie den Anweisungen ihres Arztes gefolgt ist und aufgehört hat, sich zu übergeben? Ich habe die Klientin bewusst nicht nach ihrer 4 gefragt, weil die 5 zu eng definiert ist und der Nutzen der Skala verloren geht, wenn eine Zahl zu eng definiert wird.

[614] SdS: O. K. Sind Sie so weit?
[615] K.: Ich bin so weit.
SdS: O. K. Das Team und ich, wir sind beeindruckt davon, wie gut Sie Ihr Bild von diesem Tag nach dem Wunder beschrieben haben, und von dem, was Sie dabei gesagt haben, was uns zeigt, dass Sie Ihren eigenen Kopf haben, Ihre eigenen Werte, und dass Sie wissen, was Sie wollen. Das ist sehr klar geworden.
K.: Ja.
SdS: Und dahin zu gelangen, könnte zumindest ein Stück harte Arbeit bedeuten. Vielleicht sogar ein ziemlich großes Stück.
K.: Ich weiß.
[620] SdS: Und wir sind uns nicht ganz sicher, wie Sie das anstellen werden, dahin zu gelangen. Aber wir glauben, dass es den Versuch wert ist und dass es sich lohnt, daran zu arbeiten, dahin zu kommen. Und deshalb, was wir Ihnen vorschlagen zu tun, von jetzt an bis zum nächsten Mal, wenn wir uns sehen, ist, dass Sie alles beobachten, was Sie tun und was sonst geschieht, was anfängt, Sie auf 4 hochzubringen, und was Sie dann auf 4 hochbringt. O. K.? Aber behalten Sie das für sich. Sie können es irgendwo aufschreiben oder so etwas, aber sagen Sie besonders S. nichts davon. O. K.? Wir wollen doch mal sehen, ob sie das mitkriegt, wenn Sie diese eine Stufe hochgekommen sind. O. K. Und das Team und ich sind sehr froh, dass Sie S. heute hier haben wollten, denn ihre Sicht weicht ein wenig von Ihrer ab und könnte sich als nützlich erweisen. Das Team und ich möchten Sie [die Klientin] wieder hierher einladen, und wir möchten Sie dazu einladen, sie [S.] wieder mitzubringen, wenn Sie kommen, und was wir tun wollen, ist folgendes: [Zur Klientin] Sobald Sie die 4 erreicht haben, rufen Sie an

und machen einen neuen Termin aus. Sobald Sie [S.] glauben, dass sie auf der Skala eine Stufe höher gekommen ist, rufen Sie an und machen den Termin aus. Je nachdem, wer zuerst kommt.
S.: Mmm.
SdS: Mal sehen, wer zuerst kommt.
K.: O. K. [lacht; zu S.] Sie müssen also in mir lesen.

Die Frage ist nun also nicht, ob die Klientin sich auf der Skala eine Stufe nach oben bewegen wird oder nicht, sondern lediglich, wer es zuerst bemerken wird, dass sie das getan hat. Bevor eine der beiden anrufen und einen Termin ausmachen kann, muss die Klientin sich also auf der Skala nach oben bewegen, und damit teile ich ihnen mit, dass ich völlig davon überzeugt bin, dass sie sich diese eine Stufe hochbewegt, und dass ich völlig davon überzeugt bin, dass entweder die eine oder die andere von beiden diese Verbesserung *als Erste* bemerken wird. Dieses als Erste zu bemerken, heißt natürlich nicht, dass die andere es nicht bemerkt hat, sondern nur, dass sie es als Zweite bemerkt hat.

Auf diese Weise können wir uns der Situation annähern, dass beide Frauen gleichzeitig Klientinnen sind, da sie beide daran interessiert zu sein scheinen, durch ihr Kommen das zu erreichen, was sie mit der Therapie erreichen wollen.

Natürlich wäre es mir lieber, wenn die Klientin es als Erste bemerken und als Erste anrufen würde. Für ihr Selbstwertgefühl wäre es besser, wenn sie selber ihre Verbesserung mir und der Sozialarbeiterin gegenüber bestätigen würde, als wenn die Sozialarbeiterin sie wieder höher einschätzen würde als sie sich selbst.

Obwohl wir die Klientin eingeladen haben wiederzukommen und gesagt haben, es sei in Ordnung, wenn sie auch die Sozialarbeiterin wieder mitbringen wolle, haben wir uns doch entschieden, das nächste Treffen offen zu lassen, um das Recht der Klientin auf eine eigene Entscheidung zu wahren. Es ist alles in allem nicht vollständig klar geworden, ob die Klientin eine Therapie machen oder sich nur die Sozialarbeiterin vom Hals schaffen möchte. Von Zeile 234 an bis zu Zeile 609 bekam ich immer mehr den Eindruck, dass sie auch selbst etwas wollte und nicht nur da war, um der Sozialarbeiterin einen Gefallen zu tun.

Ein paar Wochen später berichtete die Sozialarbeiterin, dass es einiges an Verbesserung gegeben habe und dass die Klientin sich mindestens um einen Punkt auf der Skala nach oben bewegt hätte. Die Sozialarbeiterin meinte, die Sitzung habe ihrer Arbeit mit der Klientin eine Richtung gegeben, und weder sie noch die Klientin hielten weitere Sitzungen für nötig.

Kapitel 14

Warte mal, das wäre ja ein Wunder!

»Aus der Vergangenheit kann man niemals die Zukunft planen.«
Edmund Burke

Bis Mitte der 1980er Jahre waren meine Kolleginnen und ich der Meinung, der Missbrauch von Alkohol und Drogen unterscheide sich in mancher Hinsicht von anderen menschlichen Problemen. Zum Teil lag dies wahrscheinlich daran, dass Kurztherapeutinnen nur relativ selten speziell von Klientinnen mit Problemen des »Missbrauchs« von Alkohol und/oder Drogen aufgesucht werden. Das weithin akzeptierte »Krankheitsmodell« (Fingarette 1988; Peele 1989) des Drogenmissbrauchs lässt die Betroffenen natürlich eher spezialisierte Hilfsangebote, wie z. B. die der Drogen- und Alkoholberatungsstellen, aufsuchen, anstatt sich Hilfe bei einer Generalistin zu suchen, die auf Kurztherapie spezialisiert ist.

Wir haben diese Sichtweise vor allem aus dem Grunde akzeptiert, weil Gregory Bateson (1972)[56] das Krankheitskonzept des Alkoholismus und die Anonymen Alkoholiker hervorhob. Bateson, dessen Denken über Systeme und Systemtheorie die Entwicklung der Familientherapie und der Kurztherapie maßgeblich beeinflusst hat, hat die Sichtweise der AA als systemisch »korrekt« beschrieben (Bateson 1972, S. 337). Nach Bateson gibt es für eine Alkoholikerin, die am Ende ist, keinen Ausweg mehr. Alle ihre Bemühungen haben ihr gezeigt, dass sie nicht nicht trinken kann, aber wenn sie am Ende ist, weiß sie, dass sie verrückt werden oder sterben wird, wenn sie weitertrinkt. Eine Alkoholikerin muss an diesem Punkt also notwendigerweise zwischen zwei »falschen« Alternativen wählen. Für Bateson und seine Kolleginnen ist die Situation einer Alkoholikerin am Ende ein Beispiel für die Art von Situationen, die sie als »double bind« bezeichnen (Bateson, Jackson, Haley, Weakland, 1956). Der einzige Ausweg aus dieser »double-bind«-Situation ist nach Bateson (1972) das, was die AA als »Kapitulation« bezeichnen.

---

56 Alkoholismus ist die einzige »Krankheit«, die Bateson in den vielen Jahren seiner Arbeit im Bereich der Psychiatrie als Forschungsgegenstand herausgegriffen hat (siehe Kapitel 5).

Das einzig Sinnvolle, was eine Therapeutin nach dieser Sichtweise tun konnte, war, die Klientinnen an die AA zu überweisen, weil diese »als Einzige«, wie Bateson es darstellte, »eine hervorragende Erfolgsbilanz in der Arbeit mit Alkoholikern haben« (S. 310). (Batesons Glaube an diesen sogenannten Erfolg basierte vollständig auf »Daten aus den Publikationen der Anonymen Alkoholiker«, S. 310.)

Batesons Standpunkt hängt natürlich völlig davon ab, dass es die von den AA definierte und von ihm aus der Literatur der AA herausgelesene Krankheit Alkoholismus gibt. Wenn man Alkoholismus in irgendeiner Weise anders definiert als die AA dies tun, wird Batesons gesamte Argumentation zumindest fragwürdig.

Eine Veränderung der Sichtweise

Dennoch haben hin und wieder im Laufe der Jahre und aus den verschiedensten Gründen einige Klientinnen mit Alkohol- und/oder Drogenproblemen auch Kurztherapeutinnen aufgesucht, die ihnen beim Umgang mit diesem Problem helfen sollten (einige Beispiele finden sich in de Shazer 1982, S. 50–64, 133–134). Wenn dies vorkam, sind wir auch mit diesen Fällen »so wie gewöhnlich« verfahren, und es stellte sich heraus, dass sich die Erfolgsquote bei Fällen von Alkohol- und Drogenmissbrauch nicht von der bei anderen Fällen unterschied. Wir betrachteten diese erfolgreichen Fälle als »Zufallstreffer« (und nicht als dem Alkoholismus gegenüberstehende Anomalien). Erfolge schrieben wir daher entweder (a) der Tatsache zu, dass die Klientin ein ungewöhnlicher Mensch sei, in der Lage, die Krankheit auf ungewöhnliche Weise zu überwinden, oder aber (b) einer Fehldiagnose, der Tatsache, dass die ursprüngliche Diagnose »Alkoholmissbrauch« falsch gewesen sei. Allerdings hat sich unsere Sichtweise in der Folgezeit dahingehend verändert, dass wir es nun für möglich halten, dass die Behandlung von Alkoholproblemen sich nicht von der Behandlung anderer Probleme unterscheidet, mit denen Klientinnen Kurztherapeutinnen aufsuchen. Auch wenn diese Fälle traditionell (innerhalb des Alkoholismusmodells) als Anomalien betrachtet werden mögen, werden sie in der Kurztherapie inzwischen als »business-as-usual« angesehen (Beispiele finden sich in Berg a. Miller 1993; de Shazer 1988, S. 132–138, 145–150, 152–159).

Diese Veränderung unserer Sichtweise begleitet die parallele Veränderung der Perspektive auf das gesamte Konzept des Alkoholismus in einem weiteren Kontext, die sich seit Jahren entwickelt. Es mag vielleicht überraschen, dass der Ursprung dieser Veränderung der Sichtweise in der Forschung zur Behandlung des Alkoholmissbrauchs liegt und dass sie sich vor allem auf die weitverbreitete Überzeugung auswirkt, Alkoholikerinnen seien permanent »nur ein Glas vom Suff entfernt«, der Alkoholmissbrauch beinhalte also einen Kontrollverlust.

> »Fast alles, was die amerikanische Öffentlichkeit für die wissenschaftliche Wahrheit über den Alkoholismus hält, ist falsch.«
> Herbert Fingarette (1988, S. 1).

Das Totenglöckchen für das Konzept des Alkoholismus läutete Davies (1962) mit seiner Arbeit über normales Trinkverhalten ehemals Alkoholabhängiger. Bis dahin war Alkoholismus als eine Krankheit betrachtet worden, die von einem mehr oder weniger einfachen und einheitlichen Konzept erfasst wurde. Völlige Abstinenz wurde, und wird auch heute noch, von vielen für die einzige Alkoholikerinnen offenstehende Alternative gehalten, weil sich während der Suchtphase »ein überwältigendes Bedürfnis, weiterzutrinken, sich mit allen Mitteln Alkohol zu beschaffen, sowie eine Abhängigkeit vom Alkohol« entwickelt (Davies 1962, S. 94). Seit Davies' (1962) Erfindung des normalen Trinkverhaltens ehemals Alkoholabhängiger war das Konzept des Alkoholismus für alle Zeit infrage gestellt und unterminiert: Wir müssen die Gültigkeit der folkloristischen Idee »einmal Alkoholikerin, immer Alkoholikerin« in Zweifel ziehen.

Aller Wahrscheinlichkeit nach hat es auch vor 1962 schon einige Klinikerinnen gegeben, die wussten, dass es hin und wieder Alkoholikerinnen gab, die wieder anfingen, Alkohol zu trinken, und zwar ohne die Probleme zu bekommen, die mit dem Alkoholismus verbunden bzw. Teil desselben sind. Allerdings wurden diese Ausnahmen vor Davies als Glückstreffer und/oder Zufälle abgetan, und/oder die Patientinnen wurden für »keine richtigen Alkoholikerinnen«, für falsch diagnostiziert gehalten. Als Glückstreffer, Zufälle und Beispiele von Fehldiagnosen wurden diese Fälle für trivial erklärt, für irrelevant, was den »Alkoholismus an sich« angeht. Auch Davies hätte seine Entdeckung dieser Fälle verschweigen können. Er entschied sich allerdings, über sie zu schreiben, und erfand, zumindest in diesem Sinne, das »normale Trinkverhalten« ehemaliger Alkoholikerinnen.

Da Alkoholismus lange Zeit als Krankheit betrachtet wurde und von vielen immer noch als eine solche betrachtet wird, bedurfte es eines allumfassenden Konzeptes, was mit sich brachte, dass alle anderen (nicht dem Standard entsprechenden) Sichtweisen des Alkoholismus an den Rand gedrängt, trivialisiert und bestenfalls als Ergänzungen betrachtet wurden, die folglich ignoriert werden konnten. Die Arbeiten von Davies (1962) und von Davies, Scott a. Malherbe (1969) waren ein gefährlicher Nachtrag zu dem Konzept, eine Randbemerkung, die den Text relativierte und ernsthaft infrage stellte.

Wenn einige »genesene« Alkoholikerinnen ein normales Trinkverhalten aufnehmen oder fortführen *konnten,* dann musste das als Möglichkeit in jedes Alkoholismuskonzept mit einbezogen werden. Auch wenn es sich dabei um Zufälle handeln sollte, wurden diese zufälligen Verläufe zu einer notwendigen Möglichkeit, solange es auch nur einer kleinen Minderheit von Klientinnen *möglich* war, ein normales Trinkverhalten zu zeigen. Der Alkoholismus bedurfte also der Neudefinition unter Einschluss der Möglichkeit, dass die Klientin in jedem einzelnen Fall in der Lage sein könnte, ein normales Trinkverhalten aufzunehmen oder fortzuführen.

Heather a. Robertson (1981) haben das Thema über eine Reihe von Studien hinweg verfolgt und sind zu folgendem Schluss gekommen:

> »Das Trinkverhalten von Alkoholikern unterliegt derselben Art von Umwelteinflüssen und ist nach derselben Art von Prinzipien modifizierbar wie jedes andere Trinkverhalten, und für diese gut belegte Tatsache ist es gleichgültig, ob das Verhalten von Alkoholikern ›in erster Linie von neurophysiologischen Mechanismen oder inneren Trieben beeinflusst wird‹, eine Annahme, für die es keinen überzeugenden Grund gibt. Um die tiefgreifende Bedeutung dieser Aussage zu erkennen, muss man kein radikaler Behaviorist sein und glauben, dass für die Bezugnahme auf innere Zustände im wissenschaftlichen Diskurs kein Raum sei. Wenn das Trinkverhalten von Alkoholikern prinzipiell in derselben Weise modifizierbar ist wie normales Trinkverhalten, macht es keinen Sinn, nach den Wurzeln eines allgemeinen und unumkehrbaren Kontrollverlustes bei Alkoholikern zu suchen. Damit wird die wichtigste theoretische Begründung des Abstinenzgebotes in der Behandlung radikal unterlaufen« (S. 126 f.).

Es ist wichtig, darauf hinzuweisen, dass eine Krankheit aus logischen und aus empirischen Gründen immer einer Ursache bedarf. Allerdings »hat die Forschung ... gezeigt, dass es nicht die eine kausale

Formel gibt, die erklärt, warum einige Menschen zu Trinkern werden. Und wirklich hat der Versuch, eine einzelne allgemeine ›Ursache‹ für eine einzelne ›Krankheit‹ zu finden, Forscher immer wieder auf Abwege geführt« (Fingarette 1988, S. 65).

Batesons Vorstellung der Kapitulation als einzig möglichem Ausweg aus dem Alkoholismus wird durch das Fehlen einer einheitlichen Definition und die Schwäche des Krankheitskonzeptes des Alkoholismus völlig unterlaufen. Wenn überhaupt, dann gibt es viele Alkoholismen, oder aber, vielleicht etwas radikaler, überhaupt keinen. Auf jeden Fall erscheint eine Vielzahl von Behandlungen, eine jede maßgeschneidert für den spezifischen Fall, die angemessenste Alternative zu sein. Ein Ansatz, der eine Behandlung für alle anstrebt, bringt ganz offensichtlich mit sich, dass die Behandlung für sehr, sehr viele Klientinnen nicht passend sein wird.

Kontext

»*Der Schlüssel ist selbstverständlich der Kontext. Die Tatsache, dass die Bedeutung einer Aussage immer von einem teilweise nonverbalen Kontext bestimmt wird, macht die Semantik zum schwierigsten Bereich linguistischer Forschung. Mithilfe rein linguistischer Begriffe kann die Bedeutung realer Sprache niemals analysiert werden, weil die Beziehungen zwischen Sender, Empfänger und Thema in den linguistischen Daten nicht enthalten sind.*«
David Lodge (1990, S. 78)

Die Situationen, in denen bestimmte Ereignisse auftreten, haben einen Einfluss darauf, wie die Beteiligten sich selbst und anderen gegenüber diese Ereignisse beschreiben. Ereignis und Kontext sind aber natürlich nicht getrennt und exakt auseinanderzuhalten. Der Kontext hat einen Einfluss auf das Ereignis und das Ereignis hat einen Einfluss auf den Kontext. Allerdings trägt der Kontext, der ein Ereignis umgibt, zumindest teilweise dazu bei, dem Ereignis eine Bedeutung zu verleihen. Da der Kontext bzw. die Situation, in der ein Ereignis auftritt, durch den Gebrauch von Sprache beschrieben wird und da der Kontext dazu beiträgt, dass wir verstehen und beschreiben können, was passiert, unterliegt der Kontext denselben Ambiguitäten, die das Ereignis selbst beeinflussen.

Der Kontext kann Möglichkeiten derart begrenzen und einschränken, dass bestimmte Verhaltensweisen unmöglich werden. Zum Beispiel wäre es in Korea oder Japan ein normales, erwartungsgemäßes Verhalten, mit seinem Professor beim Essen auf dem Boden zu sitzen, während dies in Deutschland fast undenkbar wäre. In den USA ist es mit bestimmten Professoren an bestimmten Orten unter bestimmten Umständen möglich, beim Essen auf dem Boden zu sitzen. Es hängt also vom Kontext ab, ob es o. k. oder nicht o. k. ist, beim Essen mit seinem Professor auf dem Boden zu sitzen. Das Verhalten ohne Bezugnahme auf den Kontext, nur für sich genommen, ist *weder* o. k. *noch* nicht o. k. und/oder *sowohl* o. k. als auch *nicht* o. K.: Die Frage ist nicht entscheidbar.

Genauso wenig findet der Missbrauch von Alkohol in einem Vakuum statt. Wie jedes andere menschliche Verhalten ist auch dieser in einen Kontext eingebettet. Im Grunde trägt der Kontext dazu bei, den Alkoholmissbrauch als »Missbrauch« zu definieren. Damit ist der Kontext bereits ein wichtiger Teil des als »Alkoholmissbrauch« bekannten Verhaltens. In einem Kontext (z. B. als absurdes Beispiel auf einem Treffen der AA) könnte es bereits als »Missbrauch« betrachtet werden, ein Bier zu trinken, während in einem anderen Kontext (einer Kneipe) drei große Biere völlig »normal« sind.

Ganz offensichtlich bilden die verschiedenen an einer Situation beteiligten Menschen einen Teil des Kontextes für das Verhalten eines jeden Einzelnen. Wenn sich eine Einzelne in einer Gruppe exzessiver Trinkerinnen bewegt, wird vielleicht auch ihr eigenes exzessives Trinken als normal angesehen, wohingegen jemand, der mit einer Mormonenfamilie zu Abend isst, schon des Alkoholmissbrauchs verdächtig wird, wenn er nur ein Bier trinkt. Aber auch in einer Gruppe exzessiver Trinkerinnen nur ein Bier zu trinken, könnte als »anormal« auffallen, falls es noch jemand mitbekommen sollte.

Aus der Behandlungsperspektive ist der Kontext besonders wichtig, weil eine Veränderung von Verhaltensweisen oder Einstellungen nicht isoliert vor sich geht. Jede Veränderung des Kontextes kann Nicht-Missbrauch bzw. Nicht-Trinken nach sich ziehen oder fördern und/oder nicht-missbräuchliches Trinken bzw. Nicht-Trinken verstärken.

250 000 Dollar sind genug

[1]   Steve de Shazer: Ich habe überhaupt keine Informationen. Also, äh, erzählen Sie mir etwas über sich. Was machen ...

[2] Klient: Also, ich bin hier, weil ich ...
[3] SdS: Nein, nein, nein, nicht darüber ... Erzählen Sie mir von Ihnen, wer Sie sind.
[4] K.: Ich heiße Frank Jones. 32 Jahre alt, ähm, ...
[5] SdS: Was tun Sie gerne?
[6] K.: Basketball finde ich gut.
[7] SdS: Basketball?
[8] K.: Mm hm.
[9] SdS: Was noch?
[10] K.: Bowling.
SdS: Hm hm.
K.: Oft trinke ich was und höre Musik und so was.
SdS: Was für Musik?
K.: Eigentlich jede Art von Musik.
[15] SdS: Ja?
K.: Mm hm.
SdS: Keine besonderen Vorlieben?
K.: Keine besonderen ...
SdS: Gut. Und wie bezahlen Sie Ihre Rechnungen?
[20] K.: Na ja, ich, eigentlich, mit meiner Frau und mir ... wir bezahlen sie gemeinsam.
SdS: Mm hm. Gut.
K.: Was meine Arbeit angeht, wissen Sie, Ich habe nicht gerade den besten Job der Welt, aber es reicht zum Überleben.
SdS: Mm hm.
K.: Knapp.
[25] SdS: Was tun Sie denn?
K.: Ich habe viele verschiedene Jobs gemacht.
SdS: Ja.
K.: In den letzten paar Monaten.
SdS: Also gut, was führt Sie hierher?
[30] K.: Na ja, ich habe im Moment ein Problem mit dem Trinken.
SdS: Mm hm. O. K. Und äh ...
K.: Manchmal trinke ich ...
SdS: Sie sagen im Moment ...
K.: Na ja, ich bin damit so klargekommen ...
[35] SdS: Mm hm.
K.: Aber jetzt im Moment habe ich das Gefühl, jetzt ist der Zeitpunkt in meinem Leben da, wo ich mich wirklich ... da reinhängen muss, was dagegen tun muss. Weil ich war früher schon mal in Behandlung.
SdS: O. K.
K.: Ich weiß nicht, wie ernst ich das genommen habe, aber ich weiß, worum es geht.
SdS: Mm hm.

[40] K.: Und ich bin, ich bin mir meiner Sucht bewusst, ich weiß, was die mit einem macht. Ich schätze, ich bin ziemlich starrköpfig, weil ich es besser weiß.
SdS: O. K. Und, äh, also ... gibt es Zeiten, wo Sie das gut kontrollieren können?
K.: Ja, ziemlich oft.
SdS: Mm hm, mm hm. Gut, und äh ...
K.: Ich glaube, das ist einfach so bei der Sucht ... wenn es mal Zeiten gibt, wo es einem ganz gut geht, und Zeiten, wo es nicht so gut läuft, wie du denkst. Und du ...
[45] SdS: Gut, was war mit den letzten paar Wochen? Manche Tage waren besser als andere?
K.: Manche Tage, ja, es ist ... es ist besser gewesen.
SdS: Mm hm. O. K. Und wann war der letzte gute Tag? Ohne ...
K.: Ohne Probleme ...
SdS: Mm hm.
[50] K.: Fast jeden Tag.
SdS: Mm hm.
K.: Es ist eigentlich nur der körperliche Teil, der, der unangenehm wird, wenn ich trinke. Obwohl, verstehen Sie, ich vielleicht genauso Probleme in meinem Leben habe wie jeder andere auch.
SdS: Oh, natürlich, ja, sicher.
K.: Aber, im Moment ist es der körperliche Teil, der anfängt, dass es mir oft schlecht geht.
[55] SdS: Mm hm. Mm hm.
K.: [Unverständlich] ... ist außer Kontrolle, meine Essgewohnheiten.
SdS: Mm hm. O. K.
K.: Meine Essgewohnheiten und der ganze Kram.
SdS: O. K.
[60] K.: Und ähm ...
SdS: Aber an manchen Tagen nehmen ... Sie überhaupt kein, trinken Sie überhaupt nichts?
K.: Einen Tag, ohne etwas zu trinken, hat es schon eine ganze Weile nicht mehr gegeben.
SdS: Nein.
K.: Mehrere Monate.
[65] SdS: O. K.
K.: Sondern ich trinke jeden Tag Bier, den ganzen Tag lang. Trinke Bier, bis ich schlafen gehe.
SdS: Mm hm. Ich verstehe. Gut. Und ... lassen Sie uns mal, äh ... und Sie haben eben gesagt, Sie waren schon mal in Behandlung.
K.: Ja, ich ...
SdS: Und was an der Behandlung hat Ihnen was gebracht?
[70] K.: Wie meinen Sie das?

SdS: Was an der Behandlung war gut für Sie? Was haben Sie hilfreich gefunden?
K.: Sie kennen ja die Behandlungen, o. k., die eine Behandlung, wo ich am längsten war, kennen Sie vielleicht – [ein bekanntes Behandlungsprogramm]?
SdS: Mm hm.
K.: O. K., ich war da drei Monate.
[75] SdS: Richtig.
K.: Ich fand das gut.
SdS: Ja.
K.: Wirklich. Ich fand das wirklich gut.
SdS: Mm hm.
[80] K.: Weil es ... so friedlich, ruhig, es war weit weg von den Dingen, die, na, Sie wissen schon, wenn Sie sie ein Problem nennen wollen.
SdS: Wie auch immer.
K.: Abgeschieden von ...
SdS: Richtig.
K.: ... der sonstigen Atmosphäre, und, wissen Sie, man kann sich selber in den Griff bekommen, man kann seinen Körper wieder in Form bekommen, und man kann seinen Rhythmus wiederfinden.
[85] SdS: Richtig.
K.: Ich finde das gut.
SdS: Mm hm.
K.: Egal was draußen passiert ... man kann nicht mitmachen, weil man da ständig eingespannt ist, verstehen Sie.
SdS: Und nach ...
[90] K.: ... dem Behandlungszentrum ...
SdS: ... den 90 Tagen da drin, wie lange waren Sie in der Lage, das aufrecht zu halten?
K.: Ungefähr eineinhalb Monate.
SdS: O. K.
K.: Und die beste Zeit, wo ich sagen könnte, ich war trocken, das geht zurück in meine jüngeren Jahre, als ich das erste Mal angefangen habe zu trinken.
[95] SdS: Hm hm.
K.: Als ich auf Antabus war ...
SdS: Mm hm, gut.
K.: Ich finde das gut ...
SdS: Mm hm.
[100] K.: Weil, wissen Sie, solange ich mich beschäftigt gehalten habe und diese Leere ausgefüllt habe, ging es mir gut.
SdS: Mm hm. Gut. Aber Sie konnten das auch ohne das Antabus.
K.: Ich habe das mal geschafft ...
SdS: Ja.

K.: Vor ein paar Monaten, ungefähr vier Tage lang.
[105] SdS: Mm hm.
K.: Aber ich habe nicht die richtige Entscheidung getroffen. Ich bin zu keinem AA-Treffen gegangen.
SdS: Mm hm.
Wenn Antabus und die AA hilfreich für ihn sind, wenn sie nützlich für ihn sind, dann könnte ein Teil der Lösung des Trinkproblems die AA und Antabus beinhalten. Wir wissen allerdings noch nicht, ob seine Lösung so eng definiert ist.
[108] K.: Verstehen Sie, ich brauchte die Unterstützung. Ich bin da nicht hingegangen.
SdS: Mm hm.
[110] K.: Ich bin einfach zu Hause hängengeblieben und gerade so über den Entzug weggekommen, aber am Ende war es wieder das Gleiche.
SdS: Mm hm.
K.: Ich glaube, ich kann den Bann brechen.
SdS: Mm hm. Können Sie. Ich habe jetzt eine etwas komische Frage, aber, äh, stellen Sie sich vor, äh ... wenn Sie heute Abend nach Hause gehen und ins Bett gehen und schlafen gehen, geschieht ein Wunder. O. K.? Und das Problem, das Sie hierher führt, ist gelöst.
K.: Mm hm.
[115] SdS: Aber Sie können es nicht wissen.
K.: Mm hm.
SdS: Weil es passiert, während Sie schlafen.
K.: O. K.
SdS: O. K.?
[120] K.: In Ordnung.
SdS: Und wenn Sie dann morgen früh aufwachen, was werden Sie bemerken, was wird Sie darauf hinweisen, dass vielleicht ein Wunder geschehen ist?

Den Morgen nach dem Wunder konstruieren

K.: Wahrscheinlich hätte ich keine Kopfschmerzen.
SdS: O. K. Ja.
K.: Ich hätte wahrscheinlich nicht das Gefühl, ich würde irgendetwas hinter mir lassen
[125] SdS: Mm hm.
K.: Weil, wissen Sie, manchmal hat man in seinen Träumen nie die Chance, sie zu Ende zu träumen, deshalb hat man das Gefühl, man lässt etwas hinter sich.
SdS: O. K.
K.: Und was mit dem ganzen anderen Scheiß ist, den ich irgendwie am Hacken habe, wenn der weg wäre, ...

SdS: Mm hm.
[130] K.: ... würde ich mich wahrscheinlich fühlen, als wäre ich high ...
SdS: O. K., ja.
K.: ... auf natürliche Weise high.
SdS: O. K. Und wie würde sich das anfühlen? Können Sie mir darüber noch etwas mehr erzählen?
K.: Wie sich das anfühlen würde?
[135] SdS: Ja, so auf natürliche Weise high zu sein.
K.: Das gute Gefühl von Freude. Wie als ich das erste Mal gespürt habe, als mir das erste Mal klar geworden ist, was Santa Claus und was ein großes Weihnachten war ...
SdS: Mm hm.
K.: Mit dem Schnee und den Geschenken ...
SdS: Mm hm. O. K.
[140] K.: Dieses Gefühl. Wenn man frühmorgens aufwacht und seine Geschenke bekommen hat und Santa Claus ist da. Diese Art von Gefühl.
SdS: O. K. O. K. Und als Folge davon, dass Sie mit diesem Gefühl aufwachen, dass Sie auf natürliche Weise high sind, Freude und all das empfinden. Und, ähm, was wird das für einen Unterschied dabei machen, was Sie an diesem Tag ... tun? Oder wie Sie den Tag anfangen, was für einen Unterschied wird das machen?
K.: Es macht einen ziemlich großen Unterschied.
SdS: Mm hm.
K.: Ich habe solche Tage ...
[145] SdS: Mm hm.
K.: Da stehe ich auf, bin gut gelaunt, singe vor mich hin und mache einfach etwas, was ich sonst fast nie mache, ich stehe einfach auf und mache das ganze Haus sauber und wische die Böden ...
SdS: O. K.
K.: Ich glaube, man kann sagen, dass ich dadurch sehr energiegeladen werden würde, ...
SdS: O. K. Und ähm ...
[150] K.: ... voller Kraft und mit dem Willen, alles gut zu machen, verstehen Sie, wobei das ..., dass ich weiß, wie ich Dinge erledige, an die ich mich an manchen Tagen noch nicht mal herantrauen würde.
SdS: In Ordnung. Gut.
K.: Ich bin manchmal gut drauf, ich mache bloß nichts daraus.
SdS: Mm hm.
K.: Ich glaube, mein Selbstbewusstsein ist im Moment auch ziemlich niedrig. Ich habe wirklich nicht das Gefühl, dass es den Versuch wert ist. Das einzige, was mir wichtig ist, ist, dass ich morgen irgendwo eine Dose Bier auftreibe ...
[155] SdS: Mm hm.

14. Warte mal, das wäre ja ein Wunder!

K.: Und dass ich schlafen gehe ...
SdS: O. K. Und nach dem Wunder, was meinen Sie, wäre da anders? Wenn das wegfällt, irgendwo Bier auftreiben zu müssen, was würden Sie stattdessen tun?
K.: Abgesehen von dem Alltäglichen, Durchschnittlichen ...
SdS: Ja.
[160] K.: Arbeiten.
SdS: Gut, sogar das auch, ja, klar, wie auch immer, aber was würde Ihnen sagen, dass dieses Mal ein Wunder geschehen ist und sich wirklich etwas verändert hat, verstehen Sie. Ja, außer der Arbeit, also ... O. K., Sie würden Ihrer Arbeit nachgehen, was würden Sie noch tun, was Ihnen zeigt, dass das ein Wunder ist?
K.: Weil ich weiß, ich würde, auch Menschen, die ich vielleicht, Sie wissen schon, die ich nicht mag, oder wo ich nicht viel darauf gebe, dass sie da sind.
SdS: Mm hm.
K.: Wahrscheinlich würde ich mit denen klarkommen.
[165] SdS: O. K.
K.: Wahrscheinlich würde ich einfach auf sie zugehen und ihnen die Hand reichen. Verstehen Sie ...
SdS: Mm hm.
K.: Nicht, dass ich das tue oder nicht, dass ich das nicht tun will, ich würde vielleicht einfach mal rechts ranfahren, das Auto abstellen und einer alten Dame über die Straße helfen.
SdS: Mm hm.
[170] K.: Wo ich sonst manchmal, verstehen Sie, einfach, Sie wissen ja, wie man kurz anhält, sie einfach weitergehen lässt, bis sie an einem vorbei sind und man aufs Gas tritt.
SdS: Oh.
K.: An diesem speziellen Tag würde ich vielleicht das Auto abstellen, aussteigen und ihr über die Straße helfen.
SdS: O. K. O. K. Also ...
K.: An der Sorte von Sachen werde ich im Grunde merken, dass ein Wunder geschehen ist, weil, wenn das Wunder nicht geschehen wäre, wäre ich zu fies und griesgrämig dazu.
[175] SdS: Mm hm.
K.: Nicht, dass ich einfach so, einfach so, einfach so auf anderen rumhacken würde oder einfach, verstehen Sie, einfach, einfach die Leute schief angucken würde, einfach dass ich so ein griesgrämiger Typ sein, sein würde.
SdS: Richtig.
K.: Das ist so, wenn ich in einem Laden bin, und Sie treten mir auf die Füße, dann sehe ich Sie an wie, verstehen Sie, auch wenn ich weiß, es war ein Versehen, kriegen Sie einen bösen Blick.

SdS: Richtig. Richtig.
[180] K.: Manchmal mache ich das im Moment, wenn mir einer auf die Füße tritt, als hätte er es so bescheuert eilig oder so.
SdS: Mm hm.
K.: Und ich gucke ihn wie wild an, so, langsam Freundchen.
SdS: Mm hm.
K.: Manchmal kann ich auch sagen, o. k., Entschuldigung, ich verstehe schon. Es gibt beides.
[185] SdS: O. K. Und was ist der Unterschied?
K.: Da ist ein gutes Gefühl; da ist ein schlechtes Gefühl.
SdS: Richtig, aber gibt es noch etwas, was an diesem Tag anders ist, was Ihnen sagt ...
K.: Ich weiß nicht, ich weiß das nicht, ich weiß wirklich nicht.
SdS: O. K.
[190] K.: Wissen Sie, heute ist einer von den – wie nennt man das – einer von den schlechten Tagen.
SdS: Ja. Ja. Manchmal schlechte Tage und gute Tage, manchmal sind es andere Dinge, die das, äh ...
K.: Auslösen.
SdS: ... auslösen oder nicht auslösen, verstehen Sie, so oder so.
K.: Ich glaube, wenn ich, wenn ich aufwachen würde und so ein Wunder geschehen würde wie das, ... ich habe das Gefühl, dass mein Kampf mit dem Alkohol dann vorbei wäre.
[195] SdS: Mm hm.
K.: Verstehen Sie.
SdS: Richtig.
K.: Die Probleme, die zum Alkohol geführt haben, wären vorbei.
SdS: Mm hm.
[200] K.: Wissen Sie, wie wenn ich mich um solchen Scheiß nicht mehr kümmern muss, ich kann von vorne anfangen, jeder kümmert sich einfach, einfach um sein eigenes Leben und lässt mich meins leben.
SdS: Mm hm.
K.: Wenn ich Fehler mache, sagt es mir, aber versucht nicht, mein Leben zu bestimmen, verstehen Sie.
SdS: Richtig, richtig. Gut, also ...
K.: Geselliger sein, verstehen Sie, oft ist das jetzt so, da ist ein Haufen Leute, Verwandte und Freunde, ...
[205] SdS: Mm hm.
K.: ... bei denen ich nicht viel drauf gebe, ob die da sind, weil ich weiß, wenn ich einen guten Tag habe oder so was, dann sagen die was Blödes oder Unpassendes und lösen es damit aus.
SdS: Aha.
K.: Was einen wirklich ... und einen auf die Palme bringt.
SdS: Mm hm. Mm hm.

[210] K.: Und so dass man einfach wirklich nicht allzu scharf darauf ist, sich zu sehen ...
SdS: Richtig.
K.: Aber dagegen, wenn das Wunder geschehen wäre, könnte ich zusammen sein, mit denen zusammen sein ... würde mich überhaupt nicht stören. Und wenn die sagen, ich gucke sie schief an, wissen Sie, da würde ich drüber lachen.

Sein Bild von dem Tag nach dem Wunder fokussiert nicht eng auf das »Trinkproblem«. Er möchte mehr von der Therapie.

Ausnahmen konstruieren

SdS: Mm hm. Es gibt manchmal gute Tage und manchmal schlechte, Sie wissen schon, gute Laune und schlechte Laune und so weiter, aber gibt es auch Tage, die irgendwie mehr so wie dieses Wunder sind als andere Tage? Gab es bei Ihnen schon mal Tage, an denen Sie Teile von diesem Wunder hatten? Dinge, die so waren?
K.: Ja.
[215] SdS: Wann war zum letzten Mal so einer? Der so ein bisschen wie das Wunder war?
K.: Gut oder schlecht?
SdS: Gute. Gute. Auf jeden Fall. Gute.

Ich hatte keine Ahnung, was ein »schlechter« sein könnte, und entschied mich dafür, das zumindest für eine Weile beiseitezulassen.

K.: Als ich an dem Tag, nachdem ich geheiratet hatte, aufgewacht bin.
SdS: Mm hm.
[220] K.: Das war im Juni. [Fünf Monate zuvor]
SdS: Mm hm.
K.: Ich hätte nie gedacht, dass ich das tun würde.
SdS: Mm hm.
K.: Nie. Ich war immer dagegen. Ich habe nicht darauf geachtet, was andere Männer taten, um dann das Gleiche zu tun, ich sage einfach, das war was, was ich niemals tun würde.
[225] SdS: Mm hm.
K.: Nicht in diesem ... verstehen Sie, in meinen jungen Jahren.
SdS: Richtig.
K.: Und ich bin aufgewacht und habe darüber nachgedacht, und als es mir plötzlich klar wurde, habe ich gesagt: »Ich bin verheiratet.«
SdS: Mm hm. O. K.
[230] K.: Ich weiß nicht, ob das ein gutes oder ein schlechtes Gefühl war, es war einfach etwas, was mich wirklich dazu gebracht hat, zu stutzen und nachzudenken.

SdS: Mm hm. Mm hm.
K.: Und im Rückblick sehe ich, wissen Sie, wie wild ich immer war und ... [lange Pause]. Ich weiß nicht.
SdS: Ja.
K.: Und jetzt bin ich also verheiratet ... Verstehen Sie, man, genauso wie ... man nie sagen kann, na, mit 25 bin ich tot.
[235] SdS: Richtig.
K.: Man kann nicht sagen, mit 25 werde ich verheiratet sein. Man kann sich wünschen, in dem Alter verheiratet zu sein, aber man kann es nie wissen.
SdS: Das stimmt. Man weiß das nie.
K.: Wann das passiert. Wie bei mir, ich habe gesagt, mit Anfang dreißig würde ich gerne verheiratet sein.
SdS: Mm hm.
[240] K.: So wenn ich 32 bin.
SdS: Mm hm.
K.: Und als ich an dem Tag aufgewacht bin, ist mir das plötzlich aufgefallen. Ich habe wirklich darüber nachgedacht. Manchmal fällt mir das jetzt auf.
SdS: Sie haben sich also selbst überrascht?
K.: Ich glaube schon.
[245] SdS: Ja.
K.: Ich glaube schon, und ... ich kann die Tatsache, dass ich verheiratet bin, auch gut akzeptieren ...
SdS: Ja.
K.: Ich akzeptiere die Verantwortung, aber was mich wirklich erwischt hat, war die Verpflichtung.
SdS: Mm hm.
[250] K.: Verstehen Sie.
SdS: Mm hm.
K.: ... irgendetwas in mir ist diese Verpflichtung eingegangen, von der ich noch nicht mal etwas wusste.
SdS: Richtig.
K.: Verstehen Sie, es war schon fertig, aber ich war es noch nicht. Mein Kopf ...
[255] SdS: Ich verstehe. Ich verstehe, was Sie sagen.
K.: Mein Herz war bereit, aber mein Kopf war irgendwie durcheinander deswegen.
SdS: Mm hm.
K.: Und Sie wissen ja, dass das Herz sagt, wo es langgeht, verstehen Sie.

Dass sein »Herz dem Kopf sagt, wo es langgeht« und dass er sich selbst überrascht hat, könnte zu nützlichen Metaphern werden, wenn es darum geht, ihm bei der Entwicklung einer Lösung zu helfen.

Die Vorstellungen über den Tag nach dem Wunder erweitern

[259] SdS: Ja, also, an dem Tag nach dem Wunder, ... da Sie ja nicht wissen, dass es geschehen ist, können Sie es ihr nicht sagen, aber wie würde Ihre Frau es bemerken? Was würde ihr ein Zeichen geben?

[260] K.: Im Moment glaubt meine Frau wirklich nicht gerade, dass ich besonders glücklich bin.

SdS: Richtig.

K.: Weil ich diese Veränderung mit ihrer Familie durchgemacht habe.

SdS: Mm hm.

K.: Tag für Tag in unserer Ehe.

[265] SdS: Mm hm.

K.: Die haben überhaupt kein bisschen Unterstützung gezeigt.

SdS: Richtig.

K.: Aber für ihre andere Schwester, die einen Monat vor uns geheiratet hat, da haben sie Unterstützung gezeigt.

SdS: Hm hm.

[270] K.: Sehen Sie, und ich weiß, dass das meine Frau auch irgendwie bedrückt, aber sie war stark, weil ja jede Frau von ihrer Hochzeit träumt.

SdS: Mm hm.

K.: Und jetzt haben sie noch eine andere Schwester, die im Juni heiratet, und sie ... bereiten das vor und bezahlen einen Haufen Geld und, wissen Sie, geben ihr eine Menge [Pause] ... Unterstützung ...

SdS: Hm hm.

K.: Und machen alles für sie.

[275] SdS: Mm hm.

K.: Die sind nicht mal gekommen.

SdS: Mm hm.

K.: Und jetzt im Moment bin ich immer noch irgendwie, verstehen Sie, durcheinander deswegen, und ich weiß, dass meine Frau das auch ist. Sie sagt, sie ist es nicht, aber sie ist es.

SdS: Ja, wahrscheinlich.

[280] K.: Und jetzt denkt sie wahrscheinlich, dass ich mich mit ihr nicht richtig wohlfühle, weil ihre Familie uns nicht unterstützt hat, trotz der Tatsache, dass ich sie geheiratet habe, ...

SdS: Richtig.

K.: ... und nicht die. Aber ich weiß, dass sie sich so fühlt.

SdS: Klar.

K.: Und ich fand das irgendwie auch, weil ich finde, egal was die an mir nicht mögen, ihre Tochter hat mich ausgewählt.

[285] SdS: Mm hm.

K.: Solange ich ihre Tochter oder ihre Schwester glücklich mache, das hätte denen doch genügen müssen.
SdS: Ja.
K.: Und ... ich glaube, das hat irgendwie eine dunkle Wolke über mir aufziehen lassen ...
SdS: O. K. Nach diesem Wunder, wie hätte sie bemerkt, dass es dieses Wunder gegeben hat?
[290] K.: Wie hätte sie das bemerkt?
SdS: Ja. Dass mit Ihnen ein Wunder geschehen ist, über Nacht. Wie würde sie das bemerken?
K.: Ich glaube ... [Pause] ... ich glaube, sie würde das Strahlen bemerken.
SdS: Mm hm. Wie? Was würden Sie, was würden Sie tun, was es ihr zeigt? Was würde, wie, was wäre anders, das sie bemerken würde?
K.: Na, das ist einfach etwas, was ich sonst nicht getan habe ... wenn sie am nächsten Morgen aufsteht, um zur Arbeit zu gehen, würde ich sie zum Auto begleiten und ihr einen Kuss geben.
[295] SdS: O. K. Das wäre eine Veränderung, das würde ihr sagen, dass sich bei Ihnen etwas verändert hat?
K.: Ja, weil ich das sonst nicht mache.
SdS: Mm hm.
K.: Ich liege im Bett [Pause] und manchmal kommt sie rein und küsst mich ... und dann, dann geht sie.
SdS: Mm hm.
[300] K.: Und ich liege einfach da, weil, wissen Sie, ich bin noch wie im Schlaf. Obwohl ich sie höre.
SdS: Richtig.
K.: Aber sie ist es nicht gewohnt, wenn ich stattdessen aufstehen, sie zur Tür bringen und küssen würde.
SdS: O. K.
K.: Oder aufstehen und Frühstück machen würde.
[305] SdS: O. K.
K.: Solche Sachen.
SdS: O. K.
K.: Aber eigentlich achtet sie sowieso irgendwie auf ihr Gewicht, deshalb, sie macht sich eh nichts aus Frühstück.
SdS: Mm hm.
[310] K.: Aber es wäre eine Veränderung.
SdS: Richtig.
K.: Sie würde merken, dass ich gute Laune habe.
SdS: O. K. Und, ähm ...
K.: Verstehen Sie, sie würde zu mir kommen und sagen: »Willst du ein Bier?« Und wenn ich ihr dann mit einem kräftigen »nein« antworten würde, ...
[315] SdS: Mm hm.

K.: ... würde sie wissen, dann würde sie sich etwas dabei denken.
SdS: O. K. Sie würden »nein« sagen und dazu stehen.
K.: Richtig.
SdS: Mm hm.
[320] K.: Verstehen Sie, irgendwie so, »nein, danke«, ohne bedrückt zu sein, nicht »nein« sagen, verstehen Sie, nur weil man es eigentlich doch will, es einem aber schlecht ist und man Angst hat, was zu trinken, weil man nicht damit anfangen will.
SdS: Mm hm.
K.: Sondern »nein« sagen und »nein« sagen mit einem Lächeln im Gesicht. Dann würde sie es wissen.
SdS: Gut. Gut. Ähm, das wäre ein guter Hinweis für sie? Was meinen Sie, was ihr im Verlaufe dieses Tages sonst noch diesen Hinweis geben könnte? Welche anderen Dinge könnten das?
K.: Sie würde mich nicht, würde mich nicht rumsitzen sehen, wie ich es jetzt an manchen Tagen mache, nachdenkend.
[325] SdS: Mm hm.
K.: Verstehen Sie, der Fernseher kann laufen, aber ich kann da so rumsitzen, sie denkt, ich gucke Fernsehen, aber ich Wirklichkeit denke ich nach.
SdS: Mm hm, mm hm.
K.: Verstehen Sie. Ich phantasiere so vor mich hin, oder wie Sie das nennen wollen, aber ...
SdS: O. K.
[330] K.: Es ist ein bisschen mehr als Phantasieren, weil es wäre ... [Pause] ... verstehen Sie, dass man über die Tage nachdenkt, mit denen man klarkommen muss.
SdS: Mm hm.
K.: Aber ich versuche, das zu verbergen.
SdS: O. K.
K.: Wenn sie mich nicht mehr so oft so sehen würde.
[335] SdS: O. K. Was würden Sie stattdessen tun, was meinen Sie?
K.: Wahrscheinlich ein Buch lesen.
SdS: O. K. Hm hm. Also wenn sie Sie das dann tun sehen würde.
K.: Wenn sie mich öfter mal mit einem Buch sehen würde, dann, wenn sie mich öfter mal mit einem Buch sehen würde und mit einem Lächeln im Gesicht, dann würde sie wissen, dass sich etwas verändert hat.
SdS: Mm hm.
[340] K.: So wie ich jetzt zur Zeit sage, dass sie spürt, dass ich irgendwie mehr oder weniger bedrückt bin.
SdS: Mm hm.
K.: Wissen Sie, sie und ich, wir haben darüber gesprochen, dass ich ihr gesagt habe, dass ich hier einen Termin vereinbart habe ...
SdS: O. K.

K.: Soweit sie, sie spürt das irgendwie auch.
[345] SdS: Mm hm. War sie denn überrascht, als Sie ihr gesagt haben, dass Sie das vorhaben?
K.: Nein, aber sie war überrascht, als ich wirklich hier hingegangen bin, weil ich habe schon öfters Termine vereinbart und dann nicht eingehalten.
SdS: Hm hm.
K.: Ich wollte eigentlich gestern kommen, aber ...
SdS: Richtig.
[350] K.: Sie ist dann schließlich mit ihrer Tochter irgendwo hingegangen, und ich hatte keine Möglichkeit herzukommen, weil mein Wagen im Moment nicht läuft.
SdS: Hmm.
K.: Und ich wohne eine ganze Ecke weg von hier. Ich schätze, ich hätte auch laufen können.
SdS: Mm hm.
K.: Aber ich glaube, ich war zu faul.
[355] SdS: Und dass Sie, dass Sie es heute hierher geschafft haben, das wird sie überraschen.
K.: Das hat sie überrascht.
SdS: Mm hm.
K.: Und ähm ...
SdS: Hat es Sie selbst überrascht?
[360] K.: Irgendwie schon.
SdS: Mm hm.
K.: Weil ich weiß, dass das etwas ist, was mir nützen könnte, und ich nie so richtig den Arsch hochgekriegt habe, um es zu tun.

So wie bei vielen erweitert sich sein Wunderbild beträchtlich, sobald es interaktional wird. Und wir haben etwas, das ihn und seine Frau überrascht.

SdS: Richtig.
K.: Und jetzt ist das irgendwie so, dass ich, dass ich mir einen Stoß gebe, damit ich weitermache und mir besorge, was mir guttut.
[365] SdS: Und was meinen Sie, wie das kommt dieses Mal?
K.: Ich glaube, ich werde älter.
SdS: O. K.
K.: Und das Leben wird mir klarer, und ich glaube, ich fange an, das Leben mehr als einen Wert zu sehen, ...
SdS: Mm hm.
[370] K.: ... als ich das in jüngeren Jahren getan habe, mit so einer Haltung: »Mir doch egal.«

SdS: O. K. Ja.
K.: Sie wissen ja, wie starrköpfig man manchmal im Leben sein kann. Verstehen Sie, ich bin nie in den Knast oder ins Gefängnis oder so was gegangen, es ist bloß so, dass mir ein Haufen Dinge begegnet sind, die wirklich nicht gerade zu meinem Vorteil waren.
SdS: Mm hm.
K.: Nette Jobs, hatte Jobs, Jobs, Jobs. Kleine Sachen, verstehen Sie ...
[375] SdS: Ja.
K.: Meine Mutter hat immer auf mich aufgepasst.
SdS: Mm hm.
K.: Verstehen Sie, ich habe niemals wirklich, sie, sie wollte nicht, dass ich trinke.
SdS: Richtig.
[380] K.: Ich habe dann hinter ihrem Rücken getrunken. Verstehen Sie, ich habe das Gefühl, ich enttäusche eine ganze Menge Leute, ...
SdS: Mm hm.
K.: ... die mir vertraut haben.
SdS: Und sich selbst.
K.: Richtig, das ist am wichtigsten, deshalb habe ich das Gefühl, nur für mich, verstehen Sie, nach professioneller Hilfe zu suchen, von der ich was habe, ich habe das Gefühl, da kann ich nichts falsch machen.

Eine »Erfolgsskala« erfinden

[385] SdS: Gut, o. k., ich habe noch ein paar andere Fragen, zu denen ich kommen will. Ähm ... Fragen mit Zahlen. O. K., sagen wir, dass 0 dafür steht ... wie es nach diesem Wunder ist. O. K.?
K.: Mm hm.
SdS: Und Minus 10 steht für das Trinkproblem in seinem schlimmsten Zustand.
K.: Mm hm.
SdS: O. K. Wo, würden Sie sagen, stehen Sie jetzt im Moment, zwischen –10 und 0?
[390] K.: Soll ich Ihnen ehrlich antworten?
SdS: Mm hm.
K.: Wahrscheinlich ungefähr 3.
SdS: Ungefähr 3. –3 meinen Sie?
K.: –3.
[395] SdS: O. K., es ist also viel besser als in seinem schlimmsten Zustand?
K.: Nein.
SdS: Nicht.
K.: Es ist viel schlimmer als besser.

SdS: O. K.
[400] K.: Das ist –3.
SdS: Ja ... gut ... lassen Sie es uns so versuchen. [Benutzt die Tafel] Das hier ist 0. Nach dem Wunder. –10 geht hier in diese Richtung.
K.: O. K. Ich bin bei ...
SdS: Das ist das Schlimmste [zeigt auf -10].
K.: Oh, o. k., wie wäre es mit einer 8?
[405] SdS: Hier [zeigt auf -8]?
K.: Richtig, ungefähr 7 bis 8. Siebeneinhalb bis 8.
SdS: –7, –8. O. K. Das haben wir geklärt. Gut. Und wie sind, was ist der Unterschied, wie sind Sie von –10 auf – 7 gekommen?

Ein Fehler. Ich hätte die Standardskala von 0 bis +10 benutzen sollen. Die Version von -10 bis 0 schien ihn zu verwirren, nachdem er so lange über den Tag nach dem Wunder gesprochen hatte.

K.: Eine Reihe von Dingen.
SdS: Mm hm.
[410] K.: Ähm. Damit verglichen, wie ich mich jetzt fühle ... anstatt wie ich mich während des Wunders fühle. Das ist es eigentlich, weil ich habe ein paar Dinge, über die ich glücklich bin.
SdS: Mm hm.
K.: Aber ich habe auch ein paar Dinge, die mich stören.
SdS: Richtig.
K.: Also, und, und der Alkohol macht da 5 von den 7 Punkten aus.
[415] SdS: Mm hm.
K.: Verstehen Sie.
SdS: O. K., o. k.
K.: Das heißt also, das heißt, der Alkohol macht einen großen Prozentsatz davon aus.
SdS: Mm hm.
[420] K.: Aber die anderen zweieinhalb, die anderen 3, die kann ich nehmen, und das könnten die verschiedensten Sachen sein. Verstehen Sie, ich könnte die Schuld auch darauf schieben, dass mein Wagen nicht richtig fährt.
SdS: Ja. Ja.
K.: Verstehen Sie, ich muss mit dem Wagen meiner Frau fahren, und ich muss mir ihre Vorwürfe anhören.
SdS: Richtig.
K.: Ähm, meine Finanzen sind zur Zeit ziemlich durcheinander. Verstehen Sie, will sagen, dass ich nicht gerade ausgesorgt habe.
[425] SdS: Ja.
K.: Jeder andere ...

SdS: Natürlich ...
K.: Es ging mir schon mal besser.
SdS: O. K. Gut. Gut. Richtig.
[430] K.: Verstehen Sie ... [Pause] ... und diese Sachen sind jetzt ziemlich wichtig geworden.
SdS: Mm hm.
K.: Weil ich einfach meinen Wagen nicht habe, um überall hinzukommen und zu machen, was ich will, und, verstehen Sie, mich um Jobs und so zu kümmern, weil sie zu bestimmten Zeiten arbeitet. Und ich nehme jeden Tag ihren Wagen, bringe sie zur Arbeit ... und dann fahre ich und mache meine ... Jobs, ich versuche ja, eine Vollzeitarbeit zu finden, aber was soll ich machen, wenn ich irgendwo angestellt werde, wo ich neun oder zehn Dollar die Stunde verdiene, und ich dafür jeden Morgen um sieben Uhr nach Menomonee Falls muss?
SdS: Richtig.
K.: Und sie fängt um halb acht im Süden an.
[435] SdS: Richtig.
K.: Sehen Sie, das ist es, worüber ich mir Sorgen mache.
SdS: Klar. Natürlich.
K.: Solche Sachen gehen mir jetzt im Kopf rum, und ich habe noch nie, schon seit ich das erste Mal gefahren bin. Na ja, es ist nicht das Längste, dass ist jetzt vielleicht das zweite Mal in einem Zeitraum von zehn Jahren, dass ich ohne Auto bin.
SdS: Mm hm.
[440] K.: Aber normalerweise kriege ich eins, egal was es kostet, verstehen Sie, normalerweise kriege ich gleich wieder eins.
SdS: Richtig, richtig.
K.: Aber im Moment habe ich kein Geld, um mir eins zu besorgen, ich schätze, das wäre auch ein Wunder für mich, wenn ich das Geld hätte, um mir eins zu besorgen.
SdS: Mm hm. Mm hm.
K.: Verstehen Sie, und dann muss ich ja auch noch helfen, diese Rechnungen zu bezahlen. Und wissen Sie, noch ein paar andere Sachen, die mich irgendwie bedrückt haben, aber das ist mir jetzt egal, Sie wissen schon, was ich Ihnen vorhin erzählt habe.
[445] SdS: Richtig.
K.: Das ist, das ist egal. Das hat mir mal wirklich was ausgemacht, aber wahrscheinlich nutzt sich das jetzt einfach ab.
SdS: Mm hm.
K.: Aber da war eine Zeit, da hat mich das wirklich runtergezogen, aber ich habe darüber nachgedacht, und ich sage, hey, ich bin darüber weg, verstehen Sie. Es ist jetzt draußen. Ich weiß, was die über mich denken, die wissen, was ich über sie denke, und dabei belasse ich es einfach, verstehen Sie.

SdS: Richtig, richtig.
[450] K.: Um diesen Kram habe ich mir Sorgen gemacht.
SdS: Mm hm.
K.: Aber davon abgesehen habe ich ein paar Dinge, über die ich glücklich bin. Ich habe ein schönes Haus.
SdS: Mm hm.
K.: Ich habe eine nette Frau.
[455] SdS: Mm hm. Gut, gut.
K.: Verstehen Sie.
SdS: Es klappt gut mit Ihnen beiden, schon ... seit Sie geheiratet haben?
K.: Ja, wir haben unsere Höhen und Tiefen.
SdS: Natürlich.
[460] K.: Alle anderen haben das ja auch, und wir sind da auch keine Ausnahme. Sie steht fest an meiner Seite.
SdS: Mm hm. Gut.
K.: Ich werde das nicht überbeanspruchen, weil jeder mit seiner Geduld auf einmal am Ende sein kann.
SdS: Das ist wahr.
K.: Ja, das ist wahr. Und, aber sie versteht, wo das meiste von diesem Druck herkommt.
[465] SdS: Mm hm.
K.: Wissen Sie, sie versteht die, ähm, die Dinge, mit denen ich im Moment klarkommen muss.
SdS: Mm hm.
K.: Wissen Sie, aber ich benutze das nicht als Ausrede, als etwas, dem ich die Schuld an allem anderen zuschieben kann. Alles, was ich sagen kann, ist, gut, das ist was, das mir im Leben zugestoßen ist, o. k., ich kann es nicht ungeschehen machen, ich kann es nicht ändern, das Beste, was ich tun kann, ist versuchen, es zu vergessen und in Ruhe zu lassen.
SdS: Richtig.
[470] K.: Es wird vorbeigehen, ich kann da nicht stehen bleiben. Wenn ich da stehen bleibe, hätte ich nie so weit kommen sollen.
SdS: Mm hm. O. K.
K.: Aber davon abgesehen, habe ich das Gefühl, ich habe den richtigen Weg eingeschlagen, und ich sollte dabeibleiben. Ich glaube, ich könnte ein sehr glücklicher junger Mann sein. Wirklich.
SdS: O. K. Gut ...
K.: Weil, depressiv war ich schon zu lange.
[475] SdS: Ja, ja.
K.: Und man sagt mir, Depression ist die schlimmste Krankheit, die es gibt. Aber es gibt also Menschen, die darüber weggekommen sind, oder?
SdS: Oh ja.

K.:   Ja.
SdS: Nun, schauen wir mal, wie will ich das ... machen, ein bisschen anders machen, aber, Sie wissen schon, die Zahlen ... Diesmal setzen wir die 10 an die Spitze, und das kommt hoch von 0.
[480] K.: O. K.

(Zufällig) Eine Überraschung für den Therapeuten konstruieren

[481] SdS: O. K. 10 steht also dafür, äh, ... dass Sie sich dieses ... Wunder, über das wir gesprochen haben, so sehr wünschen, wie man sich nur etwas wünschen kann. O. K.? Und 0 ist das Gegenteil davon, das heißt, wenn es passiert, passiert es eben, und wenn nicht, dann nicht. Wo, würden Sie sagen, befinden Sie sich?
K.:   0.
SdS: Ja, ja? Mm hm.
K.:   Weil ... ich, verstehen Sie, ich möchte nicht so hoch steigen, damit ich nicht so tief falle.

Dies ist das erste Mal in den Jahren, seit ich diese Frage benutze, dass ich eine »0« bekomme, aber seine Argumentation hinter der Antwort ist ziemlich schlüssig. Hier zeigt sich ein schlüssiges Prinzip: Man weiß nie wirklich, was die Frage war, bevor man nicht die Antwort gehört hat. (Wenn ich mir eine ideale Antwort auf diese Frage genehmigen würde, wäre es seine mit seiner Erklärung. Man bekommt aber eben immer nur die Antwort, die man bekommt, und das ist alles, was man bekommt. Die Antwort des Klienten, wie sie auch immer aussehen mag, ist diejenige, die akzeptiert und ernst genommen werden muss.)

[485] SdS: Mm hm.
K.:   Verstehen Sie, ich meine ...
SdS: O. K.
K.:   Es gibt eine Menge Sachen, die ich gerne hätte.
SdS: Mm hm.
[490] K.: Wenn ich das nicht haben kann, möchte ich ein, möchte ich ein neues Auto. Ich werde dafür keine Bank ausrauben. Weil ich das Gefühl habe, dass ich es bekomme.
SdS: O. K.
K.:   Ich konnte es nicht verhindern, dass ich es bekommen habe, ich konnte es auch nicht verhindern, dass ich es wieder losgeworden bin.

SdS: Mm hm.
K.: Also, ob ich eins bekomme oder nicht, ich kann damit umgehen.
[495] SdS: O. K.
K.: Aber ich würde keine 30 Millionen Dollar im Lotto gewinnen wollen.
SdS: Nein?
K.: Nein.
SdS: Wie kommt das?
[500] K.: [Pause] Ich würde verrückt werden. Wirklich.
SdS: Ja?
K.: Ich würde anfangen mit 30 Dollar in der Tasche, würde einen Dollar nehmen und tippen, und zehn Stunden später habe ich 30 Millionen. Nein. Das wäre zuviel für mich. Damit könnte ich nicht umgehen.
SdS: Mm hm.
K.: Weil ich glaube, wenn man zu arm ist und damit nicht umgehen kann, dann tut man sich selbst was an. Und wenn man zu reich ist und damit nicht umgehen kann, dann tut man sich selbst was an.
[505] SdS: Ich verstehe. Das klingt vernünftig.
K.: Vielleicht 250 000 Dollar, damit hätte ich ausgesorgt fürs Leben, für alles, was ich im Leben will, damit hätte ich ausgesorgt.
SdS: Hm hm.
K.: ... ein Zuhause, nett und klein, in ein kleines Geschäft investieren. Mich einfach zurücklehnen und mein Geschäft führen und meinen Besitz unterhalten.
SdS: Mm hm.
[510] K.: Ein bisschen Geld nebenbei haben, das ist alles, was ich will. Ich bin ja nicht gierig.

Eine »Mit-dem-Trinken-aufhören-wollen-Skala« erfinden

[511] SdS: O. K. Jetzt lassen Sie uns ... noch eine andere. 10 steht dafür, dass Sie mit dem Trinken aufhören wollen, oder, ja, o. k. Ja, mit dem Trinken aufhören. Und dass Sie sich das sehr wünschen, so sehr, wie Sie sich das wünschen können. Und 0 steht für, na ja, wenn ich trinke, trinke ich halt, und wenn nicht, dann nicht.
K.: Gut, sehen Sie, ich sehe das ein bisschen anders.
SdS: Warum?
K.: Weil ich nicht einfach sagen kann, wenn ich trinke, dann trinke ich eben, und wenn nicht, dann nicht, weil früher oder später mein ...
[515] SdS: Aber deshalb habe ich doch gesagt, das bedeutet die 0.
K.: Richtig. O. K. Weil ich das nicht so sagen, wie ich sagen kann, mein Geld ...
SdS: Richtig.
K.: Weil früher oder später meine Gesundheit einschreitet und mich irgendwo stoppt.

SdS: Richtig.
[520] K.: Ich muss also über meine Gesundheit nachdenken. Möchte ich so weit kommen, dass ich eine Leberzirrhose habe und es vielleicht zum Aufhören schon zu spät ist? Oder will ich jetzt aufhören? Das ist was anderes.
SdS: Richtig.
K.: So dass die das Geld nehmen und irgendwo anders damit hingehen können. Ich habe sowieso kein Leben.
SdS: Richtig. O. K., also ...
K.: Ich könnte sagen, ich bleibe bei 10 ...
[525] SdS: Sie, Sie sagen, Sie sind bei 10 ... O. K.
K.: Richtig. Weil ich wirklich, ehrlich aufhören will. Daran gibt es keinen Zweifel.
SdS: O. K. Und, nun, lassen Sie uns mal sehen. Gut, bereit für noch so eine?
K.: Oh, ja.

Eine »Zuversichtlichkeitsskala« erfinden

[529] SdS: O. K. Dieses Mal steht 10 dafür, die Details kenne ich nicht, aber 10 steht dafür, dass Sie so zuversichtlich sind, wie ein Mensch nur sein kann, dass Sie das schaffen können. Dass Sie aufhören können. Und 0 steht für: »Oh, Scheiße, ich habe so viel Chancen wie ein Schneeball in der Hölle.« Wo würden Sie sich selbst da einstufen?
[530] K.: Ungefähr 5.
SdS: Ungefähr 5.
K.: Ja.
SdS: O. K.
K.: Weil ich nie völlig aufhören würde, nur so weit aufhören würde und dann aufgeben und sagen, ich kann nicht weiter. Ich würde dem mindestens eine 50-prozentige Chance geben, dass ich es versuche.
[535] SdS: O. K.
K.: Und egal was danach geschieht, damit muss ich klarkommen.
SdS: O. K. Also das ist ..., das klingt ziemlich vernünftig. Ähm, klingt ziemlich vernünftig, besonders weil es Ihnen wichtig ist.
K.: Ja, es ist mir wichtig. Sehr wichtig.
SdS: Mm hm.
[540] K.: Wenn ich aufhören würde zu trinken, wäre ich ein glücklicher Mensch. Das bedrückt mich.
SdS: Ja? Ich glaube, vorhin haben Sie gesagt, auch, dass, äh, die Schwierigkeit ist: Was machen Sie, anstatt zu trinken?
K.: Das ist das Problem, das ich immer hatte.
SdS: Richtig.

K.: Ja, wenn ich das jetzt nehmen könnte ...
[545] SdS: Das ist was anderes als die 90 Tage in der Klinik.
K.: Richtig.
SdS: Wie es draußen auf der Straße ist.
K.: Auf der Straße. Wenn ich die ganze Energie und Zeit und die Gehirnzellen, die ich dafür verschwende, depressiv zu sein, und die Muskeln, die ich dafür verschwende, dass mir am nächsten Tag alles wehtut, wenn ich das alles für etwas Positives einsetzen kann, anstatt es für den Alkohol einzusetzen, dann würde es langsam besser für mich laufen, aber ich, ach, ich könnte damit ja doch nicht umgehen.
SdS: Mm hm.
[550] K.: Verstehen Sie, man wäre wie ... warten Sie mal, dann ... das wäre ja dieses Wunder!

Sein Ausruf, als er erkennt, was das Wunder impliziert, hat mir den Titel für dieses Kapitel geliefert. In Einheit 113 habe ich das Wunderkonzept eingeführt, und von diesem Punkt an hat er es wiederholt benutzt und weiterentwickelt. Vieles von dem, was er als Teil des Wunders beschreibt, und vieles, was ihm passiert ist und was er tun kann, passt in das in den Studien von Heather a. Robertson (1981) entwickelte Bild der weitreichenden kontextuellen und situativen Veränderungen, die mit einem Übergang zu »normalen« Trinkmustern einhergehen. Es bleibt allerdings fraglich, ob sich damit, in diesem speziellen oder auch in irgendeinem anderen Fall, die Vorhersage eines erwünschten Ergebnisses begründen lässt. Im Grunde müssen wir uns fragen, ob eine Vorhersage überhaupt in irgendeinem Falle möglich ist. Wie dem auch sei, so lassen uns diese Dinge natürlich optimistischer werden.

In verschiedenen Untersuchungen berichten Heather a. Robertson (1981), dass der Übergang zu einem normalen Trinkverhalten oft mit Verbesserungen einhergeht, die Beruf, Familie und soziale Bindungen, Umzüge und andere größere Veränderungen der Lebenssituation betreffen. Interessanterweise berichten sie, dass »nichts unternommen wurde, um diese weitreichenden Veränderungen der Persönlichkeit zu bewirken« (S. 26). Das heißt, diese bedeutenden Veränderungen werden als »spontan« betrachtet, als nicht durch eine Behandlung bewirkt. Weiter betrachtet man diese Veränderungen als (1) weder die Rückkehr zu normalem Trinkverhalten verursachend, noch als (2) von der neu entwickelten Veränderung des Trinkverhaltens »verursacht«, sondern einfach als (3) Veränderungen der Lebenssituation, die zufällig mit der Veränderung des Trinkverhaltens einhergehen.

Diese Veränderungen der Lebenssituation und des Trinkverhaltens müssen nicht als in irgendeiner Richtung kausal miteinander verknüpft betrachtet werden. Noch nicht einmal die genaue Reihenfolge der Ereignisse ist furchtbar wichtig, da diese Veränderungen ebenso gut als sich gegenseitig verstärkend betrachtet werden können. Logisch reicht es auch hier aus zu sagen, dass diese Veränderungen mit einer bestimmten Häufigkeit bei manchen Fällen auftreten. Studie um Studie (vergleiche: Fingarette 1988; Heather a. Robertson 1981; Peele 1989) belegt, dass situative und kontextuelle Faktoren das Trinkverhalten genauso stark beeinflussen, wie sie jedes andere menschliche Verhalten beeinflussen.[57]

[551] SdS: Ja, darüber reden wir hier.
K.: O. K. Na, das hat ins Schwarze getroffen, ne?
SdS: Mm hm.
K.: Das ist das Wunder.
[555] SdS: Mm hm.
K.: O. K. Wenn ich das kann, wenn ich meine ganze Kraft zusammennehmen kann, vielleicht verwandele ich mich dann in irgendeine Art Helfer für die Kirche oder so.
SdS: Oder so.
K.: Oder für kleine Kinder oder ...
SdS: Ja, irgendwas.
[560] K.: Gehe arbeiten in einer Bücherei, Teilzeit, oder bleibe einfach zuversichtlich, ja, ich wäre glücklich.

Der Klient erschafft die Bedingungen einer Veränderung, die genauso als Zeichen des Tages nach dem Wunder dienen können.

SdS: Das ist es, das ist es, worum es geht.
K.: Ja.
SdS: Es ist, äh, Sie kommen raus, aber dann sind da diese ganzen Versuchungen.
K.: Wenn man aufhört und da rauskommt, dann sind da Versuchungen.
[565] SdS: Richtig. Sie müssen also etwas tun, um über diese Versuchungen hinwegzukommen. Sie müssen etwas tun, anstatt zu trinken. Beim Trinken vergeht die Zeit, oder?

---

57 Die Situation scheint die Trinkentscheidungen der Versuchspersonen selbst dann noch stärker zu beeinflussen als irgendetwas anderes, wenn ihnen unbegrenzter Zugang zu Alkohol gewährt wird (Fingarette 1988).

K.: Viel mehr Zeit vergeht dabei ... eine Dose Bier zu trinken, das kommt dir so vor, als wären dabei drei Stunden vergangen.
SdS: Mm hm.
K.: Weil du dich so schnell bewegst und die Zeit läuft.
SdS: Richtig. Und das ist die große Frage. Was machen Sie stattdessen?
[570] K.: Ich glaube, das ist etwas sehr Wichtiges für mich, darüber muss ich nachdenken.
SdS: Das stimmt.
K.: Weil, egal ob ich aufhöre zu trinken oder nicht, wenn ich kein Ziel habe, etwas, was ich tun kann, ...
SdS: Ja.
K.: ... wird es mir nicht guttun aufzuhören.
[575] SdS: Richtig. Mm hm.
K.: O. K.
SdS: O. K. Was ich jetzt gerne tun würde, ist, dass ich mir fünf oder zehn Minuten Zeit nehme, um mit meinem Kollegen da hinten zu sprechen. Und Sie können hier bleiben und warten, und in fünf bis zehn Minuten bin ich zurück und teile Ihnen mit, wie wir über die Sache denken.
K.: O. k.

Als kleines Experiment: Nehmen Sie sich 10 bis 15 Minuten Zeit, bevor Sie weiterlesen. Was sollte ich auf keinen Fall tun? Was von dem, was er gesagt hat, lässt sich wie kombinieren, so dass sich daraus eine nützliche Abschlussbotschaft entwickeln lässt?

Nach der Pause

[579] SdS: Gut, wir, äh, sind sehr beeindruckt von dem, worüber Sie gesprochen haben, von dem Morgen, nachdem Sie geheiratet haben.
K.: Mm hm.
SdS: Von Ihrer Entdeckung, dass Ihr Herz manchmal etwas will, z. B. heiraten und diese Verpflichtung eingehen. Äh, obwohl Ihr Kopf ...
K.: Der war blockiert.
SdS: ... das noch gar nicht gewusst hat.
K.: Konnte einfach keine Entscheidung treffen ...
[585] SdS: Ja. Aber Sie ...
K.: Mein Herz hatte die Entscheidung längst gefällt.
SdS: Ja, und ähm, und wir glauben, dass das, was hier gerade passiert, vielleicht wieder das Gleiche ist. Und hier sind Sie heute.
K.: Oh, o. k. O. k.
SdS: Und äh, wir haben hier ein Experiment, das wir Ihnen vorschlagen wollen. Äh, ich glaube, wir meinen, Sie werden bei diesem Experiment etwas lernen.

[590] K.: Meinen Sie?
SdS: Ja. O. k.
K.: Mm hm.
SdS: Und wir möchten, dass Sie – das ist jetzt geheim, o. k.? Und was wir möchten, dass Sie es von jetzt an bis zum nächsten Mal, wenn wir zusammenkommen, tun, ist, dass Sie sich zwei Tage aussuchen und, äh, dass Sie an diesen beiden Tagen, insgeheim, so tun, als wäre das Wunder geschehen.
K.: Mm hm.
[595] SdS: Und beobachten Sie an diesen Tagen, ich denke nämlich, wir meinen, dass Sie da ganz recht haben, beobachten Sie, was Sie tun, wenn Sie den Drang zu trinken überwinden. Und beobachten Sie, wie Ihre Frau an diesen Tagen reagiert. Aber halten Sie es vor ihr geheim. Sagen Sie es ihr weder vorher noch hinterher. Behalten Sie diese ganze Sache für sich. Und das nächste Mal, wenn Sie kommen, werden wir darüber sprechen, was Sie gelernt haben.
K.: O. k.
SdS: O. K.?
K.: Wann wird das sein?
SdS: Wir gehen gleich nach vorne und überlegen das. Irgendwann in den nächsten paar Wochen.
[600] K.: Davon abgesehen, wie war das Gespräch?
SdS: O. k. Wie war es für Sie?
K.: O. K., hat mir Spaß gemacht.
SdS: Gut. So soll es sein. Ich bin immer der Meinung, wir sollten ein bisschen Spaß dabei haben, wenn wir das tun.

Dies ist das erste Mal in Tausenden und Abertausenden von Sitzungen, dass mich ein Klient gefragt hat, wie das Gespräch für mich war. Und es ist auch das erste Mal, dass ein Klient spontan am Ende der Sitzung gesagt hat, dass es ihm Spaß gemacht hat! Manchmal sagen Klienten einem so etwas in einer Nachuntersuchung oder lange nachdem die Therapie vorbei ist.

Kapitel 15

Epilog

> »Ein [...] Problem hat die Form: Ich kenne mich nicht aus.«
> Ludwig Wittgenstein (1958, S. 123)

Am Ende einer Sitzung fangen die Klienten oftmals an, sich auszukennen oder zumindest ein gewisses Vertrauen zu entwickeln, dass sie sich zurechtfinden werden. Es gibt daher keinen Grund dafür, dass ein Therapeut seine Klienten überwältigt, indem er ihnen einen Haufen von Vorschlägen macht oder »originelle Aufgaben ... im Stile Ericksons« (Efran a. Schenker 1993, S. 72) erfindet. Der Therapeut braucht die Klienten vielmehr einfach nur dabei zu unterstützen, in die Richtung zu gehen, die sie selbst gewählt haben. Dabei braucht er das Vertrauen, dass sie sich dort, wo sie hinwollen, auskennen werden, wenn sie einmal dorthin gelangt sind.

Nachdem ich den Großteil der 1970er und einen Teil der 1980er Jahre damit zugebracht habe, »originelle Aufgaben im Stile Ericksons« zu entwerfen, finde ich es manchmal immer noch schwierig, mich davon abzuhalten, den Klienten solche Interventionen vorzuschlagen. Allerdings ist es auch sehr schwierig, sich diese kunstvollen Aufgaben auszudenken; außerdem ist es nicht gerade leicht, Therapeuten beizubringen, wie man solche raffinierten Aufgaben entwirft. Diese raffinierten Aufgaben scheinen in der großen Mehrzahl der Fälle nicht effektiver und möglicherweise sogar weniger effektiv zu sein als einfachere Aufgaben, die im Prinzip auf dem aufbauen, von dem die Klienten bereits gesagt haben, dass sie wissen, wie es geht.

Im Gegensatz zu dem, was Steven Friedman (1993) meint, »erschaffen« die »Wunderfrage« und »andere lösungsorientierte Methoden« nicht »immer Wunder« (S. 71 f.). Noch kann naiverweise von ihnen erwartet werden, dass sie Wunder vollbringen: Therapie zu machen, ist so einfach nicht. Im Grunde erschafft Therapie niemals auch nur irgendetwas, egal mit welcher Methode. Die Wunder, die die Klienten beschreiben, geschehen nie (Efron a. Veenendaal 1993), und man darf auch nicht erwarten, dass sie geschehen. Die Wunderfrage ist nicht dazu entwickelt worden, um Wunder zu erschaffen oder anzuschieben. Die

Wunderfrage ist lediglich dazu entwickelt worden, damit die Klienten beschreiben können, was sie von der Therapie wollen, ohne sich dabei um das Problem und um die traditionelle Annahme kümmern zu müssen, dass die Lösung in irgendeiner Weise damit verbunden sein müsste, das Problem zu verstehen und zu eliminieren.

Die Details und Besonderheiten dessen, wo die Klienten hinmöchten und was sie sich wünschen, ändern sich, sehr zur Überraschung der Klienten und der Therapeuten, oft im Verlaufe der Therapie. Das heißt, dass wir eigentlich nicht wissen können, ob die Klienten wissen können, was sie sich wünschen, bevor ihr Wunsch erfüllt ist, und das, obwohl wir von den Antworten der Klienten auf die Wunderfrage abhängig sind, um ein gewisses Gefühl dafür zu bekommen, wo es hingehen soll. »Und dass ein Ereignis meinen Wunsch zum Schweigen bringt, bedeutet nicht, dass es den Wunsch erfüllt. Ich wäre vielleicht nicht befriedigt, wäre mein Wunsch befriedigt worden« (Wittgenstein 1958, S. 441). Es ist unrealistisch, wenn Therapeuten erwarten, dass ihre Klienten zu Beginn der Therapie wissen sollen, wo genau sie hinwollen. Wenn sie das wüssten, bräuchten sie wahrscheinlich keine Therapie. Aus diesem Grunde halten wir es nicht für notwendig, mit den Klienten (a) eine bestimmte Anzahl von Sitzungen oder (b) bestimmte Ziele oder (c) das Erreichen bestimmter Ziele als Maß für den Therapiefortschritt zu vereinbaren. Dies zu tun, würde wiederum die Veränderungsmöglichkeiten einschränken und begrenzen, es würde die Möglichkeit einschränken, dass die Klienten etwas erfinden oder entdecken, was sie genauso sehr oder noch mehr befriedigt als das, an das sie gedacht oder was sie sich gewünscht haben, als sie ihre Vorstellungen von dem Morgen nach dem Wunder beschrieben haben.

Ich hoffe, dass Sie die Lektüre dieses Buches wenigstens ein bisschen befriedigt hat, obwohl Sie vielleicht nicht genau das bekommen haben, was Sie sich am Anfang gewünscht haben. Es ist nicht genau das Buch geworden, das ich mir gewünscht habe, bevor ich angefangen habe, es zu schreiben, und es ist nicht einmal das Buch geworden, mit dem ich gerechnet hatte, als ich es halb fertig hatte. Stärker, als das bei früheren Büchern der Fall war, hat dieses Buch seine eigene Richtung eingeschlagen, als ich erst einmal damit begonnen hatte, und ich bin ihr einfach nur gefolgt. Aber ich bin zufrieden. Das Buch spiegelt meine praktische Arbeit wider, wie sie sich entwickelt hat, und es gibt mein gegenwärtiges Denken über die Ergebnisse dessen wieder, was meine Klientinnen und ich miteinander tun, wenn wir Kurztherapie machen – die Pragmatik bzw. die Verhaltenseffekte der Kommunikation (Watzlawick, Beavin a. Jackson 1967, S. 22), gemessen an den praktischen Ergebnissen unseres gemeinsamen Unternehmens.

Gustav Mahler hat einmal gesagt, jede seiner Symphonien sei eine eigene und in sich geschlossene Welt. Eine jede habe ihre eigene Sprache, ihre eigene Moral usw. Man könnte dasselbe von einem jeden Buch sagen. Auch jedes Buch hat seine eigene Sprache, seine eigene Struktur, seine eigene Gestalt, seinen eigenen, speziellen Charakter. Zumindest in diesem besonderen Fall hängt ein Teil des Charakters sehr von den zitierten Autoren ab, die dazu beitragen, meine Solostimme in so etwas wie einen Chor zu verwandeln. Eine Menge lebender, verstorbener und fiktiver Stimmen sind gemeinsam mit meiner erklungen. Ich hoffe, dass mein Gebrauch dieser Stimmen in keinem Falle ein Missbrauch war. Wenn sie etwas zu sagen hatten, von dem ich fand, dass sie es gut sagen, habe ich sie für sich selbst sprechen lassen. Vielleicht haben sie manchmal zu lange oder zu oft gesprochen, aber Umschreibungen sind mir zu schwierig.

Genauso mit den Klienten. Ich wollte, dass sie ihren Raum haben, und habe daher die Transkripte der ganzen Sitzungen wiedergegeben. Auf diese Weise bekommen wir so viel wie möglich von ihrer Welt zu sehen. Ich wollte meinen Anteil, genau wie wenn ich Therapie mache, auf ein Minimum beschränken, es gibt daher nur wenig an Umschreibung und Überarbeitung. Wenn Sie als Leserinnen die Transkripte lesen, bekommen Sie alles, was Sie auch auf Tonband gehört hätten.

Es war sicherlich nicht meine Absicht, hier eine Theorie oder einen großen Entwurf zu entwickeln, und das habe ich auch nicht getan. Anstatt einer Theorie, die versucht, alles zu erklären, oder die so verwendet werden kann, als ob sie dazu gedacht sei, alles zu erklären, sollten die eher theoretischen Teile dieses Buches lediglich als Beschreibungen meiner Werkzeuge betrachtet werden. Nicht mehr. Das Ausmaß, in dem es mir gelungen ist, meine Werkzeuge erfolgreich zu beschreiben, ist eines meiner Hauptkriterien, an denen ich ermesse, ob ich getan habe, was ich vorhatte. Vielleicht weicht Ihre Sichtweise in diesem Punkt von meiner ab.

Ich hatte eine Menge Spaß dabei, dieses Buch zu schreiben, zusammenzustellen und zusammenzusetzen. Ich kann nur annehmen, dass Sie es, wenn Sie bis hierhin gekommen sind, nicht zu langweilig fanden. Dass Sie beim Lesen genauso viel Spaß hatten wie ich beim Schreiben, wäre zuviel verlangt. Dennoch hoffe ich, dass Ihnen das Lesen wenigstens ein kleines bisschen Vergnügen bereitet hat.

Literatur

Ackerman, N. (1966): Treating the troubled family. New York (Basic).
Bakhtin, M. (1981): The dialogic imagination. Austin (University of Texas).
Bandler, R. a. J. Grinder (1975a): The structure of magic. Palo Alto, CA (Science and Behavior Books). [dt. (1982): Die Struktur der Magie. Paderborn (Junfermann).]
Bandler, R. a. J. Grinder (1975b): Patterns of the hypnotic techniques of Milton H. Erickson, MD. Cupertino (Meta Publications). [dt. (1996): Muster der hypnotischen Techniken Milton H. Ericksons. Paderborn (Junfermann).]
Barnard, C. (1993): O'Ireland. *Modern Maturity*. Feb./March 1993.
Bass, A. (1988): The double game: an introduction. In: J. H. Smith a. W. Kerrigan (eds.): Taking chances: Derrida, psychoanalysis and literature. Baltimore (Johns Hopkins University).
Bateson, G. (1972): The cybernetics of self: a theory of alcoholism. In: G. Bateson: Steps to an ecology of mind. New York (Ballantyne). [dt. (1981): Kybernetik des Selbst. In: G. Bateson: Ökologie des Geistes. Frankfurt/M. (Suhrkamp).]
Bateson, G. (1979): Mind and nature: a necessary unit. New York (Dutton). [dt. (1982): Geist und Natur: Eine notwendige Einheit. Frankfurt/M. (Suhrkamp).]
Bateson, G., D. D. Jackson, J. Haley a. J. Weakland (1956): Toward a theory of schizophrenia. *Behavioral Science* 1: 251–264. [dt. (1975): Auf dem Weg zu einer Schizophrenie-Theorie. Frankfurt/M. (Suhrkamp).]
Berg, I. K. a. S. D. Miller (1993): Working with the problem drinker. New York (Norton). [dt. (1993): Kurzzeittherapie bei Alkoholproblemen. Heidelberg (Carl-Auer), 6. Aufl. 2007.]
Bidley, D. (1962): The psychology and ethics of Spinoza. New York (Russel & Russel).
Capra, F. (1977): The tao of physics. New York (Bantham). [dt. (1985): Das Tao der Physik. Bern (Scherz).]
Chomsky, N. (1980): Language and Mind. New York (Harcourt, Brace, Jonovich). [dt. (1973): Sprache und Geist. Frankfurt/M. (Suhrkamp).]
Chomsky, N. (1980): Rules and representations. New York (Columbia University). [dt. (1981): Regeln und Repräsentation. Frankfurt/M. (Suhrkamp).]
Clifford, J. (1988): The predicament of culture: Twentieth century ethnography, literature and art. Cambridge (Harvard University).
Condillac, E. (1980): Oeuvres philosophiques de Condillac. Qtd. In: J. Derrida (1980): The archeology of the frivolous. Lincoln (University of Nebraska).

Coward, H. (1990): Derrida and Indian philosophy. Albany (State University of New York).
Culler, J. (1976): Saussure. London (Fontana).
Davies, D. L. (1962): Normal drinking in recovered alcohol addicts. *Quarterly Journal of Studies of Alcohol* 23: 94–104.
Davies, D. L., D. F. Scott a. M. E. Malherbe (1969): Resumed normal drinking in recovered psychotic alcoholics. *International Journal of the Addictions* 4 (2): 187–194.
Dell, P. F. (1985): Understanding Bateson and Maturana: Toward a biological foundation for the social sciences. *Journal of Marital and Family Therapy*. 11: 1–20. [dt. (1984): Von systemischer zur klinischen Epistemologie. I: Von Bateson zu Maturana. *Zeitschrift für systemische Therapie* 2 (7): 147–171.]
De Man, P. (1983): Blindness and insight: Essays in the rhetoric of contemporary criticism. Minneapolis (University of Minnesota).
De Man, P. (1986) : The resistance to theory. Minneapolis (University of Minnesota).
Derrida, J. (1973): Speech and phenomena: And other essays on Husserl's theory of signs. Evanston, IL (Northwestern University).
Derrida, J. (1978) : Writing and difference. Chicago (University of Chicago).
Derrida, J. (1976): Of grammatology. Baltimore (Johns Hopkins University). [dt. (1974/1982): Grammatologie. Frankfurt/M. (Suhrkamp).]
Derrida, J. (1978): Writing and difference. Chicago (University of Chicago).
Derrida, J. (1982) : Signature event context. In: J. Derrida (ed.): Margins of philosophy. Chicago (University of Chicago). [dt. (1988): Randgänge der Philosophie. Wien (Passagen).]
Derrida, J. (1988) : My chances/mes chances: A rendezvous with some epicurean stereophonies. In: J. H. Smith a. W. Kerrigan (eds.): Taking chances: Derrida, psychonalysis, and literature. Baltimore (John Hopkins University). [dt. (1994): Meine Chancen. Berlin (Brinkmann und Bose).]
De Saussure, F. (1966): Course in general linguistics. New York (McGraw-Hill). [dt. (1967): Grundfragen der allgemeinen Sprachwissenschaft. Berlin (De Gruyter).]
De Shazer, S. (1982): Patterns of brief family therapy. New York (Guilford). [dt. (1992): Muster familientherapeutischer Kurzzeit-Therapie. Paderborn (Junfermann).]
De Shazer, S. (1985): Keys to solution in brief therapy. New York (Norton). [dt. (1989): Wege der erfolgreichen Kurztherapie. Stuttgart (Klett-Cotta).]
De Shazer, S. (1986): Ein Requiem der Macht. *Zeitschrift für systemische Therapie* 4: 208–212.
De Shazer, S. (1988): Clues: Investigating solutions in brief therapy. New York (Norton). [dt. (1989): Der Dreh. Überraschende Wendungen und

Lösungen in der Kurzzeittherapie. Heidelberg (Carl-Auer), 10. Aufl. 2008.]
De Shazer, S. (1989): Therapy is nothing but a bunch of talk. Social Work Symposium, Poughkeepsie, NY [Paper].
De Shazer, S. (1991): Putting difference to work. New York (Norton). [dt. (1992): Das Spiel mit Unterschieden. Heidelberg (Carl-Auer), 6. Aufl. 2009.]
De Shazer, S. (1992): Essential, non-essential: Vive la différence. 5th International Congress on Ericksonian Approaches to Hypnosis and Psychotherapy, San Francisco [Paper].
De Shazer, S. a. I. K. Berg (1992): Doing therapy: A post-structural revision. *Journal of Marital and Family Therapy* 18: 71–81.
Deutsch, F. a. W. Murphy (1955): The clinical interview. Volume two: Therapy. New York (International Universities).
Eco, U. (1992): Interpretation and overinterpretation. Cambridge (Cambridge University). [dt. (1992): Die Grenzen der Interpretation. München (Hanser).]
Efran J. S. a. M. D. Schenker (1993): A potpourri of solutions. *Family Therapy Networker* May/June: 71–74.
Efron, D. a. K. Veenendaal (1993): Suppose a miracle doesn't happen: The nonmiracle option. *Journal of Systemic Therapies* 12 (1): 11–18.
Emerson, R. (1962): Power-dependence relations. *American Sociological Review* 27: 31–41.
Emerson, R. (1964): Power-depedny relations: Two experiments. *Sociometry* 14: 282–298.
Erickson, M. H. (1975b): Foreword. In: R. Bandler a. J. Grinder (eds.): Patterns of the hypnotic techniques of Milton H. Erickson, MD. Cupertino (Meta Publications). [dt. (1996): Muster der hypnotischen Techniken Milton H. Ericksons. Paderborn (Junfermann).]
Ferguson, C. a. E. Moravisk (eds.): Universals of human language. Stanford (Stanford University).
Fingarette, H. (1988): Heavy drinking. Berkeley (University of California).
Foucault, M. (1978): The history of sexuality: An introduction. New York (Pantheon).
Foucault, M. (1980): Power/knowledge. New York (Pantheon).
Freud, S. (1912): A note on the unconscious in psycho-analysis. In: J. Stachey (ed. & transl.) The standard edition of the complete psychological works of Sigmund Freud. Vol. 12. New York (Norton), pp. 255–266. [dt. (1913): Einige Bemerkungen über den Begriff des Unbewußten in der Psychoanalyse. Gesammelte Werke, Bd. 8. Frankfurt/M. (Fischer), S. 430–439.]
Freud, S. (1915–1917): The complete introductory lectures on psychoanalysis. In: J. Stachey (ed. & transl.): The standard edition of the complete psychological works of Sigmund Freud. Vol. 15 & 16. New York (Norton).

[dt. (1917–1917): Vorlesungen zur Einführung in die Psychoanalyse. Gesammelte Werke, Bd. 11. Frankfurt/M. (Fischer).]
Freud, S. (1938): Some elementary lessons in psycho-analysis. In: J. Stachey (ed. & transl.): The standard edition of the complete psychological works of Sigmund Freud. Vol. 23. New York (Norton), pp. 279–286. [dt. (1940), *Internationale Zeitschrift für Psychoanalyse – Imago* 25: 21 f.]
Freud, S. (1974): Letter to C. G. Jung. In: W. McGuire (ed.): The Freud/Jung letters. London (Routledge).
Friedman, S. (1993): Does the "miracle question" always create miracles? *Journal of Systemic Therapies* 12 (1): 71–72.
Gaita, R. (1991): Language and conversation. In: A. P. Griffiths (ed): Wittgenstein centenary essays. Cambridge (Cambridge University).
Gasché, R. (1986): The tain of the mirror: Derrida and the philosophy of reflection. Cambridge, MA (Harvard University).
Geuss, R. (1981): The idea of a critical theory: Habermas & the Frankfurt School. Cambridge, MA (Harvard University). [dt. (1983): Die Idee einer kritischen Theorie. Königstein/Ts. (Hain).]
Gilligan, S. a. R. Price (eds.) (1999): Therapeutic conversations. New York (Norton).
Grosz, E. (1990): Jacques Lacan: A feminist introduction. London (Routledge).
Gustafson, J. P. (1986): The complex secret of brief psychotherapy. New York (Norton).
Haley, J. (ed.) (1967): Advanced techniques of hypnosis and therapy: Selected papers of Milton H. Erickson. New York (Grune & Stratton).
Haley, J. (1985): Conversations with Milton H. Erickson, M. D., Vol. 1. Rockville, MD (Triangle).
Harland, R. (1987): Superstructuralism: The philosophy of structuralism and post-structuralism. London (Methuen).
Heather, N. a. I. Robertson (1981): Controlled drinking. London (Methuen).
Hoyt, M. (1994): On the importance of keeping it simple and taking the patient seriously: A conversation with Steve de Shazer and John H. Weakland. In: M. Hoyt: Constructive therapies. New York (Guilford).
Irigaray, L. (1985): Speculum of the other woman. Ithaca (Cornell University).
Jabès, E. (1959): Je bâtis ma demeure: Poèmes 1943–1957. Paris (Galimard).
Jackson, D. D. (1967): Aspects of conjoint family therapy. In: G. Zuk a. I. Boszormenyi-Nagy (eds.): Family therapy and disturbed families. Palo Alto, CA (Science and Behavior Books).
Janik, A. a. S. Toulmin (1973): Wittgenstein's Vienna. New York (Simon & Schuster). [dt. (1998) Wittgensteins Wien. Wien (Döcker).]
Jastrow, J. (1948): Freud: His dream and sex theories. New York (Pocket Books).

Lacan, J. (1981): Speech and language in psychoanalysis. Baltimore (John Hopkins University).
Lacan, J. (1993): The seminar of Jacques Lacan: Book III: The psychoses 1955–1956. New York (Norton). [dt. (1978): Das Seminar von Jacques Lacan. Olten (Walter).]
Lodge, D. (1990): After Bakhtin: Essays on fiction and criticism. London (Routledge).
Madigan, S. P. (1993): Questions about questions: Situating the therapist's curiosity in front of the family. In: S. Gilligan a. R. Price (eds.): Therapeutic conversations. New York (Norton).
Mead, G. H. (1934): Mind, self and society. Chicago (University of Chicago). [dt. (1973): Geist, Identität und Gesellschaft aus der Sicht des Sozialbehaviorismus. Frankfurt am Main (Suhrkamp), 15. Aufl. 2008.]
Miller, G. (1993): Persönliche Mitteilung.
Miller, J.-A. (1991): Language: Much ado about what? In: E. Ragland-Sullivan a. M. Bracher (eds.): Lacan and the subject of language. London (Routledge).
Nagel, E. a. J. Newman (1958): Gödel's proof. New York (New York University). [dt. (2007): Der Gödelsche Beweis. München (Oldenbourg), 8., unveränd. Aufl.]
Nietzsche, F. (1968): The will to power. New York (Vintage). [dt. (1952): Der Wille zur Macht. Stuttgart (Kröner).]
Nietzsche, F. (1974): The gay science. New York (Random). [dt. (1982): Die fröhliche Wissenschaft. Frankfurt/M. (Insel).]
Norris, C. (1982): Deconstruction: Theory and practice. London (Routledge).
Norris, C. (1983): Deconstruction and the interests of theory. Norman (University of Oklahoma).
Norris, C. (1992): Uncritical theory: Postmodernism, intellectuals, and the Gulf War. Amherst (University of Massachusetts).
Nye, A. (1988): Feminist theory and the philosophies of man. London (Routledge).
Peele, S. (1989): Diseasing America. Lexington (Lexington Books).
Ragland-Sullivan, E. (1991a): The sexual masquerade: A Lacanian theory of sexual difference. In: E. Ragland-Sullivan a. M. Bracher (eds.): Lacan and the subject of language. London (Routledge).
Ragland-Sullivan, E. (1991b): Introduction. In: E. Ragland-Sullivan & M. Bracher (eds.): Lacan and the subject of language. London (Routledge).
Rhees, R. (1970): Discussions of Wittgenstein. London (Routledge).
Spencer-Brown, G. (1969): Laws of form. London (Allen & Unwin). [dt. (1997): Gesetze der Form. Lübeck Bohmeier).]
Spivak, G. C. (1976): Translator's preface. In: J. Derrida: Of grammatology. Baltimore (Johns Hopkins University).

Staten, H. (1984): Wittgenstein and Derrida. Lincoln (University of Nebraska).

Sullivan, H. (1991): Homo sapiens or homo desiderans: The role of desire in human evolution. In: E. Ragland-Sullivan a. M. Bracher (eds.): Lacan and the subject of language. London (Routledge).

Szasz, T. (1970): Ideology and insanity. Garden City, NY (Anchor). [dt. (1975): Psychiatrie – die verschleierte Macht. Essays über die psychiatrische Entmenschung des Menschen. Olten (Walter).]

Thomas, D. (1971): The poems of Dylan Thomas. New York (New Directions).

Todorov, T. (1984): Mikhail Bakhtin: The ideological principle. Minneapolis (University of Minnesota).

Tomm, K. (1987): Interventive Interviewing. Part II: Reflexive questioning as a means to enable self-healing. *Family Process* 26 (2): 167–183. [dt.: Reflexive Fragen als Mittel der Selbstheilung. In: K. Tomm (1994): Die Fragen des Beobachters. Heidelberg (Carl Auer), 5. Aufl. 2009, S. 136–168.]

Tomm, K. (1988): Interventive Interviewing. Part III: Intending to ask lineal, circular, strategic, or reflexive questions? *Family Process* 27 (1): 1–15. [dt.: Lineale, zirkuläre, strategische oder reflexive Fragen? In: K. Tomm (1994): Die Fragen des Beobachters. Heidelberg (Carl-Auer), 5. Aufl. 2009, S. 169–195.]

Voloshinov, V. N. a. M. Bakhtin (1986): Marxism and the philosophy of language. Cambridge, MA (Harvard University).

Watzlawick, P., J. H. Beavin a. D. D. Jackson (1967): Pragmatics of human communication. New York (Norton). [dt. (1990): Menschliche Kommunikation. Bern (Huber).]

Weakland, J. H. (1993a): Conversation – but what kind? In: S. Gilligan a. R. Price (eds.): Therapeutic conversations. New York (Norton).

Weakland, J. H.: persönl. Mitt. 1993b

Weedon, C. (1987): Feminist practice and poststructural theory. Oxford (Basil Blackwell). [dt. (1990): Wissen und Erfahrung. Feministische Praxis und poststrukturalistische Theorie. Zürich (efef), 2. Aufl. 1991.]

Wilden, A. (1981): Lacan and the discourse of the other. In: J. Lacan: Speech and language in psychoanalysis. Baltimore (John Hopkins University).

Wittgenstein, L. (1958): Philosophical investigations, 3rd ed. New York (Macmillan). [dt. (1984): Philosophische Untersuchungen. In: Wittgenstein Werkausgabe, Bd. I. Frankfurt/M. (Suhrkamp).]

Wittgenstein, L. (1965): The blue and brown books: Preliminary studies for the "philosophical investigations". New York (Harper). [dt. (1982): Das blaue Buch. Schriften V. Frankfurt/M. (Suhrkamp).]

Wittgenstein, L. (1972): Lectures and conversations on aesthetics, psychology, and religious belief. Berkeley (University of California). [dt. (1968):

Vorlesungen und Gespräche über Ästhetik, Psychologie und Religion. Göttingen (Vandenhoeck & Ruprecht).]
Wittgenstein, L. (1974): Philosophical grammar. Oxford (Oxford University). [dt. (1969): Philosophische Grammatik. Schriften IV. Frankfurt/M. (Suhrkamp).]
Wittgenstein, L. (1980): Remarks on the philosophy of psychology. Oxford (Blackwell).

Über den Autor

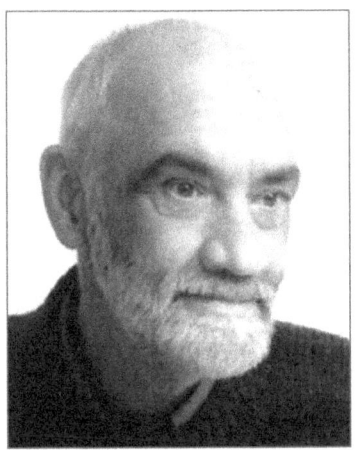

Steve de Shazer (1940–2005), Ph. D., Gründer des Brief Family Therapy Center (BFTC) in Milwaukee, Wisconsin; entwickelte und forschte zu lösungsorientierten, kurzzeittherapeutischen Verfahren auf der Grundlage Erickson'scher und systemischer Interventionen sowie der Philosophie Wittgensteins und Derridas. Veröffentlichungen u. a.: *Der Dreh. Überraschende Wendungen und Lösungen in der Kurzzeittherapie* (14. Aufl. 2019), *Das Spiel mit Unterschieden. Wie therapeutische Lösungen lösen* (7. Aufl. 2019), *Mehr als ein Wunder. Lösungsfokussierte Kurztherapie heute* (mit Yvonne Dolan, 7. Aufl. 2020), *Muster familientherapeutischer Kurzzeit-Therapie* (2012).

Steve de Shazer

Der Dreh

Überraschende Wendungen und Lösungen in der Kurzzeittherapie

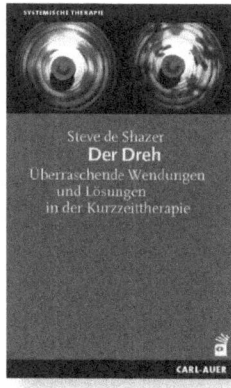

Aus dem Amerikanischen
von Sally und Bernd Hofmeister

213 Seiten, Kt, 14. Aufl. 2019
ISBN 978-3-8497-0197-0

Wie entstehen Lösungen? Diese Frage führt Steve de Shazer zu einer provokanten Diskussion über all die lösungsbezogenen Gespräche zwischen Therapeut und Klient. Die Antwort mündet in der Kernaussage: „Weiß man, was funktioniert, macht man damit weiter." Sobald sich Therapeut und Klient auf die Entwicklung von Lösungen konzentrieren, wird Therapie unvermeidlich zur Kurzzeittherapie. Fallschilderungen mit oft überraschenden Wendungen illustrieren diese praxisorientierte Theorie der Kurzzeittherapie.

„De Shazer zeigt auf beeindruckende Weise, dass der lösungsorientierte Ansatz auch bei scheinbar sehr komplizierten Problemen wie psychotischen Wahnvorstellungen, Depressionen oder Kokainsucht auf überraschende Art die Entwicklung von Lösungen fördern kann."
Christoph T. Eschenröder, Psychologie Heute, 1/1991

„... ein Klassiker der lösungsorientierten Kurzzeittherapie. Er bietet eine bis heute unerreicht klare, erfrischende und markante Einführung in die klassische lösungsorientierte Kurzzeittherapie."
Lilo Schmitz, socialnet.de, 10/2002

Carl-Auer Verlag • www.carl-auer.de

Steve de Shazer | Yvonne Dolan
Mehr als ein Wunder
Lösungsfokussierte Kurztherapie heute

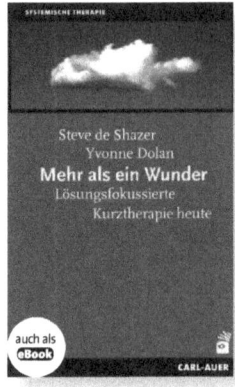

Aus dem Amerikanischen
von Astrid Hildenbrand

Mit einem Vorwort
von Matthias Varga von Kibéd

236 Seiten, Kt, 8. Aufl. 2022
ISBN 978-3-8497-0260-1

„Stellen Sie sich vor, heute Nacht geschieht ein Wunder, und das Problem, über das wir gerade sprechen, ist gelöst!" Das ist die zentrale Frage der lösungsfokussierten Kurztherapie, die maßgeblich von Steve de Shazer entwickelt wurde. Ihr Ziel ist es, die Stärken und Ressourcen von Klienten zu aktivieren, mit denen diese handfeste Lösungen für ihr Problem finden und umsetzen können.

Die Autoren stellen 18 therapeutische Prinzipien und Interventionsformen mit zahlreichen Beispielen aus der Praxis dar. Die beigefügten Kommentare und Fragen des Teams zum jeweiligen Verlauf machen daraus ein anschauliches Lehrbuch dieser Therapieform.

„Mehr als ein Wunder" ist das letzte Buch, an dem Steve de Shazer und Insoo Kim Berg mitgeschrieben haben. Es rundet einerseits ihre Arbeit in bemerkenswerter Weise ab. Andererseits zeigen die Beiträge von Harry Korman, Terry Trepper und Eric McCollum, wie eine neue Generation lösungsorientiert arbeitender Therapeuten den Ansatz erfolgreich weiterentwickelt.

„Steve de Shazer und Insoo Kim Berg haben das Leben unzähliger Menschen berührt. Was sie gaben, war nicht das Brot, sondern die Saat, um eigene Getreidefelder anlegen

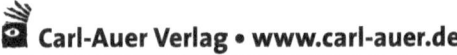